生物安全丛书

环境中抗生素抗性基因
及其健康风险

陈 红 苏建强 等 著

科 学 出 版 社
北 京

内 容 简 介

抗生素耐药性是 21 世纪全球最重要的公共卫生挑战之一，抗生素抗性基因可以通过增殖和水平转移在环境中持久存在与传播。环境中抗生素抗性基因的来源、分布及传播机制是当前研究的一个重要领域。本书围绕环境中抗生素耐药性的来源、传播、风险等主题，简明扼要地概括和总结了抗生素及抗生素抗性基因的相关概念、研究历史及现状。本书基于抗生素抗性基因及耐药细菌在集约化养殖、人用抗生素、制药业等重要来源中的分布研究，讨论了抗生素抗性基因在不同环境介质中的传播过程及机制；着重探讨了环境中抗生素抗性基因从"源"到"汇"的传播途径及潜在健康风险；对目前抗生素抗性基因的主要研究方法、健康风险评价及控制手段等若干前沿问题进行了概述。

本书适合环境科学、环境工程、生物学及公共卫生等相关领域的教师、学生及科研人员阅读参考，也可为环境中抗生素耐药性的环保宣教、科学普及提供支撑。

图书在版编目（CIP）数据

环境中抗生素抗性基因及其健康风险 / 陈红等著. —北京: 科学出版社，2021.12

（生物安全丛书）

ISBN 978-7-03-071155-7

Ⅰ.①环… Ⅱ.①陈… Ⅲ.①抗生素—抗药性—研究 Ⅳ.① R978.1 ② R969.4

中国版本图书馆 CIP 数据核字（2021）第 268578 号

责任编辑：朱 丽 郭允允 程雷星 / 责任校对：何艳萍
责任印制：吴兆东 / 封面设计：刘新新

科 学 出 版 社 出版

北京东黄城根北街16号
邮政编码：100717
http://www.sciencep.com

北京建宏印刷有限公司 印刷
科学出版社发行 各地新华书店经销

*

2021年12月第 一 版 开本：720×1000 1/16
2023年1月第二次印刷 印张：16 3/4
字数：324 000

定价：128.00元
（如有印装质量问题，我社负责调换）

"生物安全丛书" 编委会

总主编　刘德培

医学生物安全领域

主　　编　沈倍奋

副主编　郑　涛

编　　委　（按姓氏汉语拼音排序）

贾雷立　李振军　刘　术　陆　兵　马　慧

宋宏彬　王友亮　许　晴　杨志新　周冬生

祖正虎

农林生物安全领域

主　　编　万建民

副主编　万方浩　仇华吉

编　　委　（按姓氏汉语拼音排序）

储富祥　李　博　李新海　李云河　李志红

刘万学　王笑梅　吴孔明　张礼生　张星耀

周雪平

食品生物安全领域

主　编　陈君石

副主编　吴永宁

编　委　（按姓氏汉语拼音排序）

白　莉　曹建平　陈　坚　陈　卫　董小平

郭云昌　李凤琴　罗云波　沈建忠　汪　洋

王　硕　吴清平　谢剑炜　张建中　周晓农

环境生物安全领域

主　编　朱永官

副主编　杨云峰

编　委　（按姓氏汉语拼音排序）

陈　红　苏建强　要茂盛　张　彤　周宁一

新兴生物技术领域

主　编　陈　薇

副主编　曹　诚　朱联辉

编　委　（按姓氏汉语拼音排序）

伯晓晨　侯利华　任洪广　孙　强　田德桥

王恒樑　王友亮　吴　军　徐俊杰　叶棋浓

赵志虎　钟　辉

伦理与法律领域

主　编　邱仁宗

副主编　雷瑞鹏　贾　平

编　委　（按姓氏汉语拼音排序）

寇楠楠　马永慧　欧亚昆　王春水　张　迪

前　言

　　抗生素是一类微生物产生的次级代谢物及化学合成的类似物，可以抑制其他微生物的生长和存活。自 1928 年英国科学家弗莱明（Fleming）发现青霉素以来，抗生素作为治疗人类感染性疾病的药物被广泛使用。但是随着人类对抗生素的使用甚至滥用，抗生素的选择性压力加速了耐药细菌的产生，使无法治疗的细菌感染性疾病越来越多。据统计，全球每年有 70 万人死于抗生素耐药细菌，而到 2050 年人数将达到 1000 万。"超级细菌"的出现更是突破了人类使用抗生素的"最后一道防线"。目前，微生物耐药性已成为全球最严峻的公共卫生挑战之一。2017 年，联合国环境规划署在前沿报告中将抗生素抗性基因列为六大新兴环境问题之首。随着"One Health"概念的提出，仅仅关注临床环境中的耐药细菌并不足以应对抗生素耐药性问题已成为共识。关注抗生素抗性基因在环境中的分布、来源及传播途径，明确其健康风险，对于应对全球性抗生素耐药性具有重要意义。

　　抗生素的耐药性取决于染色体或移动元件编码的耐药基因。抗生素抗性基因是古老的，早在 400 万年前的冻土中就有它的存在。然而人类对抗生素的广泛使用甚至滥用加剧了细菌耐药性的产生及传播，随着抗生素抗性基因在全球范围的水体及土壤环境中的检出，抗生素抗性基因已在 2006 年被定义为一种新型污染物。与传统化学污染物不同，抗生素抗性基因可以在细菌之间代代相传，从而在环境中持久存在；可以通过水平转移在不同细菌之间传播，使得致病菌从环境细菌中获得耐药性；可以通过进化来战胜抗生素，进一步加剧细菌耐药性，使得新药产生的速度赶不上抗生素耐药性的传播速度。环境中的抗生素抗性基因可以通过摄入、接触等进入临床环境，危害人类健康。同时，人和动物的排泄物一方面直接将耐药细菌排放到环境中，另一方面，其中残留的抗生素在自然环境中长期存在，对环境中的细菌造成选择性压力，导致环境中耐药细菌的增加。因此，畜禽养殖、市政和医疗废水及制药工业等成了抗生素耐药性重要的"源"。耐药细菌及耐药基因进入环境后，主要存在于水及土壤中，它们成为抗生素耐药性接收的"汇"。在自然环境中耐药基因继续传播，并且进入饮用水及食物链。因此，关注环境中抗生素抗性基因的传播过程、机制及其健康风险对于降低细菌耐药带来的健康风险有着重大的意义。

　　本书作者及其团队成员自 2013 年以来，在国家自然科学基金国际（地区）合作研究项目及面上项目、水体污染控制与治理科技重大专项的资助下，长期坚持围绕抗生素抗性基因的分布及传播这一主题进行深入研究，取得了一些研究进展，并且研究成果发表在 *Microbiome*、*Environmental Science & Technology*、*Water Research*、*Chemical Engineering Journal*、*Environment International* 等知名期刊上。本书以抗生素耐药细菌的来源及其在环境中的传播为主线，系统地阐述了抗生素抗性基因在集约化养殖、市政及制药污水等主要污染源中的分布及排放情况，总结了抗性基因在不同环境介质中的分布及传播机制。同时，环境抗生素耐药性是基于环境学及现代分子生物学的交叉学科研究，本书对目前主流的抗性基因研究方法进行了系统总结。在此基础上，本书在最后两章对抗生素抗性基因的健康风险及控制措施的研究成果进行了深入分析，为未来环境抗生素耐药性的研究提供了理论基础，以期为各位研究工作者提供参考。

　　本书共十二章，分别由浙江大学、中国科学院城市环境研究所、南京大学、中国科学院生态环境研究中心等长期从事环境抗生素耐药性科研、具有丰富教学实践经验的研究者合作撰写而成。其中，第一章、第四章、第九章、第十二章由浙江大学陈红教授负责，第二章、第十章、第十一章由中国科学院城市环境研究所的苏建强研究员负责；第三章由中国科学院生态环境研究中心乔敏副研究员负责；第五章由中国科学院生态环境研究中心杨敏研究员、张昱研究员负责；第六章由中国科学院生态环境研究中心朱冬博士负责；第七章由中国科学院遗传与发育生物学研究所农业资源研究中心王凤花博士负责；第八章由南京大学罗义教授负责；参与编写的还有周振超、钱燕云、帅馨怡、欧阳纬莹、郑吉、焦亚楠、韩玥、孙宇洁、徐艳、栗利娟、杨凤霞、田哲、王娟、韩子铭等。全书由浙江大学陈红教授统稿定稿。

　　本书在撰写过程中，得到了合作单位同行及南京大学紫金全兴环境基金的鼓励和支持，对此我们表示衷心的感谢。由于该研究方向每年有大量的研究成果涌现，加上作者水平、经验有限，难免有不当之处，敬请广大读者批评指正。

作　者
2021 年 8 月

本书所涉及彩图及内容信息请扫描右侧二维码扩展阅读。

目 录

第一章 抗生素、抗性基因和耐药细菌

自然界中的细菌无处不在，人体37℃的体温和湿润的黏膜更是一些细菌理想的生存环境，这些细菌中有少数病原菌在感染人体后，经过不断分裂，产生大量毒素，威胁人类健康。因此，从古至今，人类与致病菌一直在进行着无休止的战斗，而抗生素（antibiotics）的诞生结束了几千年来人类对病原菌束手无策的局面，铸就了医学史上的辉煌。

自然界中有些生物体互相依存、互相辅助，即所谓的共生。也有些生物互相斗争，一种生物产生某种物质来杀害其他种生物，从而取得生存斗争的胜利，即所谓的拮抗。拮抗现象在微生物之间尤为普遍，抗生素就是利用微生物之间的拮抗作用来防治病原菌感染的，因此成为造福人类的工具。在抗生素时代的前期，人类在医疗和生活中过度使用抗生素，并且在渔业、畜牧业中抗生素被广泛用于疾病预防和用作营养添加剂。除此之外，医学和工业的发展使得更多种类的抗生素被人工合成研制出来，抗生素的运用也越来越广泛。

在抗生素时代，人们一只手捍卫着文明，另一只手却于无意间催生出更为危险的敌人。抗生素的选择性压力导致各种耐药细菌的产生，使得抗生素的药效降低，并且这些耐药细菌会经排泄物等途径进入土壤和水体，进而通过风、水等自然动力在环境中传播，最终带给人类未知的健康风险。虽然新研制的抗生素可以在一定程度上消灭这些耐药细菌，但是由于这些耐药细菌高的突变率和较快的繁殖速度，而且抗生素抗性基因可以通过水平基因转移进行扩散传播，耐药细菌总能绝处逢生，最终衍生出具有多重耐药性的超级细菌。这些超级细菌的可怕之处在于它们不但对人具有杀伤力，而且对普通杀菌药物——抗生素具有强大的抵抗能力，对于这些超级细菌，人们几乎无药可用。

人类不合理地使用抗生素导致了超级细菌的反噬，这将是一场巨大的灾难。超级细菌并不可怕，可怕的是不断产生新的超级细菌。所以，在全球范围内进行抗生素的合理使用是控制与防治超级耐药细菌的当务之急。抗生素抗性基因（antibiotic resistance genes，ARGs，简称"抗性基因"）作为一种新型环境污染物，近年来已引起国内外研究学者日益广泛的关注，研究人员通过对其传播机制和途径进行探索总结，寻求有效的治理手段以降低其环境风险。

第一节　抗生素的来源和使用

一、抗生素的起源和发展

抗生素是由微生物（包括细菌和真菌）或高等动植物在生长过程中所产生的具有抗病原体或其他活性的一类次级代谢产物，可以干扰细胞的发育功能。随着抗生素研究的发展，抗生素的来源已不局限于微生物和动植物产生的代谢物，还包括化学方法人工合成或半合成的化合物，作用效果也从抗菌扩展到抗肿瘤、抗病毒、抗寄生虫等。

抗生素的发现首先要追溯到微生物间拮抗现象的发现。1874 年罗伯茨（Roberts）在英国《皇家学会会报》上首次发表了拮抗现象的报道。据他记载，真菌的生长常常可以抑制细菌的生长，其中他专门谈到一种青霉菌对细菌生长的影响，但没有引起人们重视。1876 年廷德尔（Tyndall）发现细菌悬液表面的霉菌可以使浑浊的悬液变清，霉菌与细菌为了生存而竞争，而霉菌通常是胜利者。1877 年巴斯德（Pasteur）和朱伯特（Joubert）首先进行了初步治疗尝试，他们给动物接种无害的细菌和炭疽杆菌，结果发现其抑制了炭疽病状的发生，因此他们认为，细菌除致病之外，还可以医治疾病。1887 年，加雷（Garre）利用交叉划线技术发现铜绿假单胞菌会产生一种特殊的可扩散物质，能够抑制各种细菌的生长，包括葡萄球菌。1899 年埃默里奇（Emmerich）从铜绿假单胞菌的培养液中，提取出一种抗菌物质，并命名为铜绿假单胞菌酶，其能溶解多种细菌，如炭疽杆菌、伤寒杆菌、白喉杆菌、鼠疫杆菌、肺炎链球菌等，该酶于 1928 年生产并用于化学治疗。

微生物间的拮抗现象被证实后，这种可扩散的抗菌物质引起了人们的广泛关注，研究人员对其进行了不间断的探索。1928 年，英国科学家弗莱明（Fleming）发现青霉菌污染的葡萄球菌培养皿上有拮抗和溶解球菌菌落的现象，青霉菌培养物的无细胞提取物有显著的抗细菌作用，他将青霉菌培养物的滤液中所含的抗菌物质称作青霉素并予以报道。但遗憾的是，因为这些发现不能即刻应用于医疗，并未引起人们的重视，青霉素进一步提纯技术的缺乏也使得其在之后的 10 年间仅作为选择性培养基使用。直到 1938 年，牛津大学病理学教授弗洛里（Florey）对已知的由微生物产生的抗生物质进行了系统的研究，并在钱恩（Chain）等化学家的帮助下，很快对青霉菌培养物中的活性物质——青霉素进行提取和纯化，于 1940 年制备了纯度可满足人体肌肉注射的制品。在首次临床试验中，青霉素用量很少，但疗效非常惊人，不久后就被运用到第二次世界大战中，其成功地征服了坏疽。弗莱明也因此与弗洛里和钱恩共同获得了 1945 年的诺贝尔生理学或医学奖。

随着微生物学、生物化学、有机化学基础理论的发展及分子遗传学等技术的进步，抗生素的筛选方法有了质的飞跃。1942 年，瓦克斯曼（Waksman）首先给抗生素下了一个明确的定义：抗生素是微生物在代谢中产生的，具有抑制他种微生物生长和活动甚至杀灭他种微生物的化学物质。经过多年对土壤中的微生物的研究，人们终于在 1944 年发现了一种新抗生素——链霉素，其成功改变了结核病的治疗。随后，新霉素（1949 年）、土霉素（1950 年）、红霉素（1952 年）等多种抗生素又相继被成功发现。进入 50 年代末，合成抗生素逐渐出现。1958 年，谢汉（Sheehan）合成了青霉素的活性母核——6- 氨基青霉烷酸（6-APA），并通过其酰化反应合成了一系列新的青霉素。1961 年，亚伯拉罕（Abraham）发现了头孢菌素 C，之后又成功地合成了许多高活力的半合成头孢菌素。1960 年以来，通过对四环素类、氨基糖苷类、大环内酯类等抗生素进行化学改造，人们获得了大量具有抗菌活力强、抗菌谱广、毒性小、易吸收、稳定等优点的半合成抗生素。莱特（Wright）绘制了一条抗生素发展时间轴，其能清楚地表示各种抗生素的发现时间（图 1-1）。

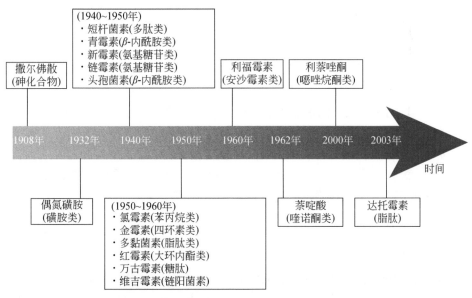

图 1-1　抗生素的发展时间轴（Wright，2007）

随着抗生素的深入研究，其作用范围不断扩大，从最初的抗菌抗生素逐渐发展到抗肿瘤、抗原虫、抗寄生虫等用于人、畜及农业的抗生素。20 世纪 80 年代后，酶抑制剂、免疫调节剂、抗肿瘤活性物质等微生物产生的生理活性物质逐渐被发现应用。至此，抗生素的研究领域已不仅仅局限于抗菌抗生素，而是进入了一个开发微生物产生的具有实用价值的生理活性物质的新阶段。

二、抗生素的分类及作用机理

1. 抗生素的一般分类

1943 年以来，天然抗生素与合成或半合成抗生素不断被发现，目前抗生素的种类已达几千种，在临床上常用的也有几百种。根据其结构的分类主要有以下几种。

（1）β- 内酰胺类：这是品种最多、用得最广的一类抗生素，主要包括青霉素类和头孢菌素类抗生素，如甲氧青霉素类、硫霉素类、β- 内酰胺酶（β-lactamase）抑制剂、单内酰环类等。

（2）氨基糖苷类：包括链霉素、庆大霉素、卡那霉素、妥布霉素、丁胺卡那霉素、新霉素、核糖霉素、小诺霉素、阿斯霉素等。

（3）大环内酯类：临床常用的有红霉素、白霉素、依托红霉素、乙酰螺旋霉素、麦迪霉素、交沙霉素、阿奇霉素等。

（4）四环素类：包括四环素、土霉素、金霉素及多西环素等。

（5）氯霉素类：包括氯霉素、甲砜霉素等。

（6）作用于革兰氏阳性菌（G^+）的其他抗生素：如多黏菌素、磷霉素、卷霉素、环丝氨酸、利福平等。

（7）作用于革兰氏阴性菌（G^-）的其他抗生素：如林可霉素、杆菌肽等。

（8）抗真菌抗生素：分为棘白菌素类、多烯类、嘧啶类、作用于真菌细胞膜上麦角甾醇的抗真菌药物、烯丙胺类、氮唑类等。

（9）抗肿瘤抗生素：如丝裂霉素、放线菌素 D、博莱霉素、阿霉素等。

（10）具有免疫抑制作用的抗生素：如环孢霉素等。

2. 抗生素的作用机理

1）抑制核酸的合成

抗生素能够通过抑制脱氧核糖核酸（DNA）或核糖核酸（RNA）的合成来抑制微生物细胞的正常生长繁殖。如丝裂霉素能与 DNA 双螺旋体的两条互补链之间形成交联，防止 DNA 双链拆开，从而抑制 DNA 的复制。灰黄霉素能阻止鸟嘌呤进入 DNA 分子中，也阻碍了 DNA 的合成。放线菌素 D 能与模板 DNA 结合，嵌入鸟嘌呤 – 胞嘧啶碱基对内，形成 DNA- 放线菌素的复合体，阻止依赖于 DNA 的 RNA 多聚酶在 DNA 链上的移动，从而影响 RNA 的合成。

2）抑制蛋白质的合成

蛋白质合成系统复杂，合成步骤繁多，不同抗生素抑制蛋白质合成的机理不同。四环素能特异性地与细菌核糖体 30S 亚基在 A 位置结合，阻止氨基酰 -tRNA 在该位置上的联结，从而抑制肽链的延长和细菌蛋白质的合成。链霉素主要是与细菌核糖体亚单位结合，从而抑制蛋白质合成的起始。氨基糖苷类抗生素则能够抑制细菌蛋白质合成的多个环节，包括抑制 70S 始动复合物的形成；选择性地与 30S 亚基上的靶蛋白结合，诱导错误匹配，合成异常无功能的蛋白质；阻止终止密码子与核糖体结合，使已合成的肽链不能释放，并阻止 70S 核糖体解离，造成细菌体内核糖体耗竭，从而阻碍细菌的蛋白质合成。

3）改变细胞膜的通透性

多肽类抗生素和多黏菌素 E、短杆菌素 S 等都能引起细胞膜损伤，导致细胞物质的泄漏。如多黏菌素分子内游离氨基可以与细胞膜脂蛋白中的磷酸基结合，使脂蛋白发生改变，破坏细胞膜正常的渗透屏障功能。多烯类抗生素如制霉菌素、两性霉菌素等可以与膜中的固醇类结合，形成膜–多烯化合物，从而改变细胞膜的通透性。

4）干扰细胞壁的生成

细胞壁能保护细胞，防止其在高渗条件下破裂或崩解。青霉素、头孢霉素及环丝氨酸都能抑制细菌细胞壁的生成。青霉素的抑制作用主要在原核微生物细胞壁合成的最后阶段，其结构与 D- 丙氨酸末端结构很相似，从而占据了 D- 丙氨酸与转肽酶结合的位置，使酶失活，抑制细胞壁的合成，失去渗透屏障作用的细菌菌体会肿胀变形，最后裂解而死亡。该类抑制细菌细胞壁合成的抗生素对革兰氏阳性菌的作用强，这是因为革兰氏阳性菌的细胞壁主要成分为黏肽，占细胞壁质量的 65% ~ 95%，菌体细胞质内的渗透压高，为 20 ~ 30atm[①]。这类抗生素主要影响的是正在繁殖的细菌，因此被称为繁殖期杀菌剂。

5）干扰细菌的能量代谢

有些抗生素能作用于微生物的能量代谢系统，特别是氧化磷酸化反应，如抗霉素、寡霉素等。抗霉素是呼吸链电子传递系统的抑制剂，可以抑制细胞色素 b 与细胞色素 c_1 之间电子化的解耦联系，呼吸照常进行，但不生成腺苷三磷酸（ATP）。寡霉素是能量转移的抑制剂，使能量不能用于合成 ATP。

3. 常用抗生素

1）β- 内酰胺类

β- 内酰胺类抗生素的分子结构中均含有 β- 内酰胺环，主要包括青霉素和头

---

① 1atm=1.01325×10^5Pa

孢菌素两大类典型抗生素，可通过抑制转肽酶干扰细胞壁的合成。其分子结构由母核与侧链构成，侧链决定其特异性，一般结构如图 1-2 所示。

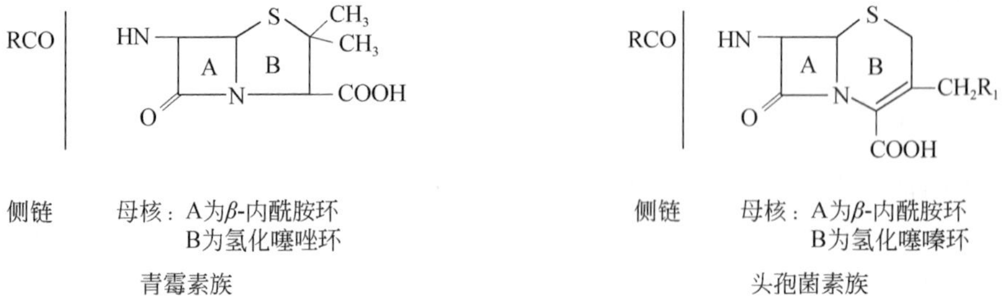

图 1-2　青霉素族和头孢菌素族的分子结构

其中，不同的 R 和 R_1 能构成不同种类的青霉素和头孢菌素。青霉素族和头孢菌素族药物均为白色、类白色或微黄色结晶性粉末，分子中均含有酸性较强的游离羧基，能与无机碱或某些有机碱成盐。其碱金属盐易溶于水，而有机碱盐难溶于水，易溶于甲醇等有机溶剂。青霉素 G 是运用最早、最广泛的天然抗生素，主要作用于革兰氏阳性菌、革兰氏阴性菌、嗜血杆菌属及各种致病螺旋体等。1959 年以来人们利用青霉素的母核 6-氨基青霉烷酸（6-APA）进行化学改造，接上不同的侧链，制成几百种半合成青霉素，其中包括耐酸青霉素、耐酶青霉素、广谱青霉素、抗铜绿假单胞菌广谱青霉素等。同样，头孢菌素的母核 7-氨基头孢烷酸（7-ACA）接上不同侧链也可以制成不同的头孢菌素类抗生素，根据其抗菌特点和临床应用不同，分为四代头孢菌素：第一代头孢菌素如头孢氨苄、头孢拉定等；第二代头孢菌素如头孢呋辛、头孢孟多等；第三代头孢菌素如头孢噻肟、头孢三嗪等；第四代头孢菌素如头孢吡肟、头孢匹罗等。

2）氨基糖苷类

氨基糖苷类抗生素是由氨基糖分子和非糖部分的苷元结合而成的，主要通过干扰细菌蛋白质的合成来发挥抗菌作用，对各种需氧革兰氏阴性菌如大肠杆菌、克雷伯菌属、变形杆菌属等具有高度抗菌活性。氨基糖苷类抗生素极性强，易溶于水，一般呈碱性，可成盐，无色，有旋光性，通常对热、稀酸、稀碱稳定。天然抗生素主要包括链霉菌属培养液中提取获得的链霉素、卡那霉素等，小单孢菌属培养液中提取获得的庆大霉素等。人工半合成的抗生素主要有阿米卡星、奈替米星。常用的天然氨基糖苷类抗生素的分子结构如图 1-3 所示。

3）大环内酯类

大环内酯类抗生素是由链霉菌产生的一种弱碱性抗生素，微溶于水，其分子结构均由大环内酯基团和糖衍生物以苷键相连形成，图 1-4 为红霉素的分子结构。

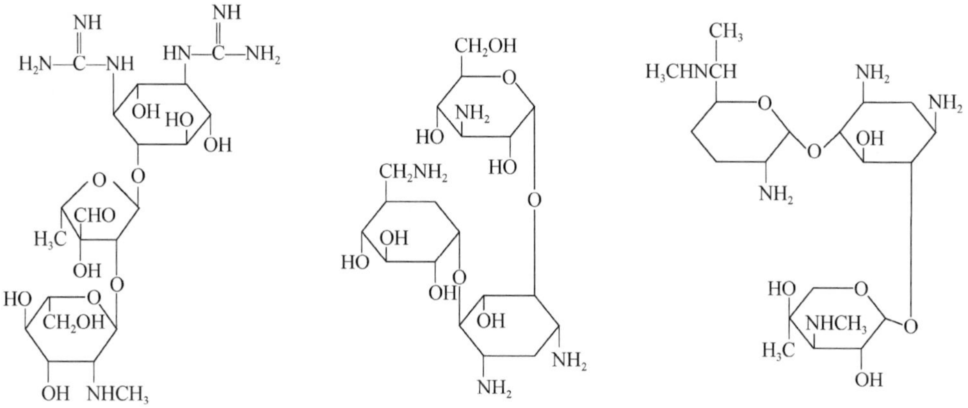

(a)链霉素　　　　　(b)卡那霉素　　　　　(c)庆大霉素

图 1-3　常用的天然氨基糖苷类抗生素的分子结构

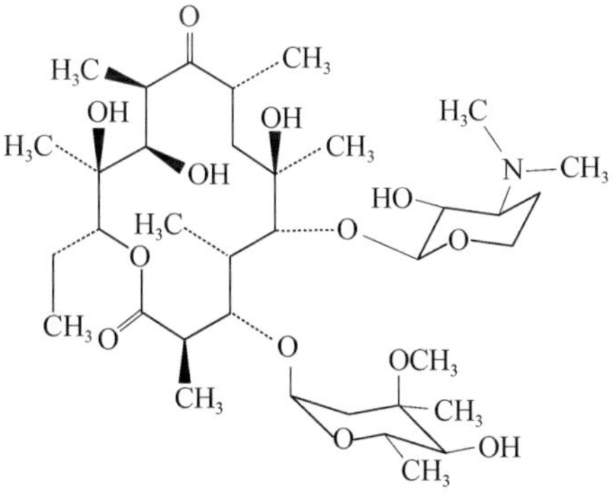

图 1-4　红霉素的分子结构

根据大环结构碳母核的不同，大环内酯类抗生素又可分为 14、15 和 16 元环大环内酯类抗生素。该类抗生素抗菌谱较窄，对大多数革兰氏阳性菌、部分革兰氏阴性菌及一些非典型致病菌（支原体、衣原体等）均具有抗菌作用，其抗菌机制主要是作用于敏感细胞的 50S 核糖体亚单位，通过阻断转肽作用和 mRNA 转位来抑制细菌蛋白质的合成。迄今，大环内酯类药物已有三代，第一代主要包括红霉素、地红霉素、麦白霉素、交沙霉素等，第二代包括罗他霉素、克拉霉素、阿奇霉素、氟红霉素等，第三代包括泰利霉素、喹红霉素等，国内现阶段使用较多的是红霉素、阿奇霉素、罗红霉素、克拉霉素等。

4）四环素类

四环素类抗生素是由放线菌产生的一种广谱抗生素，其分子结构中均有共同的氢化并四苯环，除此之外，还含有许多羟基、烯醇羟基及羧基，这使得该类抗生素在酸性和碱性条件下都不稳定，在中性条件下能与多种金属离子形成不溶性螯合物。高浓度的四环素具有杀菌作用，对革兰氏阳性菌、革兰氏阴性菌、螺旋体、立克次体、衣原体、支原体及原虫等均有抑制作用，其抗菌机制主要是抑制细菌蛋白质的合成。目前常用的四环素类抗生素的分子结构如表 1-1 所示。

表 1-1　四环素类抗生素的分子结构

基本结构

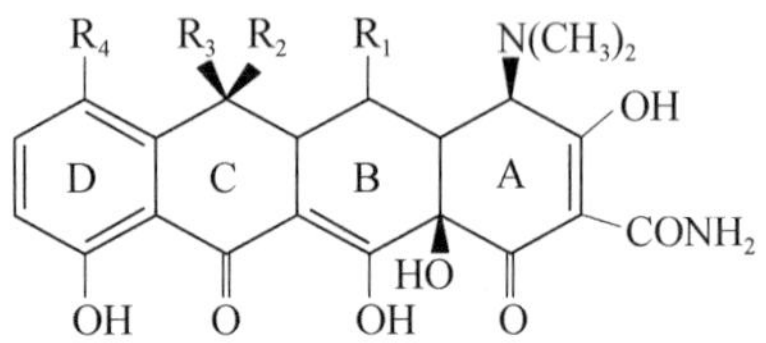

种类	R_1	R_2	R_3	R_4
金霉素	H	HO	CH_3	Cl
土霉素	HO	HO	CH_3	H
四环素	H	HO	CH_3	H
地美环素	H	HO	H	Cl
多西环素	HO	H	CH_3	H
米诺环素	H	H	H	$N(CH_3)_2$
美他环素	HO	CH_2	H	H

三、抗生素的使用现状

1940 年青霉素临床应用以来，抗生素使用已有 80 余年历史，许多细菌性感染得到了控制，有效地降低了各种严重细菌感染性传染病的死亡率，使人类的平均寿命至少延长了 10 年。目前，用于治疗感染性疾病的抗生素有 300 余种，且新型抗生素不断问世。不仅如此，先后已有 60 余种抗生素应用于畜牧业，在动物疾病防治、提高饲料利用率、促进畜禽生长等方面发挥了重要作用。但抗生素是把"双刃剑"，合理使用可造福人类，使用不当也可危害人体健康和生命。近年来，抗生素滥用的现象越来越严重，引起了全球各国的广泛关注。美国普林斯顿大学 2014 年 8 月发表的《全球抗生素使用情况分析（2000—2010 年）》对 71 个国家 16 种不同种类的抗生素使用情况进行了统计分析，图 1-5 为 2000 ~ 2010 年不同种类抗生素的全球消费量，图 1-6 为不同国家不同种类抗生素的消费情况。研究发现，2000～2010年，抗生素的消费量增加了36%（从540亿标准单位增加到736亿标准单位），其中巴西、俄罗斯、印度、中国、南非这五国占了76%。被用作最后治疗手段的碳青霉烯类（45%）和多黏菌素类（13%）抗生素的消费量急剧增加（Thomas et al.，2014）。

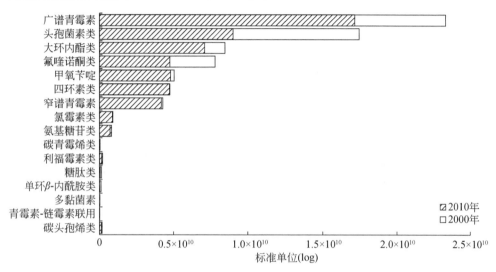

图1-5　2000～2010年不同种类抗生素的全球消费量（Thomas et al.，2014）

抗生素滥用是全球性问题，中国抗生素的滥用情况尤其严重。2013年中国抗生素生产总量为248000t，进、出口总量分别为600t、88000t，使用总量为162000t，其中人类消费量占48%，其余为兽用抗生素（Zhang et al.，2015）。在36种常用抗生素中，2013年中国共使用约92700t抗生素，约53800t抗生素通过人、畜粪便最终进入自然环境，其中46%排放到水体中，54%排放到土壤中（Zhang et al.，2015）。36种抗生素中使用量最多的五种为：阿莫西林、氟苯尼考、林可霉素、盘尼西林、诺氟沙星，使用量最少的是诺美普林。中国各地区抗生素的排放量有明显差异，华中地区的洞庭湖接收的抗生素量最大，西藏西部的森格藏布接收的抗生素量最少，中国东部和南部的抗生素平均排放密度比西部高6倍，这反映出人类活动是影响抗生素环境排放的主要因素（Zhang et al.，2015）。

四、环境中的抗生素

自抗生素作为疾病治疗药物或饲料添加剂大量使用以来，抗生素以代谢物、生产过程排放的废水、未使用或过期药品的丢弃等形式进入环境中并带来了潜在的环境风险，河流、湖泊、污水、地下水、土壤等环境均发现存在一定浓度的抗生素。Kolpin 等（2002）在横穿美国 30 个州的 139 条河流中检测出 95 种有机污染物，其中包括 31 种浓度在 0.06 ~ 0.73 μg/L 的抗生素，如大环内酯类、磺胺类和四环素类等。Sacher 等（2001）对德国巴登 – 符腾堡 105 个地下水井的 60 种药物进行检测，有 8 种至少在三个样品中同时被检测出来，其中泛影酸在 21 个样品中均检出，其浓度最高达到 1100 ng/L。大部分药物浓度一般都在 10 ~ 100 ng/L，部分如甲磺胺心定、双氯芬酸、卡马西平、磺胺甲噁唑（SMX）、泛影酸等每升可达几百纳克。在国内，叶计朋等（2007）对珠江三角洲重要水体（珠江、维多利亚港、深圳河和深圳湾）中 9 种典型抗生素进行调查，发现珠江广州河段（枯季）和深

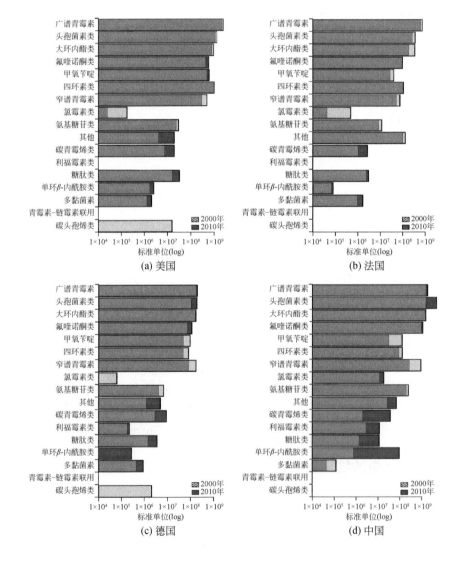

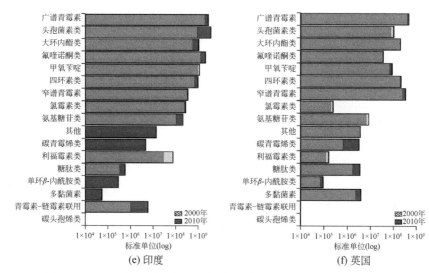

图 1-6　不同国家不同种类抗生素的消费情况（Thomas et al.，2014）

图中各抗生素使用量为 2000 年与 2010 年叠加值，颜色加深为 2010 年的增量，颜色变浅为 2010 年的减量

圳河中抗生素污染严重，最高浓度达到 1340 ng/L。除红霉素、磺胺甲噁唑等少部分抗生素外，大部分抗生素浓度比美国等发达国家要高。受深圳河影响，深圳湾其他区域的水体中也出现了不同程度的抗生素污染，浓度均在 10 ~ 100 ng/L。维多利亚港水体中只检出低浓度的喹诺酮和大环内酯类抗生素。徐建等（2011）对太湖的上覆水、沉积物和间隙水中典型抗生素的浓度水平及分布进行检测分析，结果发现上覆水中 6 种磺胺类抗生素的检出率在 17% ~ 97%，3 种喹诺酮的检出率均大于 63%，3 种四环素和 2 种大环内酯类的检出率均大于 70%。沉积物中除磺胺异噁唑（SIA）和磺胺多辛（SDX）外的抗生素检出率均大于 70%。间隙水中链脲霉素（STZ）、磺胺甲噁唑、磺胺 -5- 甲氧嘧啶（SMT）、四环素的检出率最高达到 67%。检测的抗生素中人用抗生素如磺胺甲噁唑、甲氧苄啶（TMP）等在太湖都有分布，兽用抗生素如磺胺 -5- 甲氧嘧啶等主要分布在太湖东部和西北部。

　　抗生素在水产和畜禽养殖中的大量使用不可避免会通过各种途径污染周边的环境。Campagnolo 等（2002）在大型猪和家禽养殖场的动物排泄物中检测出多种抗生素，浓度都大于 100 μg/L，附近地表水和地下水中也均检测出多种抗生素。因此，动物排泄物作为作物肥料进入土壤环境可能成为环境中抗生素残留的重要来源。Hamseher 等（2002）在液体粪肥中检测出浓度为 4.0mg/kg 的四环素和 0.1mg/kg 的金霉素，进而对施用过液体粪肥的土壤进行分析，发现 12 个土壤样品中有 10 个均含有四环素和金霉素，四环素最高平均浓度为 86.2 μg/kg（0 ~ 10cm）、198.7 μg/kg（10 ~ 20cm）、171.7 μg/kg（20 ~ 30cm），金霉素为 4.6 ~ 7.3μg/kg（三层）。吴小莲等（2011）对珠三角地区某长期施用粪肥的蔬菜生产基地里蔬菜中各类抗生素残留进行定量检测，结果发现磺胺类、喹诺酮类和四环素类抗生素的平均浓度分别为 5.07 μg/kg 干重、6.94 μg/kg 干重和 0.02 μg/kg 干重，检出率分别为 71%、100% 和 11%。阮悦斐等（2011）在天津近郊养殖水体的表层水中普遍检测出环丙沙星、恩诺沙星和土霉素，浓度在 10.5 ~ 26.8 μg/L。沉积物中磺胺甲基异噁唑、磺胺甲噻二唑、磺胺二甲氧嘧啶和诺氟沙星的检出率较高，浓度在 1.5 ~ 30.1 μg/L。除此之外，这些抗生素在冬季的检出率和检出浓度均高于夏季。

　　抗生素在环境中的残留现象已普遍存在，抗生素可通过多种途径进入环境，并在不同环境介质中迁移（图 1-7），其潜在风险不言而喻。抗生素在土壤中蓄积，对土壤中微生物的种群、群落结构及耐药性都会产生影响。研究发现，土壤中 1mg/kg 的四环素即可抑制土壤脱氢酶和磷酸酶的活性（Boleas et al.，2005）。抗生素抑制了部分种属的微生物生长，使得未被抑制的种属获得更多的资源而大量繁殖，从而改变整个微生物系统的群落结构和功能。植物的根部具有吸附作用，会蓄积抗生素，且抗生素可以被植物吸收，最终通过食物链富集。Migliore 等（2003）研究发现，萝卜、香瓜、莴苣和菜豆能有效蓄积恩诺沙星，其蓄积的浓度远高于培养基中的浓度，且随着初始浓度的升高而升高。

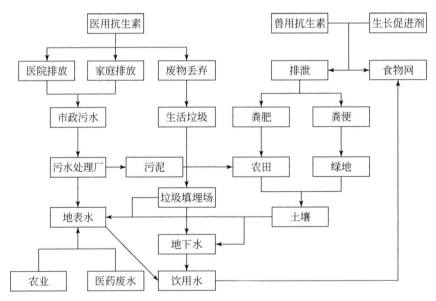

图 1-7　环境中抗生素的来源与迁移（高立红等，2013）

　　抗生素与环境之间的影响是相互的，进入环境的抗生素对生态环境产生各种影响的同时也受环境中光、热等因素的作用，在环境中转移、转化或在动植物体内富集。在不同环境介质中，抗生素经过一系列的转化过程，以不同的方式发生转归，如吸附、水解、光解和微生物降解等（董玉瑛等，2008）。抗生素进入土壤或水环境中后，通过范德瓦耳斯力、诱导力和氢键等分子间作用力，会与土壤有机质、沉积物和河流中的污泥、固相物质发生直接物理吸附作用，或者其分子官能团如羟基、羧基等与环境中化学物质或有机质发生化学反应形成螯合物或络合物而发生化学吸附。抗生素的吸附能力因其化学结构、理化性质、土壤类型或环境条件的不同而不同。吸附能力强的抗生素，能在环境中稳定地存在并积蓄；吸附能力较弱的抗生素，不易与固体物质结合，在淋洗作用下易被分离进入附近的水环境中，并可能对地下水造成威胁（吴青峰等，2010）。

抗生素可能在环境中被降解，如水解、光降解和微生物降解等。水解是抗生素降解的重要方式之一，β-内酰胺类、大环内酯类及磺胺类抗生素均易发生水解，β-内酰胺类抗生素在弱酸性至碱性条件下降解很快，大环内酯类和磺胺类抗生素在中性条件下降解很慢（Volmer and Hui，1998）。光降解主要针对受光照影响会降解的抗生素，如喹诺酮类和四环素类抗生素，一般发生在接受光照的水体表层、土壤表层或液体粪肥表层。微生物降解是抗生素降解的另一重要方式，是指微生物作用使得抗生素分子发生转化而得到降解。微生物降解可将抗生素转化为二氧化碳和水，但有些抗生素的代谢物毒性增强，且可能在粪便中重新转化成抗生素原形（董玉瑛等，2008）。另外，吸收也是环境中抗生素的一种转归方式。通过动物粪便、污水等方式进入农田的抗生素，可能通过主动运输或被动运输被植物根部吸收，并在植物体内富集；水体中的抗生素也可能被水生生物吸收并富集，然后进入食物链，威胁人类健康。

第二节　抗生素抗性基因的出现及传播

一、耐药细菌的发现

抗生素通过杀灭细菌发挥治疗感染的作用，细菌也可以通过多种形式获得对抗生素的抵抗作用，逃避被杀灭的危险，这种抵抗作用被称为"细菌耐药"，获得耐药能力的细菌就被称为"耐药细菌"。抗生素大多属于微生物的代谢产物，自然界中的微生物按照是否能产生抗生素可分为两类：产抗生素微生物（主要是放线菌和链霉菌）和不产抗生素微生物（大多数细菌属于此类）。这两类微生物常常相伴而生，前者由于能够产生抗生素，具有杀灭其他细菌的能力而获得生存优势，相反不产生抗生素的细菌则需要获得抵抗抗生素的能力，以达到种族延续的目的，因此抗生素与细菌耐药是自然界中长期存在的生物现象。自青霉素发现以来，人们不断在自然界中寻找更多种类的抗生素，或通过科学手段提高抗生素产量与抗菌效力，由此导致本身处于平衡状态的抗生素–细菌耐药的矛盾被破坏。抗生素在自然界、医疗环境、动物饲养场等的使用量和浓度不断上升，细菌在一定抗生素浓度的选择性压力下不断地进化与变异，诱导产生更多的耐药细菌，使其获得针对不同抗生素的耐药能力。

自抗生素使用以来，细菌耐药性的问题就接踵而至。1940 年，青霉素刚开始投入临床时的药敏实验显示，所有金黄色葡萄球菌（简称金葡菌）均对其敏感。1942 年，Ramel-kamp 和 Maxon 报道了对青霉素耐药的金葡菌。1944 年，Kirby 从 7 株耐青霉素金葡菌中提取出青霉素酶。随着青霉素的广泛使用，金葡菌的耐药性迅速增加，当时主要通过质粒介导的诱导性 A 类 β- 内酰胺酶水解青霉素。为解决这一问题，1961 年甲氧西林问世并投入临床使用，不久之后报告出现耐甲氧西林金葡菌（MRSA）。后来研发的万古霉素一直对 MRSA 相当有效，但在 20 世纪 90 年代末期，又报道出对万古霉素敏感性降低的金葡菌，2002 年以来美国已先后报道了 3 株对万古霉素完全耐药的金葡菌。目前除了已出现的对万古霉素敏感性降低的金葡菌外，多重耐药的革兰氏阴性杆菌特别是肠杆菌、结核杆菌迅速增加。同时一些抗菌药物被作为动物促生产剂在动物饲料中作为添加剂，使细菌耐药性问题变得更加复杂，如美国用尚未上市的新抗菌药"奎奴普丁 / 达福普汀"对临床分离细菌做药敏实验，发现部分细菌已对其产生耐药性，其可能与饲料添加剂中含类似成分有关。再如，临床应用时间仅仅 20 年的喹诺酮类药物，其耐药率已经达到 60% ~ 70%。

Davies J 和 Davies D（2010）通过图 1-8 阐述了抗生素抗性（antibiotic resistance）起源和发展中的里程碑事件，表明细菌耐药是伴随着抗生素的使用而产生的。其中，黑暗时期，抗生素发现之前的时期；原始时期，伴随而来的是化学疗法，经过磺酰胺类抗生素发现阶段、黄金阶段、平稳阶段，大多数目前使用的抗生素被发现；药理时期，通过剂量控制、管理等提高抗生素的使用；贫乏时期，新抗生素发现和开发的低点；生化时期，对抗生素作用机理和抗性机理的掌握推动了通过化学修饰来避免抗性产生的研究，靶点、作用方式和基因的深入研究促进了新化合物的研制；基因组 / 高通量时期，采用基因组测序的方法来预测筛选实验中的结合位点；觉醒时期，在以基因组为基础方法的巨大投资失败后，很多企业停止了研究计划。这段发展史还包括沙利度胺灾难发生后建立的监管新药品的美国食品与药品监督管理局（Food and Drug Administration，FDA），其既控制了抗生素的使用，又减缓了新化合物的注册登记。在黑暗时期，泽梅尔魏斯（Semmelweis）鼓励洗手作为避免感染的方法，现在这种做法依然被强烈推荐来防止传播。

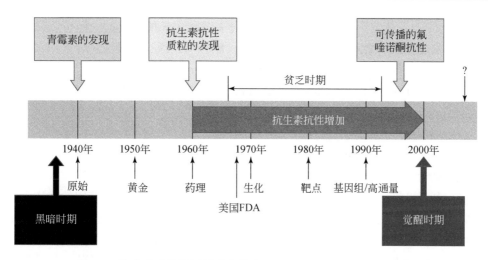

图 1-8　抗生素时代的里程碑事件（Davies J and Davies D，2010）

二、细菌的耐药机制

随着分子生物学和基因工程技术的发展与应用，细菌的耐药机制得到了进一步阐明。

1. 遗传学机制

1）染色体介导的耐药

染色体介导的耐药是指细菌本身所固有的耐药性或者是通过染色体突变产生的耐药性。通常情况下，由染色体介导的耐药性，抗生素抗性基因是由染色体编码介导，即 DNA 或 RNA 突变所致的，它与细菌的遗传和进化密切相关。这种耐药性的产生受细菌染色体 DNA 的控制，是同属细菌的共同特征。微生物在遗传进化过程中，普遍存在自发基因突变的现象，其结果可以导致细菌某些表型和功能的丧失，或获得新的功能，以抵抗抗生素的作用。对于耐药性而言，如果编码抗菌药物作用靶位的核苷酸发生点突变，导致转录的靶位蛋白空间构象发生改变，其物理化学性质也可以随之发生变化，结果使药物与靶位之间的结合力下降或丧失，而使细菌产生耐药性。

2）质粒介导的耐药

质粒介导的耐药主要是通过转化、转导、接合或易位等方式获得耐药性的，发生率高，且所获得的耐药基因易于传播。目前该类耐药在临床上占有重要地位。质粒是位于细菌染色体之外的具有自主复制能力的一种环状 DNA，长度在

10 ~ 1000kb。其编码的基因功能并不是宿主细胞生长所必需的，但可以赋予细菌某种表型，其中耐药性就是典型的例子。质粒可以通过接合或转导作用在不同的细菌之间进行转移。目前，发现最多的是质粒介导的对抗生素具有较强水解作用的 AmpC β- 内酰胺酶（AmpC β-lactamase）、超广谱 β- 内酰胺酶（extended-spectrum β-lactamase，ESBL）和碳青霉烯酶等。

3）转座子介导的耐药

转座子（transposon，Tn）是一种比质粒更小的 DNA 片段，它可以在染色体中跳跃移动，或在同一细胞中的染色体与质粒间移动，通常通过复制插入到新的位点，也可以将自身从原位点剪切掉再插入到新的位点，使结构基因的产物大量增加，从而使宿主细胞失去对抗菌药物的敏感性。转座子还可以使位于染色体上和非接合质粒上的基因转移到接合质粒中，实现细菌间的基因转移或交换。有些情况下，抗生素抗性基因的转移以转座子、整合子和质粒等可移动的遗传元件介导，易于传播且常见。整合子可捕获和整合细菌的抗生素抗性基因，在细菌耐药性的传播和扩散中起到了至关重要的作用。整合子可在不同细菌中水平传播，同一类整合子上可携带不同的抗生素抗性基因盒，同一个抗生素抗性基因又可出现在不同的整合子上。细菌的抗生素抗性基因可以在不同的整合子中移动，从而介导多重耐药的形成。

2. 生物化学机制

1）产生灭活酶或钝化酶

细菌可以产生一种或多种灭活酶或钝化酶来水解或修饰进入细菌细胞内的抗生素，使之失去生物活性，这是引起细菌耐药性的最重要的机制。目前该酶主要有 β- 内酰胺酶、氨基糖苷类钝化酶、乙酰转移酶、红霉素类钝化酶等。β- 内酰胺酶是细菌对 β- 内酰胺类抗生素产生耐药性的主要原因，该类酶可以是染色体介导，也可为质粒介导，通过水解和非水解方式，使 β- 内酰胺环的酰胺键断裂而使抗生素失去抗菌活性。细菌对氨基糖苷类抗生素耐药性主要是由细菌产生的氨基糖苷类修饰酶（AME）引起的。该酶分为 3 类，即乙酰转移酶（AAC）、磷酸转移酶（APH）和腺苷酸转移酶（ANT）。它们能将氨基糖苷类抗生素的游离氨基乙酰化、游离羟基磷酸化或核苷化，使其与作用靶位核糖体的亲和力大为降低，不易与细菌内靶位（核糖体 30S 亚基）结合，从而失去抑制蛋白质合成的能力。

2）对抗生素的渗透屏障

渗透屏障即外膜屏障作用，细菌细胞壁的障碍或细胞膜通透性的改变，使得抗生素无法进入细胞内的作用靶位而发挥抗菌效能，这也是细菌在进化与繁殖过程中形成的一种防卫机制。这类耐药机制是非特异性的，与细菌细胞壁的结构和功能有关，主要见于革兰氏阴性菌。革兰氏阴性菌细胞壁黏肽层的外面还存在着类脂双层组成的外膜，外层为脂多糖，由紧密排列的碳氮分子组成，可以阻碍疏水性抗菌药物进入菌体。细菌外膜上还存在多种分子大小不同的孔蛋白，形成通道供营养物质和亲水性抗菌药物进入。细菌发生突变失去某种特异性孔蛋白或膜的通透性发生改变使得膜孔蛋白通道变窄，抗菌药物分子不易通过细胞外膜，从而对大分子抗生素药物的穿透形成有效屏障，如铜绿假单胞菌缺失特异性孔蛋白而对碳青霉烯类抗生素耐药。而革兰氏阳性菌因缺乏这种外膜保护机制，所以对多种抗生素药物敏感。

3）主动外输机制

细菌中普遍存在着主动外排系统，这种系统能特异地将进入细胞内的多种抗菌药物泵出细胞外，其泵出速度比流入速度更快，可导致细胞获得耐药性，这个过程是由药物"外排泵"来完成的。"外排泵"是一类位于细胞膜上由内膜转运蛋白、内膜融合蛋白及外膜通道蛋白一起形成的功能性膜转运蛋白质，当细胞内的抗生素浓度积累到一定程度时，相关 mRNA 的表达增加，使细胞膜上"外排泵"的数量增加，将抗生素泵出，从而使其在菌体内的浓度降低而导致耐药。许多泵出系统虽然并不是针对某一特定抗生素存在的，但是可以避免自身细胞受到有毒化合物的危害，是细菌在进化过程中形成的一种细胞自身解毒系统，因此泵出系统是一种先天固有的抗生素耐药性。在细菌基因组中，一般都存在外输系统的调节基因。已发现越来越多的主动外排系统与细菌的外膜屏障或灭活酶或靶位改变共同发挥耐药功能。细菌对四环素类、糖肽类等抗生素耐药都存在这种机理。铜绿假单胞菌对多种常用的抗生素耐药，主要是由于其外膜存在着独特的药物泵出系统，可以将进入胞内的药物泵出胞外而致耐药。

4）作用靶位的改变

由于抗生素作用的靶位（如核糖体和核蛋白）发生突变或被细菌产生的某种酶修饰而使抗菌药物失去作用，以及抗生素的作用靶位结构发生改变，药物与靶位之间的亲和力下降或丧失，使细菌产生耐药性，这种耐药机理在细菌耐药中普遍存在。作用靶位改变后会使抗生素失去作用位点。靶位的改变包括亲和力降低和替代性途径的取代作用，可通过产生诱导酶对菌体成分（抗生素的作用靶位）进行化学修饰，或通过基因突变造成靶位变异而引起细菌抗生素耐药性。如 β-内酰胺类抗菌药物的作用靶位为青霉素结合蛋白，氨基糖苷类和四环素抗菌药物的作用靶位为 50S 核糖体。

三、环境中抗生素抗性基因的产生

1. 内在抗性

环境中细菌的"内在抗性"是抗生素抗性基因的重要来源（苏建强等，2013）。Davies J 和 Davies D（2010）给出了"内在抗性"的定义：指存在于细菌的基因组上的抗生素抗性基因的原型、准抗性基因或者是没有表达的抗生素性基因。在抗生素发现之前，多数的天然抗生素由微生物产生，在适者生存、不适者淘汰的自然界中必然存在相应的抗生素抗性基因。Allen 等（2009）从不受人类活动施加的抗生素选择性压力的阿拉斯加冻土里获得了存在于大肠杆菌中的多种 β- 内酰胺类抗生素抗性基因，其中还包括第一次发现的双功能 β- 内酰胺酶基因。之后，D'Costa 等（2011）在 30000 年前白令时代永久冻土中提取到了严格证实的 DNA，基因组分析发现多样性很高的抗 β- 内酰胺类、四环素类和糖肽类抗生素的抗生素抗性基因。对完整万古霉素抗性片段 VanA 的结构和功能分析证实其与现代变体的相似性。因此结果表明抗生素抗性是在抗生素使用之前就存在的自然现象。

细菌能够在外界低浓度的抗生素刺激下，诱导内在抗生素抗性基因表达或基因突变而获得抗性。抗生素的大量使用给自然环境造成了巨大的压力。已有研究证实了抗生素对抗生素抗性基因存在显著诱导的影响，Kim 等评估了添加四环素情况下好氧生物序批式反应器（SBR）的活性污泥中四环素类耐药细菌的行为特征，发现添加 250 μg/L 四环素的 SBR 中四环素类耐药细菌的浓度和增殖率升高，耐药细菌的净生长率与比例也有所提高，而且这些会随着装置中有机负荷和生长率的升高而升高（Kim et al., 2007）。Huang 等（2014）利用 454 焦磷酸测序和 Illumina 高通量测序对污泥中潜在的四环素耐药细菌和抗生素抗性基因进行检测，发现不同浓度的四环素下培养的污泥中细菌菌落结构变化很大。污泥中检测出 9 种潜在四环素耐药细菌（*Sulfuritalea*、*Armatimonas*、*Prosthecobacter*、*Hyphomicrobium*、*Azonexus*、*Longilinea*、*Paracoccus*、*Novosphingobium* 和 *Rhodobacter*）。实时荧光定量聚合酶链式反应（quantitative real-time polymerase chain reaction, qPCR）、分子克隆和宏基因组分析表明四环素处理可以提高四环素类抗生素抗性基因的丰度和多样性，同时降低非四环素类抗生素抗性基因的检出和多样性。

2. 外源抗性输入

人或动物体内已经诱导产生的耐药细菌随粪便排出体外进入环境，也是环境中抗生素抗性基因的重要来源之一。大多数抗生素用于防治人体细菌感染，因此早期多数的抗生素抗性基因是在人体内发现的，它们随粪便排出体外，进入医疗废水和生活污水中，其携带的抗生素抗性基因可以通过水平基因转移传播给环境中的各种土著菌。因此医院废水和污水处理厂均能检出多种抗生素抗性基因。Reinthaler 等（2003）对澳大利亚三个污水处理厂的污水、污泥及受纳水体中大肠杆菌的耐药情况进行了评估，共检测了 767 种大肠杆菌对 24 种抗生素的耐药性，耐药率最高的是市政污水和医院污水的污水处理厂。Chen 和 Zhang（2013）对浙江地区 8 个农村无动力分散式生活污水处理系统和 4 个城市生活污水处理厂中抗生素抗性基因（四环素类，*tet*M、*tet*O、*tet*Q、*tet*W 基因；磺胺类，*sul*I、*sul*II 基因）进行检测，检出率均为 100%，且浓度较高。Yang 等（2013）在四年时间内的冬夏两季对香港 8 个污水处理厂的污泥进行采样，宏基因组数据显示抗生素抗性基因丰度最高的是氨基糖苷类和四环素类抗生素抗性基因，其次是磺胺类、氯霉素类和多重耐药抗生素抗性基因。之后，Yang 等（2014）又利用高通量测序在污水处理厂中共检测出 271 种分属于 18 类的抗生素抗性基因。进水中抗生素抗性基因的浓度最高，之后是出水、好氧消化污泥和活性污泥，其中78 种抗生素抗性基因存在于整个污水和污泥处理过程中。

畜禽和水产养殖业的发展进一步促进了环境中抗生素抗性基因的产生。动物肠道和粪便中均含有丰富的抗生素抗性基因，将粪肥用于农田增肥，土壤中的抗生素抗性基因丰度会在几周内升高，之后又会降到环境背景值，但如果长期施用粪肥，超过了土壤的自净能力，抗生素抗性基因的丰度也会保持高水平（Marti et al., 2014）。Cheng 等（2013）对我国东部不同类型不同规模的养殖场粪便及废水中抗生素抗性基因进行了调研，发现所有的样品中均检测出高丰度的 12 种抗生素抗性基因（*tet*A、*tet*B、*tet*C、*tet*G、*tet*L、*tet*M、*tet*O、*tet*Q、*tet*W、*tet*X、*sul*I、*sul*II）及 I 类整合子整合酶基因（*int*I1）。Zhu 等（2013）从国内 3 个大型城郊养猪场粪便处理到土地利用的过程中检测出 149 种抗生素抗性基因，丰度最高的 63 种抗生素抗性基因与没有施用抗生素的粪便或土壤中抗生素抗性基因相比被扩增了 192 ～ 28000 倍。此外，他们还发现，抗生素抗性基因的丰度与环境中抗生素和重金属的残留显著相关，这也表明抗生素和重金属的过度使用是导致环境中高丰度抗生素抗性基因的重要原因。Chee-Sanford 等（2001）不仅在养猪场的化粪池中检测出 8 种四环素类抗生素抗性基因，而且在养猪场下游 250m 处的地下水中也检测到抗生素抗性基因，这说明畜禽养殖场已经成为抗生素抗性基因的储库，并有向周围环境传播的潜在趋势。此外，在水产养殖场中，磺胺类和四环素类抗生素抗性基因也都普遍存在（Gao et al., 2011）。

总而言之，环境中抗生素抗性基因的产生主要归咎于两个方面：一是固有的内在抗性；二是外源抗性的输入，而后者是抗生素抗性基因污染的主要原因。外源抗性大量输入并超过了环境的自净能力，打破了自然界的平衡，并在环境中积累，给人类健康带来了潜在风险。

四、抗生素抗性基因在环境中的传播

1. 抗生素抗性基因的传播途径

抗生素抗性基因污染与人类活动密切相关，其在环境中的传播途径如图 1-9 所示，主要包括兽用抗生素和医用抗生素诱导产生的抗生素抗性基因污染源的传播和扩散。兽用抗生素诱导养殖场动物肠道内产生耐药细菌，这些耐药细菌随粪便排泄后，经雨水冲刷和地表径流等多种途径进入土壤、河流、湖泊或渗入地下水中。这些肠道菌中的抗生素抗性基因通常位于可移动遗传元件（mobile genetic elements，MGEs）上，如质粒、转座子等，其能够通过水平基因转移扩散到环境土著微生物中。土壤、地表水和地下水中的环境土著微生物获得了抗生素抗性基因，大量繁殖并通过垂直基因转移将抗性基因一代一代传递下去，从而成为抗

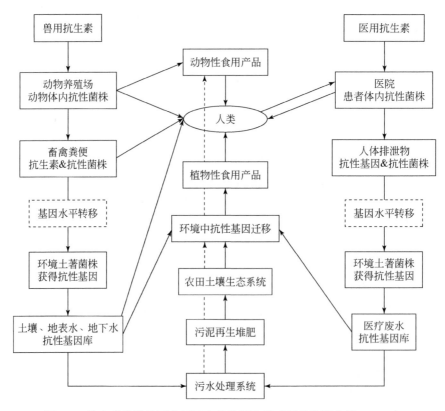

图 1-9　抗生素抗性基因在环境中的传播途径（罗义和周启星，2008）

生素抗性基因的储存库。另外，养殖动物性食用产品中的抗生素抗性基因也极有可能随食物链进入人体，已有研究证明万古霉素耐药性肠球菌可以通过肉类制品散播（Witte，1997）。医用抗生素长期摄入，使得人体内存在一定浓度的抗生素，从而可以在人体内诱导出抗生素耐药细菌，它们随粪便大肠菌群排出体外，使得环境中土著菌获得抗生素抗性基因。之后这些抗生素抗性基因进入医疗废水，形成抗生素抗性基因库。医疗废水或动物养殖场的抗生素抗性基因都可以进入污水处理系统，随出水直接排放到受纳水体中，或随污泥再生经堆肥后作为动物饲料重新返回到农田土壤生态系统中，经雨水淋溶后，抗生素抗性基因极有可能在地表水和地下水等不同环境介质中进行迁移。除此之外，抗生素抗性基因极有可能在土壤微生物与农作物之间进行基因水平扩散，将抗生素抗性基因从土著微生物转移到植物体内，抗生素抗性基因是否会从植物性食用产品随食物链迁移到人体内，至今尚不清楚，这也是需要进一步研究解决的问题（罗义和周启星，2008）。

2. 水平基因转移

一般认为，微生物基因转移分为两种类型：垂直基因转移（vertical gene transfer，VGT）和水平基因转移（horizontal gene transfer，HGT）。垂直基因转移主要是通过微生物（如细菌）的分裂生殖来完成的，它标志着物种的延续，使得微生物自身能一代一代地进化繁衍。水平基因转移是指不同生物个体之间或单个细胞内部细胞器之间所进行的遗传物质的交流（吴楠和乔敏，2010），它不同于点突变，点突变只是细菌染色体发生范围很小的改变，从而造成代谢功能的细微变化，而水平基因转移能使细菌获得外源基因片段，从而获得新的代谢功能并呈现新的生态表型（Dutta and Pan，2002）。细菌间的水平基因转移主要是由可移动遗传元件或这些元件的组合，被称为水平基因池（horizontal gene pool）介导进行的。MGEs主要包括插入序列（insertion sequence，IS）、转座子（transposon）、整合子（integron）、可转移质粒（transferable plasmid）、基因岛（genomic island）和噬菌体（phage）。MGEs不具有种间或基因组间的特异性，能在细菌间广泛转移（张瑞福等，2005）。抗生素抗性基因可以整合到这些MGEs上，在环境中的共生微生物之间，革兰氏阳性菌和革兰氏阴性菌之间，甚至致病菌和非致病菌之间相互传播。细菌的水平基因转移主要通过3种方式（柏耀辉等，2007）：接合（conjugation）、转导（transduction）和转化（transformation）。接合是细菌中普遍存在的由质粒介导的基因交换重组现象。接合需要细胞与细胞之间的直接接触，且可以进行接合的细胞必须属于不同的配型，即供体菌必须携带质粒，而受体菌没有（谢志雄和沈萍，2003）。转导是一个细菌的基因片段通过病毒噬菌体的吸附和注射过程导入到另一个宿主细胞从而引起的基因重组现象。任何位于噬菌体结合位点的基因片段都有可能被导入宿主细胞。这种基因转移不只是发生在细菌之间，还发生在细菌和高等生物之间。噬菌体在环境中分布广，数量多，并且依靠蛋白质的包装而相对比较稳定，所以相比裸露的 DNA 分子，噬菌体显得比较严密且易于扩散（Davison，1999）。因此，转导可能也是一种重要的水平基因转移机制。

转化是细菌从环境中吸收裸露的 DNA 分子并通过同源重组等方法将其整合到自身基因组的过程。自然转化是不需要任何媒介的"裸露"DNA 分子与自然感受态细胞间相互作用的一种基因转移方式，可以发生在细菌之间，也可以发生在细菌与其他真核生物之间（Lorenz and Wackernagel，1994）。随着环境中具有转化活性的 DNA 分子及感受态细胞的不断发现（陈向东等，2000），以及其不受物种和时空限制的特点，自然转化被认为很可能是水平基因转移的重要途径。

水平基因转移不仅仅是一个基因转移的过程，在推动进化的意义上，它又是一个复杂的多步骤过程，Jonathan 总结了主要的六个步骤，如图 1-10 所示（Jonathan，2000）。首先，被转移的基因在供体内进化（图 1-10a）。基因水平转移有两种重要的进化方式：与供体基因组的其他基因共同进化或者获得供体基因组的某些整体性质，如密码子的使用、鸟嘌呤及胞嘧啶占比、剪切信号、

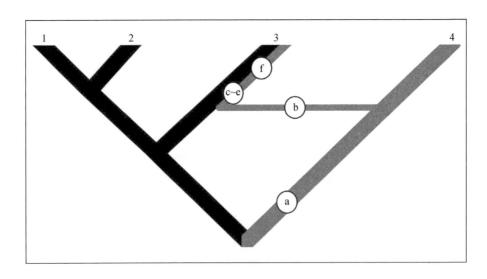

图 1-10　水平基因转移的重要阶段（Jonathan，2000）

4 个物种假设的进化轨迹（1 ~ 4）。在这些进化过程中有 6 个主要步骤：a. 在一个物种中进化的某些基因和该物种的复制、转录及翻译系统相适应；b. 在某一时刻，这些基因从物种 4 转移到物种 3（由灰色的横线表示）；c. 经过这次转移，这些基因将被保留和复制；d. 可能经历了巨大的选择压力；e. 在物种 3 群落中广泛传播；f. 转移基因开始改变物种 3

启动子等。在某个时刻，基因通过以上方式转移到其他物种中（图 1-10b）。其次，基因要在受体内能长期保存和复制（作为染色体外的片段自我复制或者插入已有的片段进行复制）（图 1-10c）。再次，也就是经常被忽视的部分——水平转移的基因在受体种群中传播（图 1-10e），而这种传播往往被选择性压力所驱动，使获得基因的种族能够产生某些有利于生存的新功能，如抗生素抗性基因的传播。最后，转移的基因将与受体基因组的基因协同进化，从而在密码子使用、GC 含量等特征上与受体基因组趋同，这个过程被称为"同质化"（Lawrence and Ochman，1997）。

第三节　超级细菌

超级细菌，准确来说应该是多重耐药细菌，是指一些对大部分抗生素都具有耐药性的细菌。临床上抗生素的滥用使得某些具有单一耐药性的细菌逐渐发展为多重耐药细菌，让多数抗生素对其束手无策，而且它容易在医疗卫生机构传播，甚至可能导致死亡，因而引起了专家学者的高度重视，大量超级细菌的报道也给人们带来了恐慌和不安。超级细菌的产生伴随着抗生素的使用。抗生素应用之前，金黄色葡萄球菌（*Staphylococcus aureus*，SA）的感染死亡率超过 90%，青霉素的发现与使用改善了这一状况，但是到 20 世纪 70 年代，青霉素耐药率几乎达到 100%（Chambers，2001）。为了抵抗这一类耐药细菌，1959 年人们研制出了一种耐青霉素酶的半合成药物——甲氧西林，但 1961 年英国就发现了首例耐甲氧西林金黄色葡萄球菌（methicillin-resistance *Staphylococcus aureus*，MRSA），之后其以惊人的速度在全世界范围内蔓延，成为医院内最常见的病原菌（陈敏等，2004）。耐青霉素肺炎链球菌（PRSP）也同时出现。20 世纪 90 年代，人们又发现了耐万古霉素肠球菌（VRE）、耐链霉素的"食肉链球菌"。万古霉素曾是治疗 MRSA 感染的有效药物，但 1996 年，日本首次报道了万古霉素中介的金黄色葡萄球菌（VISA）（Hiramatsu et al.，1997），到 2002 年美国报道了第一株真正的耐万古霉素金黄色葡萄球菌（VRSA）。21 世纪，人们又发现了对氨苄西林、阿莫西林等 8 种抗生素 100% 耐药的泛耐药铜绿假单胞菌，以及对头孢呋辛、头孢他啶等 16 种抗生素耐药性达到 52% ~ 100% 的产碳青霉烯酶肺炎克雷伯菌（郑璇和郑育洪，2012）。2010 年，英国医学杂志《柳叶刀·传染病》报告了 37 名英国人体内发现携带"新德里 Metallo-*β*- 内酰胺酶 -1"（简称 NDM-1）的超级细菌，对除替加环素和多黏菌素之外的所有抗生素都具有耐药性，并且自 2009 年首次发现以来有逐渐蔓延的趋势。同年，多重耐药鲍曼不动杆菌（MDR-AB）也被发现。目前引起特别关注的超级细菌包括耐甲氧西林金黄色葡萄球菌、耐万古霉素肠球菌（VRE）、耐万古霉素金黄色葡萄球菌、多重耐药结核杆菌（MDR-TB）、多重耐药铜绿假单胞菌（MDR-PA）、多重耐药鲍曼不动杆菌、耐碳青霉烯类肠杆菌科细菌（包括 NDM-1）、产超广谱 β- 内酰胺酶肠杆菌科细菌等。

　　MRSA 自发现以来以惊人的速度在全世界范围内蔓延，到 20 世纪 80 年代后期，MRSA 已经成为全球发生率最高的医院内感染病原菌之一，且被列为世界三大最难解决的感染性疾病首位。《美国医学会杂志》2007 年 10 月 16 日刊登的一份政府调查报告称超级细菌 MRSA 在美国国内正呈蔓延趋势，每年估计有超过 9 万人严重感染这一病菌（Zeller et al.，2007）。英国医学杂志《柳叶刀》上发表了一份荷兰国家公共卫生与环境研究所的研究，指出全球可能有多达 5300 万人带有致病的超级病菌 MRSA（Grundmann et al.，2006）。一般认为人是 MRSA 的主要储菌库，通常鼻腔带菌和定植，身体其他部位包括呼吸道、皮肤伤口、烧伤创面、气管口部位甚至正常皮肤，以及肛周和直肠均可有 MRSA 定植。MRSA 可携带多种耐药基因，体内和体外试验均证明 MRSA 菌株对所有 β- 内酰胺类及氨基糖苷类、大环内酯类、喹诺酮类、克林霉素、四环素等具有多重耐药性。MRSA 主要有两种耐药机制：①质粒介导的 DNA 转化、转导，或其他类型的 DNA 片段插入，产生 β- 内酰胺酶，属于获得性耐药；②染色体 DNA 介导的固有耐药，主要是因为 mec 基因编码 PBP2a 而具有耐药性。目前，MRSA 根据获得途径分为医院获得性 MRSA（HA-MRSA）和社区获得性 MRSA（CA-MRSA）。HA-MRSA 是指患者入院时不存在，也没有感染潜伏期，但入院 48h 后在医院（包括老年护理院、康复院）内感染的金黄色葡萄球菌。CA-MRSA 是指 1 年内没有住院或长期护理机构等医疗机构接触史，没有手术及透析史，没有长期留置导管或人工医疗装置，没有 MRSA 菌株分离史，门诊标本和标本送检离入院时间 ≤ 48h 的患者所感染的金黄色葡萄球菌。MRSA 是医院感染的重要病原菌，全球 HA-MRSA 流行情况已不容忽视（Stefani et al.，2012）。近年来，CA-MRSA 的发病率和病死率逐年上升，已引起全球关注。据亚洲细菌耐药监测网（ANSORP）2006 年数据，不同亚洲国家 CA-MRSA 的流行情况如图 1-11 所示（Song et al.，2011）。

　　万古霉素一直被用作治疗 MRSA 等多重耐药 G^+ 菌株感染的首选药物，也取得了很好的疗效，曾一度被誉为"人类对付顽固性耐药细菌的最后一道防线"。但随着耐万古霉素肠球菌（VRE）的出现，人类的最后一道防线也面临崩溃。VRE 不但对万古霉素高度耐药，其耐药因子还可以转移给其他 G^+ 菌株，对人类健康构成严重威胁。耐万古霉素肠球菌属有 10 多种，其中粪肠球菌（*Enterococcus faecalis*）和屎肠球菌（*E. faecium*）是引起人体感染的主要菌群，85% ~ 90% 的肠球菌感染是由粪肠球菌引起的，5% ~ 10% 由屎肠球菌引起。全国细菌耐药监测网细菌耐药性监测数据显示（图 1-12），目前中国 VRE 的检出率较低，在 5% 以下，但美国的 VRE 检出率均高于中国（图 1-13）（Arias et al.，2012）。

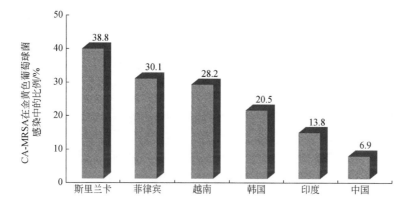

图 1-11 2006 年不同亚洲国家 CA-MRSA 流行情况（Song et al.，2011）
注：中国数据不包括港澳台地区数据

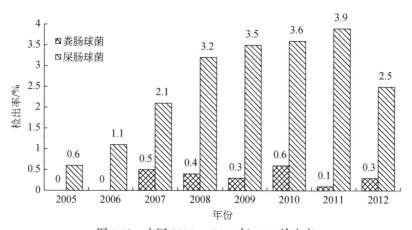

图 1-12 中国 2005 ~ 2012 年 VRE 检出率

2009 年以来 NDM-1 超级细菌的出现引起了全球的关注，这类超级细菌是许多种拥有新德里 Metallo-β- 内酰胺酶 -1 基因的细菌的统称。NDM-1 基因编码的蛋白能帮助细菌有效抵抗多种抗生素，几乎可以水解现有临床上的所有 β- 内酰胺类抗生素，包括目前人类医学史上最强悍最有效的抗生素——碳青霉烯类抗生素。只要细菌体内拥有这个基因，并能通过它指导合成相应的酶，就可以对除替

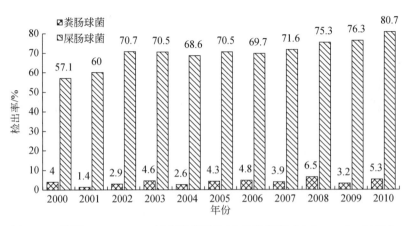

图1-13　美国2000～2010年血流来源的VRE检出率（Arias et al., 2012）

加环素和多黏菌素之外的所有抗生素产生耐药性，其中有些超级细菌甚至能对所有抗生素产生耐药性。更加令人担忧的是，NDM-1基因不仅存在于细菌的染色体上，它还可以存在于质粒中，使得其可以在同种或不同种细菌之间自由复制和交换，从而使不同细菌拥有耐药能力。目前，研究发现NDM-1基因大多存在于两种细菌体内：一种是生活在人体肠道内的大肠杆菌；另一种是生活在人体肺部的肺炎克雷伯菌。随着新型NDM-1耐药细菌感染病例的增加和死亡病例的出现，以及国际旅游和医疗旅行等，NDM-1耐药细菌有出现大范围感染的可能。目前，NDM-1耐药细菌感染已从印度、巴基斯坦等南亚国家扩大到英国、法国、美国、德国、加拿大、澳大利亚、比利时、荷兰、日本等国家，2010年感染病例就已超过170例。2011年4月7日，《柳叶刀》报道了印度首都新德里的城市环境中存在大量NDM-1超级细菌，研究人员在新德里的街头积水或河流水体中采集了171个水样，结果在其中51个样品中检测出NDM-1基因，自来水系统的50个水样中有2个样品也检出了NDM-1基因的痕迹，这是首次有证据显示超级细菌在医院以外的环境中传播。现在全球化背景下各国人员交流频繁，国际社会应高度重视，对此加强监督，包括抗生素的使用，尽量减少超级细菌对公共健康的威胁。

参 考 文 献

柏耀辉, 温东辉, 唐孝炎. 2007. 水平基因转移及其在污染修复中的应用. 应用与环境生物学报, 13(5): 741-747.

陈敏, 周陶友, 陈文, 等. 2004. 耐甲氧西林金黄色葡萄球菌感染的临床和耐药性. 中华医院感染学杂志, 14(2): 107-109.

陈琪, 陈向东, 谢志雄, 等. 2002. 遗传工程微生物细胞间发生的自然遗传转化. 遗传, 22(3): 140-143.

陈向东, 陈琪, 谢志雄, 等. 2000. 枯草芽孢杆菌在琼脂平板上进行的自然遗传转化. 微生物学报, 40(1): 95-99.

董玉瑛, 张阳, 郭幸丽, 等. 2008. 畜牧业中抗生素的环境归趋·危害与防治. 安徽农业科学, 36(6): 2512-2513.

甘晓冬. 2014. 临床抗生素使用情况的调查分析. 临床合理用药杂志, 15(15): 4-5.

高立红, 史亚利, 厉文辉, 等. 2013. 抗生素环境行为及其环境效应研究进展. 环境化学, 32(9): 1619-1633.

李明成, 王立霞, 李素环, 等. 2007. 儿科抗生素使用现状及细菌耐药性监测. 中国公共卫生, 23(6): 650-651.

罗义, 周启星. 2008. 抗生素抗性基因 (ARGs)———一种新型环境污染物. 环境科学学报, 28(8): 1499-1505.

阮悦斐, 陈继森, 郭昌胜, 等. 2011. 天津近郊地区淡水养殖水体的表层水及沉积物中典型抗生素的残留分析. 农业环境科学学报, 30(12): 2586-2593.

苏建强, 黄福义, 朱永官. 2013. 环境抗生素抗性基因研究进展. 生物多样性, 21(4): 481-487.

王立云. 2007. 细菌耐药性分析及临床治疗对策. 中国社区医师, 9(8): 14.

吴楠, 乔敏. 2010. 土壤环境中四环素类抗生素残留及抗性基因污染的研究进展. 生态毒理学报, 5(5): 618-627.

吴青峰, 洪汉烈, Li Z H. 2010. 环境中抗生素污染物的研究进展. 安全与环境工程, 17(2): 68-72.

吴小莲, 莫测辉, 李彦文, 等. 2011. 长期施用粪肥蔬菜基地蔬菜中典型抗生素的污染特征与健康风险. 环境科学, 34(6): 2442-2447.

谢志雄, 沈萍. 2003. 细菌遗传转化与水平基因转移. 中南民族大学学报, 22(4): 1-5.

徐建, 张远, 郭昌胜, 等. 2011. 太湖水体中典型抗生素的分布规律 // 第六届全国环境化学学术大会论文集. 上海: 第六届全国环境化学学术大会.

叶计朋, 邹世春, 张干, 等. 2007. 典型抗生素类药物在珠江三角洲水体中的污染特征. 生态环境, 16(2): 384-388.

占伟. 2004. 滥用抗生素导致病菌耐药. 中医药临床杂志, 16(2): 190-191.

张瑞福, 蒋建东, 代先祝, 等. 2005. 环境中污染物降解基因的水平转移 (HGT) 及其在生物修复中的作用. 遗传, 27(5): 845-851.

张壮丽. 2007. 抗生素临床应用现状及细菌耐药性分析. 济宁医学院学报, 30(3): 253,268.

郑璇, 郑育洪. 2012. 国内外超级细菌的研究进展及防控措施. 中国畜牧兽医文摘, 28(1): 69-75.

Allen H K, Moe L A, Rodbumrer J, et al. 2009. Functional metagenomics reveals diverse β-lactamases in a remote Alaskan soil. The ISME Journal, 3(2): 243-251.

Arias C A, Mendes R E, Stilwell M G, et al. 2012. Unmet needs and prospects for oritavancin in the management of vancomycin-resistant enterococcal infections. Clinical Infectious Diseases, 54:

S233-S238.

Boleas S, Alonso C, Pro J, et al. 2005. Toxicity of the antimicrobial oxytetracycline to soil organisms in a multi-species-soil system (MS.3) and influence of manure co-addition. Journal of Hazardous Material, 122(3): 233-241.

Campagnolo E R, Johnson K R, Karpati A, et al. 2002. Antimicrobial residues in animal waste and water resources proximal to large-scale swine and poultry feeding operations. Science of the Total Environment, 299(1-3): 89-95.

Chambers H F . 2001. Methicillin-resistant *Staphylococcus aureus*. Mechanisms of resistance and implications for treatment. Postgraduate Medicine, 109(2s): 43-50.

Chee-Sanford J C, Aminov R I, Krapac I, et al. 2001. Occurrence and diversity of tetracycline resistance genes in lagoons and groundwater underlying two swine production facilities. Applied and Environmental Microbiology, 67(4): 1494-1502.

Chen H, Zhang M. 2013. Occurrence and removal of antibiotic resistance genes in municipal wastewater and rural domestic sewage treatment systems in eastern China. Environment International, 55: 9-14.

Cheng W X, Chen H, Su C, et al. 2013. Abundance and persistence of antibiotic resistance genes in livestock farms: A comprehensive investigation in eastern China. Environment International, 61: 1-7.

Davies J, Davies D. 2010. Origins and evolution of antibiotic resistance. Microbiology and Molecular Biology Reviews, 74(3): 417-433.

Davison J. 1999. Genetic exchange between bacteria in the environment. Plasmid, 42(2): 73-91.

D'Costa V M, King C E, Kalan L, et al. 2011. Antibiotic resistance is ancient. Nature, 477(7365): 457-461.

Dodd M C. 2012. Potential impacts of disinfection processes on elimination and deactivation of antibiotic resistance genes during water and wastewater treatment. Journal of Environmental Monitoring,14(7):1754-1771.

Droge M, Puhler A, Selbitschka W. 1998. Horizontal gene transfer as a biosafety issue: A natural phenomenon of public concern. Journal of Biotechnology, 64(1): 75-90.

Dutta C, Pan A. 2002. Horizontal gene transfer and bacterial diversity. Journal of Biosciences, 27(1): 27-33.

Gao P P, Mao D Q, Luo Y, et al. 2011. Occurrence of sulfonamide and tetracycline-resistant bacteria and resistance genes in aquaculture environment. Water Research, 46(7): 2355-2364.

Grundmann H, Aires-De-Sousa M, Boyce J, et al. 2006. Emergence and resurgence of meticillin-resistant Staphylococcus aureus as a public-health threat. The Lancet, 368(9538): 874-885.

Hamseher G, Sczesny S, Hoper H, et al. 2002. Determination of persistent tetracycline residues in soil fertilized with liquid manure by high-performance liquid chromatography with electrospray ionization tandem mass speetrometry. Analytical Chemistry, 74(7): 1509-1518.

Hiramatsu K, Aritaka N, Hanaki H, et al. 1997. Dissemination in Japanese hospitals of strains of

Staphylococcus aureus heterogeneously resistant to vancomycin. The Lancet, 350(9092): 1670-1673.

Huang K L, Tang J Y, Zhang X X, et al. 2014. A comprehensive insight into tetracycline resistant bacteria and antibiotic resistance genes in activated sludge using next-generation sequencing. International Journal of Molecular Sciences, 15(6): 10083-10100.

Jonathan A E. 2000. Horizontal gene transfer among microbial genomes: New insights from complete genome analysis. Current Opinion in Genetics & Development, 10(6): 606-611.

Kim S, Jensen J N, Aga D S, et al. 2007. Tetracycline as a selector for resistant bacteria in activated sludge. Chemosphere, 66(9): 1643-1651.

Kolpin D W, Furlong E T, Meyer M T, et al. 2002. Pharmaceuticals, hormones, and other organic wastewater contaminants in U.S. streams, 1999—2000: A national reconnaissance. Environmental Science & Technology, 36(6): 1202-1211.

Lawrence J G, Ochman H. 1997. Amelioration of bacterial genomes: Rates of change and exchange. Journal of Molecular Evolution, 44(4): 383-397.

Lorenz M G, Wackernagel W. 1994. Bacterial genetransfer by natural genetic transformation in the environment. Microbiological Reviews, 58(3): 563-602.

Marti R, Tien Y, Murray R, et al. 2014. Safely coupling livestock and crop production systems: How rapidly do antibiotic resistance genes dissipate in soil following a commercial application of swine or dairy manure? Applied and Environmental Microbiology, 80(10): 3258-3265.

Migliore L, Cozzolino S, Fiori M. 2003. Phytotoxicity to and uptake of enrofloxacin in crop plants. Chemosphere, 52(7): 1233-1244.

Reinthaler F F, Posch J, Feierl G, et al. 2003. Antibiotic resistance of *E. coli* in sewage and sludge. Water Research, 37(8):1685-1690.

Romain M, Tien Y C, Roger M, et al. 2014. Safely coupling livestock and crop production systems: How rapidly do antibiotic resistance genes dissipate in soil following a commercial application of swine or dairy manure. Applied and Environmental Microbiology, 80(10): 3258-3265.

Sacher F, Lange F T, Brauch H J. 2001. Pharmaceuticals in groundwaters: Analytical methods and results of a monitoring program in Baden-Wurttemberg, Germany. Journal of Chromatography A, 938(1-2): 199-210.

Song J, Hsueh P, Chung D R, et al. 2011. Spread of methicillin-resistant *Staphylococcus aureus* between the community and the hospitals in Asian countries: An ANSORP study. Journal of Antimicrobial Chemotherapy, 66(5): 1061-1069.

Stefani M, Müller E, Schwarz S, et al. 2012. Rapid microarray-based identification of different *mec*A alleles in staphylococci. Antimicrobial Agents and Chemotherapy, 56(11): 5547-5554.

Sungpyo K, James N, Diana S, et al. 2007. Tetracycline as a selector for resistant bacteria in activated sludge. Chemosphere, 66(9): 1643-1651.

Thomas P V B, Sumanth G, Ashvin A, et al. 2014. Global antibiotic consumption 2000 to 2010: An analysis of national pharmaceutical sales data. The Lancet Infectious Diseases, 14(8): 742-750.

Volmer D A, Hui J P M. 1998. Study of erythromycin A decomposition products in aqueous solution by solid-phase microextraction/liquid chromatography/tandem mass spectrometry. Rapid Communications in Mass Spectrometry, 12(3): 123-129.

Witte W. 1997. Impact of antibiotic use in animal feeding on resistance of bacterial pathogens in humans//Chadwick D J, Goode J. Antibiotic Resistance: Origins, Evolution, Selection and Spread. New York: John Wiley & Sons: 61-75.

Wright G. D. 2007. The antibiotic resistome: The nexus of chemical and genetic diversity. Nature Reviews Microbiology, 5(3): 175-186.

Yang Y, Li B, Ju F, et al. 2013. Exploring variation of antibiotic resistance genes in activated sludge over a four-year period through a metagenomic approach. Environmental Science & Technology, 47(18): 10197-10205.

Yang Y, Li B, Zou S C, et al. 2014. Fate of antibiotic resistance genes in sewage treatment plant revealed by metagenomic approach. Water Research, 62: 97-106.

Zeller J L, Burke A E, Glass R M. 2007. MRSA Infections. JAMA, 298(15): 1826.

Zhang Q Q, Ying G G, Pan C G, et al. 2015. Comprehensive evaluation of antibiotics emission and fate in the river basins of China: Source analysis, multimedia modeling, and linkage to bacterial resistance. Environmental Science & Technology, 49(11):6772-6782.

Zhu Y G, Timothy A. J, Su J Q, et al. 2013. Diverse and abundant antibiotic resistance genes in Chinese swine farms. Proceedings of the National Academy of Sciences of the United States of America, 110(9): 3435-3440.

第二章　抗生素的生态毒理效应

第一节　概　　述

近年来抗生素的大量使用，引起人们对环境中抗生素污染越来越多的关注，但传统研究主要集中在不同环境介质中抗生素的输入、检测、归趋和影响等方面（Gothwal and Shashidhar，2015），缺少对复杂生态系统中抗生素生态毒理的深入探究。

抗生素主要用于治疗人类和动物体内的致病菌感染。虽然大部分抗生素的半衰期较短，但是其持续进入环境中且某些抗生素不易发生降解，导致其在环境介质中具有"假持续性"甚至富集效应。环境中存在的抗生素残留及其代谢产物，不仅会诱导抗生素抗性基因的产生及耐药细菌甚至是超级细菌的传播，还会对环境中的其他非目标生物体产生潜在的生态毒理效应（Martinez，2009）。抗生素的生态毒理效应主要是指抗生素对生态系统中生命有机体危害的程度及范围，核心部分是生物效应。抗生素可通过食物链对生物及生态系统产生毒害作用，影响其中的植物、动物和微生物的正常生命活动并最终可能对人类的健康和生存造成不利影响。

目前，抗生素生态毒理效应的研究主要体现在：①水生生物；②微生物；③植物；④人类健康（耐药性和生殖健康）。从已有文献来看，国内外大部分环境污染物的毒理效应研究都还处在个体水平，利用急性毒性实验的生物监测指标来判断污染物的毒性效应。实践表明，急性毒性实验更适用于高污染介质的毒性评价，而对于低水平的环境污染物的评价其实用价值不高。因此，在生物个体表现出可观测的毒理效应之前，我们需要寻找更为敏感的效应指标如生物体内的分子标志物来评价环境中低浓度抗生素的生态毒理效应。

第二节　抗生素的暴露途径

一、水环境

水环境中的抗生素残留主要来源于抗生素制药工业废水、医疗废水、禽畜养殖废水和水产养殖废水，工业废水和医疗废水作为点源污染汇入污水处理厂（Liu et al., 2015；Johnson et al., 2015），而养殖废水则直接或间接地造成一定范围的地表水污染。其中抗生素制药工业废水中抗生素残留浓度高、毒性大，对微生物有很强的抑制性，能够大大降低废水生化处理对抗生素残留的降解效率；医疗废水中包括医院和家庭使用的抗生素，如 β- 内酰胺类、氨基糖苷类、氯霉素类、大环内酯类、喹诺酮类（Chang et al., 2010），此类抗生素进入机体后吸收率很低，很大一部分以原形式通过尿液或粪便排出体外；养殖废水中的抗生素残留主要来源于饲料添加剂和兽药，常见的如磺胺类和四环素类（Wei et al., 2011）。

这些不同来源的含有抗生素的废水被集中于城市污水处理厂进行处理时，由于现行的污水处理技术还不足以有效处理抗生素，导致城市污水处理厂的出水中含有不同类型的抗生素残留，并随出水排放进入自然水体中。水环境中的抗生素残留可导致水生生物的暴露，如藻类、大型蚤、鱼类等。其中，藻类为水生系统中的初级生产者，研究表明抗生素可影响其光合作用（刘滨扬，2011）；而环境浓度的抗生素残留对鱼类一般没有急性毒性效应，但是鱼类可通过生物富集及食物链的传递最终对人类健康造成影响（王慧珠等，2008）。此外，人类长期暴露于抗生素污染的水体可能会影响生殖健康或导致耐药性的出现。

二、土壤环境

土壤是环境中抗生素残留最主要的累积场所之一，抗生素进入土壤环境的途径主要包括施用含有抗生素的粪肥、污泥和灌溉含抗生素的污水（Martínez-Carballo et al., 2007）。此外，未使用或过期的、生产和运输过程中残留的抗生素药物通过填埋处理，以及喷洒抗生素防治水果、蔬菜和观赏性植物细菌性病害也是抗生素进入土壤的重要途径。不同国家和地区土壤中抗生素残留水平有所差异，这可能与抗生素的使用种类与用量、畜禽粪肥的施用量、环境条件等差异有关。总体来说，土壤中抗生素以四环素类检出频率和浓度最高。此外，土壤环境中的抗生素残留通过雨水淋溶和地表径流再次进入水环境中，可导致水环境遭到抗生素的二次污染。

土壤中的微生物群落是土壤环境的重要组成，研究表明抗生素残留能够显著影响土壤微生物的活性及其群落结构多样性（Schmitt et al., 2006）；地上植物的生长发育会受到土壤中抗生素残留的毒害（林琳等，2011；孔维栋和朱永官，2007）；土壤动物，如蚯蚓、线虫等也对抗生素残留有一定的响应（纪占华等，2014）。

第三节 抗生素的分子生态毒理

现代生态毒理学的观点认为，环境污染物的毒理效应最初均反映在污染物对生物的分子毒性上，然后逐步在细胞、器官、个体、种群、群落、生态系统各个水平上显现出来，尤其对于环境中的抗生素而言，其浓度水平很少能在个体水平产生急性毒性，而分子生态毒理学的研究可以快速灵敏地揭示环境中低浓度抗生素对机体的长期影响及存在的潜在危害。一方面，污染物抗生素进入机体后在酶的催化作用下进行代谢转化，导致酶的活性发生变化，从而对其生理生化水平产生一定影响。例如，细胞色素 P450 酶系（CYP）、生物转化酶 [如谷胱甘肽硫转移酶（GST）]、小分子抗氧化防御系统等各种酶活性的变化，都在污染物的毒理过程中发挥着重要作用。另一方面，抗生素及其活性代谢产物能够与 DNA 作用产生 DNA 加合物，而内源加合物通常出现在基因组中，会引发突变风险。此外，抗生素还会导致某些基因的异常表达，干扰 DNA 的复制和修复等正常活动。由于抗生素残留可能会导致代谢酶活性大幅变化、基因表达异常、DNA 损伤这些分子毒性机制的发生，因此人们用这些可遗传并可检测的分子标志物（核酸和蛋白质）来定量或定性地表征抗生素的分子毒性效应。

一、细胞色素 P450 酶系

细胞色素 P450 是广泛分布于动物、植物和微生物体内 I 相反应的代谢酶类，属于混合功能氧化酶。细胞色素 P450 酶系在生物体中具有多种催化功能，尤其是它能通过其结构中血红素的铁离子传递电子，对环境有害化学物质进行氧化，增强异源物质的水溶性，使其更易排出体外，从而实现机体的解毒作用。细胞色素 P450 酶系可受外源污染物诱导或抑制而使其含量或活性显著增加或降低。

细胞色素 P450（CYP）对于污染物抗生素的指示方面也已经有了相关研究进展。Thibaut 和 Porte（2008）研究了青鳉鱼暴露在 1 μg/L 的双氯芬酸中 4 天时，其肝、腮和肠内的细胞色素芳香化酶（CYP450A）活性都呈现强烈的诱导性；而甲氧丙酸等在 10 μg/L 的水平就会发生 CYP450 家族酶 CYP1A 的活性诱导；苯扎贝特等抗生素甚至在 1 μg/L 就会诱导 CYP1A 活性。磺胺甲二唑等 8 种抗生素作用于虹鳟鱼肝内的 CYP1A，均对其活性产生了诱导或抑制作用（Laville et al.，2004）。某些生物短时间暴露于抗生素后，随着暴露时间的延长，CYP1A 活性则会经历被诱导再恢复到基本水平的过程。这可能与该生物对该种诱导物的生物转化速率较快有关。研究表明，鱼类、贝类的 CYP450 对环境诱导的反应具有敏感性,并且有很好的剂量 – 效应关系,指示的污染水平与诱导反应有很好的相关性(周驰和李纯厚,2007)。

二、谷胱甘肽硫转移酶

谷胱甘肽硫转移酶(GST)是参与生物转化的 II 相反应酶,它可以与污染物作用形成谷胱甘肽结合物并排出机体外,因而对内源和外源物质的去毒起着重要作用,此外,其还参与胞内运输、生物合成和抗氧化等重要过程。LaCourse 等(2009)发现,作为土壤污染的重要指示生物蚯蚓,当其暴露在一定浓度的污染物时体壁后部和肠组织内的 GST 会显示较高活性。在添加金霉素处理的土壤中种植玉米,玉米植株的 GST 和过氧化物酶活性都呈明显增高趋势。环丙沙星(CPFX)对剑尾鱼无急性毒性作用,但对剑尾鱼肝脏还原型谷胱甘肽(GSH)、谷胱甘肽硫转移酶和 7-乙氧基异吩噁唑酮 – 脱乙基酶(EROD)都存在诱导作用;雌雄个体在 EROD 下的诱导响应有一定的差异性,其中雌性个体 EROD 对 CPFX 暴露响应变化较大。但有研究表明,GST 酶活性被诱导可能和很多可变因素有关,把 GST 作为一项可靠的生物指标还存在不确定性(王晓蓉等,2006;赵于丁等,2009)。

三、抗氧化酶系及氧化损伤

生物机体内的抗氧化防御系统可以控制正常代谢所产生的活性氧,当污染物在机体内进行生物转化时,会产生大量的活性氧和自由基代谢物,从而引起机体的氧化应激响应。暴露在污染中的生物在生长受到影响之前会通过调节其内部的生化反应来降低化学物的毒性影响。其中,过氧化氢酶(CAT)和超氧化物歧化酶(SOD)常用作评价外源化合物产生氧化胁迫的重要生物标志物。

CAT 是一种酶类清除剂,是以铁卟啉为辅基的结合酶,它可以促使过氧化氢分解为分子氧和水,清除体内的过氧化氢使细胞免于遭受它的毒害,因此它的变化意味着化学物暴露使细胞受到损害。已有研究指出,恩诺沙星能导致鲶鱼的 CAT 活性发生变化。Monari 等(2008)用软体动物鸡帘蛤研究得出,当其暴露在青霉素中时,鸡帘蛤的 CAT 均处于较高水平,并随着暴露时间的增长而升高,证明其体内在代谢抗生素时产生了大量活性氧自由基。也有报道称,奥喹多司会导致土壤代表生物蚯蚓的前半部组织内 CAT 活性下降(Gao et al.,2007)。SOD 具有特殊的生理活性,是身体内清除自由基的首要物质,它可对抗且阻断氧自由基,并及时修复受损细胞。有研究发现,将含有金霉素或喹乙醇的牲畜粪便作为鱼饲料投喂后,可以诱导鲤鱼肝脏内 SOD 活性,但抗生素在不同剂量下对该酶活性的影响程度不同(魏瑞成等,2009)。此外,喹乙醇还对土壤中蚯蚓体内的 SOD 酶活性有明显诱导，这可能是机体对该抗生素产生的适应性反应，以此来减少对机体的损害（陈海刚等，2006）。虽然 SOD 酶活性增高可抵御外源污染物的危害，但是长期处于诱导应激状态，将损害生物体内抗氧化系统，造成机体细胞损伤。

此外，某些抗生素还可直接对有机体产生有害的氧化应激反应，有学者研究了恩诺沙星对鲶鱼的影响，结果表明，由抗生素引起的脂质过氧化还受到暴露时间及养殖密度的影响，不论养殖密度的高低，鲶鱼体内不同部位的脂质过氧化反应都会呈现不同倍数的提高或抑制，证实恩诺沙星能对鲶鱼产生脂质过氧化损害，其过氧化最终产物丙二醛（MDA）可与质膜内的氨基酸、蛋白质、不饱和脂肪酸和核酸等生物大分子发生反应，破坏硫氢基并组织新脂类的合成，从而使膜的一定部位受到损伤，并破坏细胞超微结构（Wang et al., 2009）。此外，抗生素氯丙嗪对水稻幼苗的预处理会引起其 MDA 含量的增加（李力亭和周启燮，2006）。

四、热休克蛋白

热休克蛋白（HSP）是一种防御蛋白，当机体遇到环境中诸如活性氧、重金属和有机污染物等因素的影响时，其就会高表达来应对这些环境压力，在不受胁迫的细胞中它们能够维持蛋白质的稳态，参与细胞内新合成蛋白质的折叠、加工和转运；在有胁迫因子存在的情况下，HSP 都会被诱导合成，保护其免受损伤。有研究表明，由于赤霉素的暴露，鳟鱼细胞内的 HSP 含量明显高于对照组（Wiseman and Vijayan，2007）。

五、DNA 损伤

污染物及其活性代谢产物与 DNA 作用形成 DNA 加合物是产生 DNA 损伤的最早期作用。许多抗生素的中间体具有环氧烷基基团，其可能会导致加合物的产生，而内源加合物常出现在 DNA 基因组中，因此可能会引发基因突变。研究发现，抗生素类污染物能干扰 DNA 的复制、修复等正常活动，可能会导致遗传变化，如 DNA 甲基化。此外，DNA 损伤还包括 DNA 链断裂，很多物质能引起 DNA 链直接断裂，如污染物代谢生成的自由基和去碱基位点，能够引起 DNA 分子内磷酸二酯键的断裂。研究表明青霉素的代谢也可导致 DNA 的损伤和致癌效应。DNA 损伤程度能够反映物质对机体的遗传毒性影响，因此，DNA 损伤检测对于评估污染物行为与毒性具有重要意义。许多抗生素的中间体具有环氧烷基基团，可能也会导致加合物的产生。Bardini 等（2003）利用甲基化敏感扩增多态性分析法，分析了 DNA 甲基化现象，结果表明暴露在 60 mg/L 卡那霉素下 7 天的拟南芥，其愈合组织中的 DNA 会同时作用于 CCGG 序列的甲基化和去甲基化作用。

第四节　抗生素的个体生态毒理

一、水生生物

抗生素对个体的毒理效应研究主要集中在水生生物上，一方面水体中低浓度的抗生素可在水生生物体内进行富集，从而通过食物链传播对人类健康造成影响；另一方面，实验表明环境浓度水平的某些抗生素对于水生生物本身的生长繁殖及整个水生生态系统具有一定毒性效应。水生生态毒理研究的模式生物一般为藻类、大型溞、四膜虫、斑马鱼。

藻类是水生生态系统中的初级生产者，抗生素对于藻类的生长有明显梯度抑制作用，高质量浓度时甚至能杀死藻类，但原核和真核的藻类对抗生素有明显不同的响应，例如，蓝藻为原核生物，其组成结构和代谢途径与细菌类似，因此其对抗生素的敏感程度最高。此外，水中残留的抗生素会对藻类的光合作用系统产生影响，研究表明青霉素会影响藻类的叶绿素含量，高浓度时其含量减少，低浓度情况下，一方面可通过促进细胞内核酸和蛋白质合成来促进叶绿素的合成，另一方面也可降低细胞中叶绿素酶的活性而降低叶绿素的降解，从而提高藻类细胞叶绿素的含量。对于光合作用中的光反应、电子转移、光合磷酸化和碳反应等过程，刘滨扬等（2011）通过研究红霉素、环丙沙星和磺胺甲噁唑作用于月牙藻，发现这三种抗生素均对其有抑制作用。

抗生素作用于大型溞和鱼类的毒性效应常用急性毒性实验表征，即根据短时间内的半致死剂量或是半效应剂量来判断此种抗生素对于生物个体的毒性强度。有研究选取环境中普遍存在的两种四环素类抗生素（四环素和金霉素）对大型溞、斑马鱼和鲫鱼三种水生生物进行急性毒性实验，结果表明三种水生生物对于两种四环素类抗生素的敏感顺序为：鲫鱼 > 斑马鱼 > 大型溞，其中金霉素的毒性明显高于四环素，根据毒性分级标准判定，四环素对三种水生生物均属低毒，金霉素对大型溞属于低毒，对于斑马鱼和鲫鱼属于中毒（王慧珠等，2008）。此外，抗生素对于鱼类还具有生殖毒性（张娟等，2012）。

水体中的抗生素残留通常种类繁多，而且抗生素在水体中会发生降解，或者在水生生物体内会发生转化，这就导致对于水生生物通常显示出联合毒性。有研究探究了多种抗生素对小球藻和月牙藻生长的影响，当磺胺甲噁唑和磺胺嘧啶中加入甲氧苄啶时，生长抑制作用明显加强，而在磺胺类药物中加入叶酸时，生长抑制作用减弱；但对于大型溞，磺胺甲噁唑和甲氧苄氨嘧啶的联合毒性表现为简单的加和作用而非协同作用（安情情等，2014）。

二、植物

含有抗生素的粪便被作为肥料施用到土壤中，其残留会通过根部被植物吸收，从而影响植物的生长发育。在剂量–效应关系上表现出与其他污染物类似的规律，低浓度抗生素促进植物生长，高浓度抗生素抑制植物生长。但不同的土壤类型、抗生素种类和植物类型，产生的毒性效应差别很大。Migliore 等（2003）用含有恩诺沙星的固体培养基测试其对香瓜、莴苣、萝卜和菜豆四种蔬菜生长的影响，发现低浓度的恩诺沙星（50～100 μg/L）能促进作物的生长，高浓度则显著抑制其主根、胚轴、子叶的长度，降低叶片的数量，此外，四种蔬菜均表现出对恩诺沙星的吸收具有显著的累积效应，其在植物体内也会发生降解，与动物体内恩诺沙星的降解途径类似，其降解产物均为环丙沙星。

三、土壤动物

除了植物以外，土壤动物也是土壤中抗生素残留的暴露群体，但针对土壤动物的研究较少，目前的研究表明土霉素和泰乐菌素对土壤动物的毒性较低。Baguer 等（2000）测试了两种抗生素对蚯蚓、跳虫和线蚓的毒性效应，最低观察效应浓度为 3000 mg/kg，但大多数情况下，即使在最高测试浓度 5000 mg/kg 时，也未观察到效应，表明其在环境浓度下对于蚯蚓并没有显著效应。

四、微生物

由于抗生素的靶标生物为微生物，因此环境中的抗生素残留可显著影响微生物的活性，其中对于土壤微生物的研究最为充分。土壤中的抗生素残留一方面可显著抑制土壤脱氢酶和磷酸酶的活性，另一方面可能会降低土壤微生物群落功能的多样性（Boleas et al.，2005）。但也有研究表明土壤中的抗生素残留并未对土壤微生物活性产生显著影响，这可能是由于微生物对于抗生素的吸收属于主动运输过程，土壤中可利用的碳源有限，导致抗生素无法进入微生物体内表现出毒性。有研究利用发光菌淡水青海弧菌来测定污染物的毒性，发现两种氨基糖苷类抗生素 [硫酸链霉素（STR）和硫酸巴龙霉素（PAR）] 在实验浓度下没有显著性的短期（15 min）毒性，却有极高的长期（12 h）毒性，对于另外两种抗生素——氯霉素（CHL）和盐酸四环素（TET），其长期毒性也远大于相应的短期毒性，这可能是由于短期毒性主要基于高浓度的抗生素破坏细菌细胞膜完整性，从而导致细菌溶胀，而长期毒性表现为抗生素与细菌特定靶位点结合，致使细胞正常的生理功能受到抑制（朱祥伟等，2009）。因此，基于抗生素作用于细菌特异位点的特质，对于微生物的毒性检测其长期效应更符合实际。

五、哺乳动物

对于高等哺乳动物，研究表明多种抗生素可表现出生殖毒性，尤其是显著影响男性精子质量。其中，喹诺酮类抗生素对生殖腺和精子的影响较为明确。有研究采用 12.5 mg/kg 环丙沙星对大鼠连续灌胃染毒 60 天，大鼠睾丸和附睾质量显著降低，精子密度、数量、存活率和活动率均出现明显下降，生精细胞凋亡率升高。以 11.43 mg/kg 培氟沙星（相当于人的临床治疗量）对大鼠和豚鼠灌胃染毒 14 天，精子数量和活动率下降，精子碎片和畸形率升高，血清睾酮水平降低。但体内外遗传毒性实验结果显示，治疗量，甚至更大剂量的环丙沙星和左氧氟沙星等喹诺酮类抗生素没有遗传毒性（张娟等，2012）。此外，四环素类、大环内酯类、内酰胺类、氨基糖苷类和磺胺类均能产生雄性生殖毒性，Wong 等（2003）通过对影响男性精子质量的多种因素进行分析，发现抗生素是影响男性精子质量的最主要危险因素。

第五节　抗生素的群落生态毒理

一、微生物群落结构的变化

抗生素都有相应的靶标微生物，当抗生素抑制特定靶标微生物后，可影响群落中其他微生物的生长，从而对微生物群落结构和功能产生深远影响。Westergaard 等（2001）在土培条件下研究了泰乐菌素对土壤群落功能和结构的影响，在整个培养期内泰乐菌素耐药细菌数量均高于对照组，培养 10 天后泰乐菌素处理土壤的原生动物和真菌数量均显著高于对照组，泰乐菌素杀死部分细菌后，降低了其他微生物对土壤中能源的竞争，从而使原生动物和真菌大量繁殖，破坏了原土壤中土著微生物群落结构。根据微生物变性梯度凝胶电泳（DGGE）结果，泰乐菌素处理组的 DGGE 条带少于对照组，说明泰乐菌素抑制了土壤中某些靶标细菌类群的生长。不同浓度的抗生素产生的毒性效应不同，相对较低浓度的恩诺沙星残留对土壤微生物群落多样性的影响不明显，而相对较高浓度的恩诺沙星残留则降低了其微生物群落的多样性，即药物浓度越高，则土壤微生物多样性就越低（Westergaard et al.，2001）。

二、微生物群落诱导抗性

抗生素生态毒性中最特殊的效应就是诱导环境中微生物耐药性的发展，其中群落诱导抗性（pollution induced community tolerance，PICT）（Blanck et al., 1988；Rutgers and Breure，1999）已成为抗生素生态毒理学的研究热点。群落诱导抗性是指土壤微生物群落为了在抗生素污染环境中继续生存，通过生理生化与遗传特征的改变或以抗性类群微生物代替敏感性类群，从而使整个群落产生抗性并不断提高。已有研究表明，抗生素污染不一定导致微生物群落结构或者生理生化指标发生变化，但其抗性可能发生显著变化，因此 PICT 可以灵敏地检测出抗生素污染对整个微生物群落的毒性效应。

第六节　总结与展望

由于抗生素种类繁多且结构各异，生物系统响应机制复杂，抗生素的生态毒理效应的表征和评估仍然面临很多挑战，需要进一步深入研究。

一、抗生素生态毒理效应的评估方法

目前应用最多的抗生素生态毒理效应的评估方法是急性毒性实验，实验周期短且效应易于观察，但由于环境介质中的抗生素残留浓度普遍较低，低于急性毒性实验的效应值，导致大量的抗生素急性毒性数据无法评估真实环境中的抗生素生态毒理效应。因此，针对环境中长期存在的低剂量抗生素，慢性毒性数据比急性毒性数据更具有实用性，但低剂量的慢性毒性数据通过实验获取时间长且不易表征，有研究采用了分子对接模拟及定量构效关系（QSAR）技术，建立可预测抗生素慢性联合毒性的模型（Zou et al., 2013），此外，还以 7 种磺胺类抗生素为例，根据它们与增效剂 TMP 对发光菌的急性、慢性联合毒性，发现在慢性联合毒性与急性联合毒性中，与靶蛋白结合的各单一化合物的比例不同是导致它们毒性差异的一个原因，为建立从大量已有的急性数据推导目前缺乏的慢性毒性数据的方法奠定了一定的理论基础（Zou et al., 2012）。

未来如果希望将抗生素生态毒理效应纳入生态风险评价体系，可以试图筛选对抗生素敏感的生物标志物，并通过计算综合生物标志物响应指数（IBR）值，得到抗生素废水的生态风险水平（武晨虹，2013）。其中，IBR 值主要是利用星状图表示每个浓度组各生物标志物测定结果的赋值，通过计算星状图的面积得到各浓度组的 IBR 值，以区分和比较不同浓度和不同天数之间的污染程度。野外研究中，IBR 值可以识别不同地点、不同采样时期的污染水平；室内实验中，IBR 可用于定量评价某种污染物对生物的毒理影响（曾光明等，1998）。

二、复合毒性

由于环境中多种抗生素低剂量长时间混合暴露的特点，单一抗生素的生物学效应研究显然不能满足对抗生素生态毒理效应的正确全面评估，因此对抗生素进行联合毒性研究势在必行。有研究以四大类抗生素为组合对象，发现不管是抗生素对明亮发光杆菌的慢性还是急性联合毒性，都不再仅仅是简单的加和，实验组中有 18 组呈现拮抗效应，剩余 37 组均呈现加和效应，其中磺胺类抗生素与其增效剂 TMP 二元混合体系的急性联合毒性表现为拮抗效应，但相应的慢性联合毒性却表现为协同效应，由此可见，对于抗生素这类新型污染物，在不同染毒时间下，抗生素混合化合物对明亮发光杆菌等微生物的联合效应可能存在很大的不同，这有待于进一步的实验验证和机理的揭示（丛永平等，2013）。

参 考 文 献

安情情, 姚志峰, 顾宇菲, 等. 2014. 磺胺类抗生素与群体感应抑制剂对发光菌的联合毒性及其机制初探. 环境化学, 33(12): 2068-2075.

陈海刚, 李兆利, 徐韵, 等. 2006. 三种兽药添加剂对赤子爱胜蚓体内纤维素酶和 SOD 酶的活性影响. 南京大学学报(自然科学版), 42(4): 435-439.

丛永平, 林志芬, 王婷, 等. 2013. 典型抗生素二元混合物对明亮发光杆菌的急性联合毒性. 环境化学, 32(7): 1348-1352.

纪占华, 安婧, 肖明月, 等. 2014. 土壤外源金霉素污染对蚯蚓生长发育的生态毒性效应. 应用生态学报, 25(10): 3011-3016.

孔维栋, 朱永官. 2007. 抗生素类兽药对植物和土壤微生物的生态毒理学效应研究进展. 生态毒理学报, 2(1): 1-9.

李婷, 周启星. 2006. 氯丙嗪生态毒理效应与人体健康影响研究与展望. 生态学杂志, 25(12): 1554-1558.

林琳, 安婧, 周启星. 2011. 土壤四环素污染对小白菜幼苗生长发育的生态毒性. 环境科学, 32(8): 2430-2435.

刘滨扬. 2011. 红霉素、环丙沙星和磺胺甲噁唑对羊角月牙藻的毒性效应及其作用机理. 广州: 暨南大学.

王慧珠, 罗义, 徐文青, 等. 2008. 四环素和金霉素对水生生物的生态毒性效应. 农业环境科学学报, 27(4): 1536-1539.

王晓蓉, 罗义, 施华, 等. 2006. 分子生物标志物在污染环境早期诊断和生态风险评价中的应用. 环境化学, 25(3): 320-325.

魏瑞成，包红朵，郑勤，等 . 2009. 粪源抗生素金霉素和喹乙醇在养殖水体中的残留及对锦鲤的生态毒理效应研究 . 农业环境科学学报，28(9): 1800-1805.

武晨虹 . 2013. 生物标志物法判别抗生素废水毒性及其生态风险评价研究 . 石家庄：河北科技大学 .

曾光明，卓利，钟政林，等 . 1998. 水环境健康风险评价模型 . 水科学进展，(3): 212-217.

张娟，孙英新，于功昌 . 2012. 抗生素的雄性生殖毒性作用研究进展 . 环境与健康杂志，29(10): 952-954.

赵于丁，徐敦明，范青海，等 . 2009. 生物标志物在农药水生态毒理学中应用的进展 . 江苏农业学报，25(1): 203-209.

周驰，李纯厚 . 2007. 生物大分子标记物检测在环境监测中的应用 . 中国水产科学，14(5): 864-871.

朱祥伟，刘树深，张琼，等 . 2009. 杀虫剂及抗生素对发光菌的短期毒性与长期毒性 . 环境科学研究，22(5): 589-594.

Baguer A J, Jensen J, Krogh P H. 2000. Effects of the antibiotics oxytetracycline and tylosin on soil fauna. Chemosphere, 40(7): 751-757.

Bardini M, Labra M, Winfield M, et al. 2003. Antibiotic-induced DNA methylation changes in calluses of *Arabidopsis thaliana*. Plant Cell Tissue and Organ Culture, 72(2): 157-162.

Blanck H, Wängberg S, Molander S.1988.Pollution-induced community tolerance—A new ecotoxicological tool. ASTM International, 988: 219-230.

Boleas S, Alonso C, Pro J, et al. 2005. Toxicity of the antimicrobial oxytetracycline to soil organisms in a multi-species-soil system (MS.3) and influence of manure co-addition. Journal of Hazardous Materials, 122(3): 233-241.

Chang X, Meyer M T , Liu X, et al. 2010. Determination of antibiotics in sewage from hospitals, nursery and slaughter house, wastewater treatment plant and source water in Chongqing region of Three Gorge Reservoir in China. Environmental Pollution, 158(5): 1444-1450.

Gao Y, Sun Z, Sun X, et al. 2007. Toxic effect of olaquindox antibiotic on *Eisenia fetida*. European Journal of Soil Biology, 43: S252-S255.

Gothwal R, Shashidhar T. 2015. Antibiotic pollution in the environment: A review. CLEAN-Soil Air Water, 43(4): 479-489.

Johnson A C, Keller V, Dumont E, et al. 2015. Assessing the concentrations and risks of toxicity from the antibiotics ciprofloxacin, sulfamethoxazole, trimethoprim and erythromycin in European rivers. Science of the Total Environment, 511: 747-755.

LaCourse E J, Hernandez-Viadel M, Jefferies J R, et al. 2009. Glutathione transferase (GST) as a candidate molecular-based biomarker for soil toxin exposure in the earthworm *Lumbricus rubellus*. Environmental Pollution, 157(8-9): 2459-2469.

Laville N, At-Assa S, Gomez E, et al. 2004. Effects of human pharmaceuticals on cytotoxicity, EROD activity and ROS production in fish hepatocytes. Toxicology, 196(1-2): 41-55.

Liu J, Lu G, Xie Z, et al. 2015. Occurrence, bioaccumulation and risk assessment of lipophilic pharmaceutically active compounds in the downstream rivers of sewage treatment plants. Science of the Total Environment, 511: 54-62.

Martinez J L. 2009. Environmental pollution by antibiotics and by antibiotic resistance determinants. Environmental Pollution, 157(11): 2893-2902.

Martínez-Carballo E, González-Barreiro C, Scharf S, et al. 2007. Environmental monitoring study of selected veterinary antibiotics in animal manure and soils in Austria. Environmental Pollution, 148(2): 570-579.

Migliore L, Cozzolino S, Fiori M. 2003. Phytotoxicity to and uptake of enrofloxacin in crop plants. Chemosphere, 52(7): 1233-1244.

Monari M, Foschi J, Cortesi P, et al. 2008. Chloramphenicol influence on antioxidant enzymes with preliminary approach on microsomal CYP1A immunopositive-protein in *Chamelea gallina*. Chemosphere, 73(3): 272-280.

Rutgers M, Breure A M. 1999. Risk assessment, microbial communities, and pollution-induced community tolerance. Human and Ecological Risk Assessment, 5(4): 661-670.

Schmitt H, Martinali B, Stoob K, et al. 2006. Antibiotics as environmental pollutants: Effects on soil microorganisms. Fortschritte in Okotoxicologie & Umweltchemie, 18: 110-118.

Thibaut R, Porte C. 2008. Effects of fibrates, anti-inflammatory drugs and antidepressants in the fish hepatoma cell line PLHC-1: Cytotoxicity and interactions with cytochrome P450 1A. Toxicology in Vitro, 22(5): 1128-1135.

Wang N, Noemie, Hien N, et al. 2009. Adverse effects of enrofloxacin when associated with environmental stress in Tra catfish (*Pangasianodon hypophthalmus*). Chemosphere, 77(11): 1577-1584.

Wei R, Ge F, Huang S, et al. 2011. Occurrence of veterinary antibiotics in animal wastewater and surface water around farms in Jiangsu Province, China. Chemosphere, 82(10): 1408-1414.

Westergaard K, Müller A K, Christensen S, et al. 2001. Effects of tylosin as a disturbance on the soil microbial community. Soil Biology and Biochemistry, 33(15): 2061-2071.

Wiseman S B, Vijayan M M. 2007. Aryl hydrocarbon receptor signaling in rainbow trout hepatocytes: Role of hsp90 and the proteasome. Comparative Biochemistry and Physiology Part C: Toxicology & Pharmacology, 146(4): 484-491.

Wong W Y, Zielhuis G A, Thomas C M, et al. 2003. New evidence of the influence of exogenous and endogenous factors on sperm count in man. European Journal of Obstetrics & Gynecology and Reproductive Biology, 110(1): 49-54.

Zou X, Lin Z, Deng Z, et al. 2012. The joint effects of sulfonamides and their potentiator on *Photobacterium phosphoreum*: Differences between the acute and chronic mixture toxicity mechanisms. Chemosphere, 86(1): 30-35.

Zou X, Zhou X, Lin Z, et al. 2013. A docking-based receptor library of antibiotics and its novel application in predicting chronic mixture toxicity for environmental risk assessment. Environmental Monitoring and Assessment, 185(6): 4513-4527.

第三章　集约化养殖业与抗生素抗性基因

畜禽养殖业中使用抗生素已有较长的历史，1950 年美国食品与药品监督管理局（FDA）首次批准抗生素作为饲料添加剂使用，随后英国农业研究委员会（Agricultural Research Council）开展了一系列研究，也证实了在养猪过程中使用抗生素的益处，抗生素因此被全面推广应用于养殖业，其在预防和治疗动物传染性疾病、促进动物生长及提高饲料转化率等方面发挥了重要作用。但在抗生素大范围使用约 20 年后，关于其导致的养殖业中细菌耐药性问题引起科学家的关注，1976 年美国科学家发现耐药细菌能够在鸡中间传播，并会从鸡传播到人（Levy et al.，1976）。2010 年更有报道称荷兰一名 6 个月大的婴儿感染具多重耐药性的金黄色葡萄球菌，即超级细菌，而唯一的线索是她的父母是养猪场工人，揭示了耐药细菌能够从猪转移到人（Ferber，2010）。养殖业导致的抗生素耐药性问题因而成为全球关注的焦点。

我国畜禽养殖业近 20 年来持续迅猛发展。据统计，2017 年我国肉类总产量达 8431 万 t，其中猪肉产量 5340 万 t，牛肉产量 726 万 t，羊肉产量 468 万 t，禽肉产量 1897 万 t，禽蛋产量 3070 万 t，肉类和禽蛋产量均居世界第一位（国家统计局，2018）。随着养殖业的不断发展，其带来的环境问题也日益凸显，尤其是畜禽粪便排放量逐年增加，从 1995 年的 5.81 亿 t（田宁宁等，2000）增加到 2011 年的 21.21 亿 t（朱宁和马骥，2014），据预测 2030 年排放总量将达到 37.43 亿 t（朱宁和马骥，2014），畜禽粪便的资源化利用将成为缓解环境压力和实现农业可持续发展的重要途径。抗生素在我国畜禽养殖业中的使用量也十分惊人。据报道，2013 年我国用于养殖业的抗生素达 8.42 万 t（Zhang et al.，2015）。从某种程度来说，对于我国养殖业的蓬勃发展，居民"菜篮子"的极大丰富，抗生素都发挥了积极的作用。然而，由于动物疾病的多样化、养殖户饲养管理水平较低及政府在抗生素监管和检测方面的不完善等原因，抗生素在养殖业不合理使用的问题日益突出（林学仕，2013）。抗生素通常不能完全被动物吸收，30%～90% 的药物及其代谢产物以尿液或粪便的形式排出，这些抗生素可能引起动物病原菌耐药性的升高，诱导抗生素抗性基因的产生，从而加速抗生素抗性基因在环境细菌间的传播扩散。因此，有必要全面认识我国畜禽养殖业中的抗生素污染问题及其在畜禽粪便资源化利用中的环境风险。

第一节　中国集约化养殖业抗生素的使用
现状及主要问题

　　我国是抗生素的生产和使用大国。据调查，我国 2013 年抗生素总生产量约为 24.8 万 t，总使用量约为 16.2 万 t，其中有 8.42 万 t（占年总产量的 52%）的抗生素用于畜牧养殖业（图 3-1），远超其他国家（Zhang et al.，2015）。目前畜禽养殖业中常用的抗生素种类有：磺胺类，包括磺胺噻唑、磺胺甲噁唑、磺胺甲嘧啶等；四环素类，包括四环素、土霉素、金霉素等；大环内酯类，包括红霉素、泰乐菌素、托拉菌素等；β- 内酰胺类，包括阿莫西林、青霉素、氨苄西林等；氨基糖苷类，包括新霉素、庆大霉素等；此外，还包括洛克沙肿、氟苯尼考等。根据动物类别、大小及抗生素的种类，抗生素的使用剂量是不相同的，通常为每千克饲料 3 ~ 220 mg（Kumar et al.，2005a）。用于治疗时，一般抗生素在饲料中添加时间不宜过长，添加 3 ~ 7 天（一个疗程）即可，然后转为预防剂量继续添加 3 ~ 4 天。如果畜禽病情较严重，通过饲料添加达不到理想疗效时，可采用饮水给药途径，但其给药量应为饲料添加量的 1/2（尉小琴和仲世江，2011）。抗生素用于畜禽促生长的剂量要比治疗剂量小得多，一般为治疗剂量的 1/10 ~ 1/5。

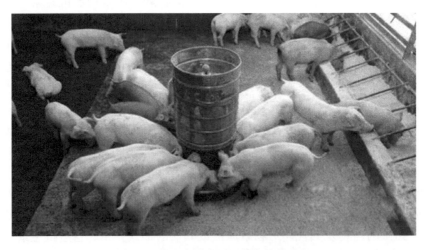

图 3-1　抗生素被广泛用于畜牧养殖业

　　吴凡等（2013）分别对河南 5 个养猪场和养鸡场开展的调研发现，在猪和鸡的养殖过程中常用的抗生素有青霉素、头孢氨苄、链霉素、庆大霉素、卡那霉素、林可霉素、阿司匹林等。从这些养殖场的粪尿中分离出的细菌进行实验室筛选和培养，检测其对四种抗生素（阿莫西林、庆大霉素、头孢氨苄、卡那霉素）15种不同组合形式的抗性情况，结果表明在养鸡场中青霉素的使用量最大，其次是氨基糖苷类的抗生素；养猪场中则以头孢类和青霉素类的抗生素居多。王云鹏和马越（2008）对国内5个省、市进行的畜牧养殖业滥用抗生素的现场调查显示，饲养场滥用抗生素现象相当严重,使用抗生素的种类包括β-内酰胺类的阿莫西林、氟喹诺酮类的诺氟沙星、氨基糖苷类的庆大霉素和新霉素、大环内酯类的红霉素、林可酰胺类的克林霉素等。畜牧养殖业中抗生素的给药方式主要是添加在饮用水中使用，而已有研究表明这种给药方式最易导致细菌产生耐药性。家禽养殖业中约有90%的抗生素则是作为饲料添加剂这一给药途径使用的。国家细菌耐药性监测中心副主任马越研究员在第十届全军检验医学学术会议上曾指出：滥用抗生素的现象远比人们想象的要严重，全球每年消耗的抗生素总量中90%被用在食用动物身上,且其中90%都只是为了提高饲料转化率而作为饲料添加剂来使用(陈敬雄和岳建群，2013）。

可见，养殖业中滥用抗生素的主要源头在饲料行业。早在2006年1月1日欧盟就全面禁止食品动物使用抗生素作为促生长饲料添加剂，美国食品与药品监督管理局2013年12月11日宣布，要求动物饲料要逐步停用抗生素，养殖业使用抗生素要接受兽医监督；对于生产抗生素的制药公司，要求在90天的时间内，重新设计药物标签，新标签要说明抗生素只能在兽医的监督下使用，并且只能用于治疗目的。农业农村部从2002年以来也陆续发布了多项关于兽用抗生素的管理文件，包括《禁止在饲料和动物饮用水中使用的药物品种目录》《食品动物禁用的兽药及其它化合物清单》《杜绝禁用兽药的滥用》《兽药国家标准和部分品种的停药期规定》，以及2011年国务院公布的《饲料和饲料添加剂管理条例》等，直到2019年7月，农业农村部宣布自2020年7月起，我国饲料生产企业将停止生产含有促生长类药物饲料添加剂（中药类除外）的商品饲料。

然而，由于我国部分养殖业从业人员缺乏科学的养殖技术和兽医知识，不懂得如何合理用药，也不清楚抗生素残留的危害，多凭经验饲养，随意并长期过量使用抗生素，经调查发现滥用药率高达60%～90%,同时还存在使用禁用抗生素、使用人用抗生素及使用兽药原料、不执行规定的休药期及药物配比不当等多种问题（陈敬雄和岳建群，2013）。此外，养殖企业为追求利润最大化，降低养殖成本，而采取集约化养殖，特别是高密度养殖（图3-2），使得养殖环境很差，动物容易得病，进而需要使用大量抗生素，抗生素反过来又会影响动物的肠道系统，导致菌群紊乱和免疫力低下，从而需要更大量的药物，因此进入一种恶性循环，抗生素正是在这种循环中使用量不断加大的。建议今后适当减少养殖密度，以降低发病率，同时要进一步加强畜禽养殖中抗生素使用的技术培训和监督管理，尤其是对抗生素在饲料中大规模滥用的监管，支持饲料生产企业对新产品的研发，减少或摆脱对抗生素的依赖，真正实现在饲料中不使用抗生素。

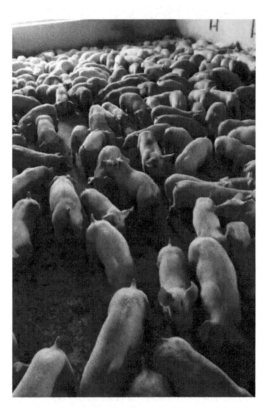

图 3-2　高密度的养殖环境导致动物易患病而使用更大量的抗生素

第二节　我国集约化养殖业导致的抗生素污染问题

一、集约化养殖业废水中的抗生素及抗性基因分布特征

养殖场粪便污水属于高浓度有机废水，氨氮含量很高，化学需氧量（COD）高达每升几万毫克，五日生化需氧量（BOD_5）和悬浮固体（SS）浓度超标数十倍。它们进入河流水体会造成严重污染，同时也是许多疾病的重要传播媒介。尤其是集约化的养殖方式，饲养数量多，大量的粪便污水相对集中而无法在周围有限土地上消化完全，从而成为污染源。很多养殖场常将粪便污水直接排入水渠或池塘，

少量用于农业灌溉，大部分污水则在汛期随雨水冲入河道，严重污染地表水与地下水（田宁宁等，2000），由于大多数养殖场缺乏有效的污水处理设施，对于处理废水中的抗生素基本无较好的去除效果，导致我国养殖场废水及周边地表水中的抗生素含量很高（章强等，2014）。例如，上海的一些养殖场废水中的抗生素检测结果表明，磺胺类和四环素类抗生素是检测频率最多和浓度最高的两种，其中在养猪场的废水中土霉素最高浓度可达到 237.8 μg/L，最低浓度也高达 183.2 μg/L（冀秀玲等，2011）。对江苏 27 个不同种类的规模化畜禽养殖场排水口水样进行分析，结果表明四环素类抗生素普遍存在，尤其是土霉素和四环素的检出率高达 60.4%，最大值分别达 72.91 μg/L 和 10.34 μg/L，多西环素的检出率虽然不是最高，但其在排水口处的最高含量也达 39.54 μg/L（魏瑞成等，2010）。天津近郊区淡水养殖水体表层水中也检测到较高残留量的典型抗生素，其中环丙沙星、恩诺沙星和土霉素等检出率较高，浓度范围在 10.5 ~ 26.8 μg/L（阮悦斐等，2011）。这些结果说明养殖场抗生素使用量很大，同时这些养殖场对废水中抗生素的处理效率很低。

抗生素残留的一个重要后果是诱导环境细菌中抗生素抗性基因的增加。研究表明即使抗生素的选择压力消失，这些抗生素抗性基因也会在环境中长期存在，因此目前其已被认为是一类新型的环境污染物（Pruden et al.，2006）。关于养殖水体中抗生素抗性基因的报道日益增多，如对上海黄浦江上游养殖场污水及距污水排放口 10 m 处的水样中的 8 种抗生素抗性基因分析表明，磺胺类抗性基因中 $sulA$ 含量最高，四环素类抗性基因中 $tetW$ 含量最高，相对表达量总体呈现磺胺类抗性基因高于四环素类抗性基因的特点（冀秀玲等，2011）。对杭州不同规模的养猪场废水处理系统中抗生素抗性基因的调查研究发现，废水经过处理后，$tetQ$、$tetW$ 和 $tetO$ 3 个核糖体保护蛋白类的四环素类抗性基因含量显著减少，而 $tetG$、$sulI$ 和 $sulII$ 抗性基因却显著增加，表明常规的废水处理设施并不能有效地减少抗生素抗性基因的含量（Cheng et al.，2013）。总体上，目前对水体中抗生素抗性基因的研究多数集中在地表水和污水处理厂（Chen and Zhang，2013；Luo et al.，2010），对养殖场废水这一重要污染源头亟待开展更详尽的研究。

二、集约化养殖业畜禽粪便中的抗生素及抗性基因分布特征

养殖业中使用的抗生素大多在动物体内不能被充分吸收，根据其药物动力学和转化过程的不同，有 30% ~ 90% 的抗生素以母体化合物或代谢产物的形式被排出体外（Halling-Sørensen，2001）。在粪便中抗生素的浓度非常稳定甚至升高，这主要是由于一些代谢产物排出后还能经生物活化再转变回母体化合物

（Lamshoft et al.，2010）。

目前关于我国养殖场畜禽粪便中抗生素残留已有很多的研究（Qiao et al.，2018），报道的地区主要包括东北三省、北京、天津、山东、上海、江苏、浙江、广西、福建等（表3-1）。

表 3-1　我国养殖场畜禽粪便中抗生素的残留水平

采样地点	粪便类型	抗生素种类	浓度范围或平均值	参考文献
东北三省	猪、鸡和牛粪 /（mg/kg）	四环素	5.29，1.83，1.08	（Li et al.，2013）
		土霉素	11.81，6.45，5.10	
		金霉素	3.19，1.29，1.04	
		磺胺甲噁唑	1.07，2.23，0.46	
		诺氟沙星	1.10，2.72，0.85	
		恩诺沙星	0.87，3.33，1.18	
辽宁	猪、鸡和牛粪 /（mg/kg）	四环素类	0.75 ~ 22.34	（Li et al.，2012）
		磺胺类	0.10 ~ 1.71	
		喹诺酮类	0.38 ~ 4.46	
		泰乐菌素	0.23 ~ 0.35	
	猪、鸡和牛粪 /（μg/kg）	磺胺类	0.6 ~ 292	（万位宁等，2013）
		四环素类	0.7 ~ 1552	
		氟喹诺酮类	1.1 ~ 279	
		大环内酯类	0.7 ~ 37.1	
		呋喃唑酮	52.5 ~ 661	
天津	猪、鸡和牛粪 /（μg/kg）	磺胺类	1.6 ~ 982	（万位宁等，2013）
		四环素类	5.7 ~ 124580	
		氟喹诺酮类	2.1 ~ 10110	
		大环内酯类	4.2 ~ 10.9	
		呋喃唑酮	15 ~ 147.2	
	猪粪和鸡粪 /（mg/kg）	土霉素	9.7 ~ 173.2	（Hu et al.，2008）
		四环素	10.2 ~ 41.5	
		金霉素	0.6 ~ 24.3	
		磺胺二甲嘧啶	3.3 ~ 24.8	
		磺胺嘧啶	4.5 ~ 18.7	
		氯霉素	5.7 ~ 13.4	

续表

采样地点	粪便类型	抗生素种类	浓度范围或平均值	参考文献
北京	猪粪和鸡粪 /（mg/kg）	土霉素	20.94, 10.79	（张树清等，2005）
		四环素	12.20, 4.85	
		金霉素	15.26, 3.78	
山东	猪粪 （中值） /（mg/kg）	金霉素	2.6	（Pan et al., 2011）
		土霉素	0.4	
		磺胺甲二唑	0.7	
		磺胺甲噁唑	0.3	
		磺胺地索辛	0.4	
	猪粪和鸡粪 /（mg/kg）	土霉素	3.89, 5.62	（张树清等，2005）
		四环素	0.90, 4.60	
		金霉素	ND, 2.11	
陕西	猪粪 /（mg/kg）	土霉素	6.68	（张树清等，2005）
		四环素	0.38	
上海	猪、牛和家禽 /（mg/kg）	磺胺甲噁唑	7.56, 9.36, 8.62	（Ji et al., 2012）
		磺胺甲嘧啶	6.17, 6.39, 8.01	
		磺胺类	18.59, 20.31, 24.66	
		土霉素	18.70, 21.36, 21.96	
		氯霉素	11.01, 12.90, 17.85	
		四环素类	30.97, 33.37, 32.27	
浙江	猪、鸡和牛粪 /（mg/kg）	土霉素	3.1	（张慧敏等，2008）
		四环素	1.57	
		金霉素	1.8	
	猪粪和鸡粪 /（mg/kg）	四环素	1.12 ~ 7.61	（王丽等，2013）
		土霉素	0.52 ~ 1.34	
		金霉素	0.72 ~ 66.62	
		诺氟沙星	1.07 ~ 2.71	
		磺胺二甲嘧啶	0.02 ~ 0.03	

续表

采样地点	粪便类型	抗生素种类	浓度范围或平均值	参考文献
浙江	猪粪 / (mg/kg)	四环素类	4.96	(Qiao et al., 2012)
江苏	猪、鸡和牛粪 (中值) / (mg/kg)	土霉素	1.95, 1.49, 2.71	(刘新程等, 2008)
		金霉素	9.75, 8.51, 59.80	
		美他环素	2.20, 5.38, 2.33	
		多西环素	3.15, 8.07, 4.18	
	鸡粪 / (μg/kg)	四环素	22.3 ~ 117.0 (69.6)	(Huang et al., 2013)
		土霉素	192.5 ~ 3077.5 (756.6)	
		磺胺嘧啶	5.8 ~ 1040.0 (212.6)	
		诺氟沙星	76.5 ~ 1285.0 (402.8)	
		氧氟沙星	72 ~ 1052.5 (289.5)	
		恩诺沙星	3.6 ~ 7000.0 (1242.5)	
福建	猪、鸡和鸭粪 / (μg/kg)	磺胺类	15.1	(刘锋等, 2013)
		喹诺酮类	148.7	
		大环内酯类	40.6	
	猪粪 / (mg/kg)	四环素类	15.26	(Qiao et al., 2012)
广西	猪粪 / (μg/kg)	磺胺间甲氧嘧啶	47	(Zhou et al., 2012)
		金霉素	35500	
		土霉素	661	
		四环素	821	
		恩诺沙星	16.5	
		红霉素	15.2	
8个省（自治区、直辖市）	猪、鸡和牛粪 / (mg/kg)	土霉素	2.69, 1.55, 1.24	(Zhao et al., 2010)
		金霉素	1.15, 1.09, 2.22	
		磺胺二甲嘧啶	0.21, 0.43, 0.14	
		磺胺间甲氧嘧啶	0.20, 0.30, 0.06	
		诺氟沙星	2.09, 4.68, 1.84	
		环丙沙星	2.01, 3.78, 3.44	
		恩诺沙星	2.09, 4.65, 6.79	

注：ND 表示未检测到。

从已有的报道来看，我国集约化养殖场粪便类型主要是猪粪、鸡粪和牛粪，分析的抗生素种类多集中在四环素类、磺胺类及喹诺酮类，养殖场粪便中这些抗生素大多同时存在，表明多种抗生素被联合使用，但不同类型畜禽粪便中抗生素残留种类和浓度差异较大。例如，2007 年对山东、江苏、上海、浙江、江西、湖北、湖南和广西 8 个省（自治区、直辖市）的 17 个养猪场、12 个雏鸡场、12 个蛋鸡饲养场及 19 个养牛场的共 143 个畜禽粪便样品分析表明：喹诺酮类、四环素类和磺胺类三类抗生素中，鸡粪中喹诺酮类抗生素的检出量最高，其中恩诺沙星、诺氟沙星和氟罗沙星含量分别高达 1420.76 mg/kg、225.45 mg/kg 和 99.43 mg/kg。猪粪和牛粪中四环素类抗生素的检出量最高，土霉素的含量分别高达 59.06 mg/kg 和 59.59 mg/kg（Zhao et al.，2010）。动物种类会影响抗生素的残留量，这是因为一些抗生素对某一类型动物具有特异性，以喹诺酮类为例，洛美沙星作为饲料添加剂比环丙沙星和恩诺沙星更能显著促进鸡的生长；而达氟沙星对于治疗猪和牛的几种呼吸系统疾病具有显著疗效（Zhao et al.，2010）。因此，不同畜禽所使用的抗生素种类和剂量不同，而一些极高值可能是由注射或口服抗生素治疗疾病所导致的。

畜禽粪便中抗生素的残留量从一定程度上能够反映养殖场动物的抗生素摄入量，总体而言，我国集约化养殖场畜禽粪便中四环素类的检出率和平均检出浓度较高，如天津某养殖场畜禽粪便中土霉素的含量可高达 173.2 mg/kg（Hu et al.，2008），金霉素浓度最高达 125 mg/kg（万位宁等，2013）。此外，在广西、江苏及浙江多个省份的养殖场畜禽粪便抗生素分析中，都发现金霉素的含量高达几十 mg/kg。畜禽粪便中的磺胺类和氨基糖苷类抗生素的半衰期在 1 个月以内（Boxall et al.，2004），而 β- 内酰胺类和大环内酯类如泰乐菌素在畜禽粪便存放过程中就会以半衰期几天的速度发生降解（Heuer et al.，2011；Kolz et al.，2005），相比而言，喹诺酮类和四环素类抗生素在粪便中更稳定，半衰期可长达 100 天，这可能是其环境残留高的主要原因。此外，抗生素的残留与养殖场的规模也有较大关系，大规模养殖场兴起得较早，将抗生素作为治疗目的或饲料添加剂的历史也更长，且大型的养殖场倾向使用更多种类和更高剂量的抗生素，因此畜禽粪便中的抗生素残留也较高。根据采样地理位置的不同，研究还发现经济发达地区的用药量又明显高于经济落后地区的用药量（张树清等，2005）。

动物的胃肠道是抗生素抗性基因产生和传播的主要场所，以畜禽养殖中常用的四环素为例，四环素的抗性选择可发生在猪的肠道中（Aminov et al.，2001）。Looft 等（2012）也证实食用添加抗生素饲料的猪其肠道内的抗生素抗性基因丰度显著高于未食用抗生素的对照组。肠道中的抗生素抗性基因最终随耐药细菌经畜禽粪便排出体外，成为环境中抗性基因的一个主要来源（Binh et al.，

2008），研究发现与不食抗生素的动物的粪便相比，食抗生素的动物粪便中分离到的细菌至少对一种或多种抗生素有高度抗性，并且粪便细菌中抗性可以扩散得很快。Kumar 等（2005b）对保育猪喂食抗生素三周后，检测发现超过 70% 的粪便细菌对青霉素和四环素产生了抗性。许多研究都证明了抗生素使用和粪便中细菌抗性增加之间的相关性，如携带抗生素抗性基因的细菌在猪粪中的检出频率明显高于牛或羊，这与不同动物养殖场使用的抗生素量显著相关（Enne et al.，2008；McKinney et al.，2010）。

已有报道中四环素类抗性基因（tet）和磺胺类抗性基因（sul）是畜禽粪便中及施加粪便后土壤中检出频率较高的两类抗性基因。在美国，牛粪中的四环素类抗性基因的相对丰度在 $10^{-3} \sim 10^{-2}$copies/16S rRNA，磺胺类抗性基因在 $10^{-6} \sim 10^{-5}$copies/16S rRNA（Munir and Xagoraraki，2011）。德国猪粪中磺胺类抗性基因的相对丰度在 $10^{-5} \sim 10^{-2}$copies/16S rRNA（Heuer et al.，2008，2009），对德国 179 个猪粪样品的检测发现：四环素残留高的样品中的 tetM 和 tetL 丰度也高（Schwaiger et al.，2009）。此外，对美国 5 个养牛场的研究发现：四环素使用量和 tetM、tetO、tetQ、tetW 基因的丰度有显著相关性（Peak et al.，2007）。其他研究中也报道了德国大型养猪场抗生素的大量使用与抗性基因 sulⅠ、sulⅡ和 bla_{TEM} 的丰度显著相关（Binh et al.，2010）。

国内对畜禽养殖导致的细菌耐药性的产生也有大量报道，但早期的研究多是采集分离动物源的大肠埃希氏菌，采用传统的药敏纸片实验方法，通过测量抑菌圈的大小进行抗生素抗性谱筛查。雷连成等（2001）在 1996 年对吉林省鸡源、猪源性大肠埃希氏菌的检测表明，采集的 146 个样品对所试的 18 种抗生素，最少耐药 3 种，最多的达 15 种，平均也有 7 种。对新霉素、氯霉素、四环素、多西环素、氨苄西林、利福平、麦迪霉素、吡哌酸的抗生素抗性率最高，超过50%，最高达 98%。Yang 等（2004）同样分离北京和河北的猪源（89 个）与鸡源（71 个）性大肠埃希氏菌，药敏分析结果显示，对四环素的抗性达 98%，磺胺甲噁唑达 84%，氨苄西林 79%，链霉素 77%，对喹诺酮类的抗性范围是 64% ~ 95%。此外，运用该方法，检测到新疆的羊源性肠球菌（Zhou et al.，2011）和西藏的猪源性大肠埃希氏菌或肠球菌（Li et al.，2014）也均对抗生素有抗性。

近年来国内研究学者也运用分子生物学技术开展了畜禽粪便中抗生素抗性基因的研究，如在上海分别选择一个代表性养猪场、养鸡场和养牛场，对三类粪便样品中的 8 个抗生素抗性基因 [tetB（P）、tetM、tetO、tetW、sulⅠ、sulⅡ、sulⅢ和 sulA] 进行分析，结果表明，磺胺类抗性基因的相对丰度范围是 $10^{-5} \sim 10^{-2}$copies/16S rRNA，其丰度排序为 sulA >sulⅠ > sulⅡ > sulⅢ；四环素类抗性基因的相对丰度范围是 $10^{-6} \sim 10^{-3}$copies/16S rRNA，其丰度排序

为 *tet*M > *tet*W > *tet*O > *tet*B（P）（Ji et al.，2012）。对杭州不同规模的养猪场、养鸡场、养鸭场和一个养羊场的粪便中的 10 种四环素类抗性基因（*tet*A、*tet*B、*tet*C、*tet*G、*tet*L、*tet*M、*tet*O、*tet*Q、*tet*W 和 *tet*X）、2 种磺胺类抗性基因（*sul*Ⅰ 和 *sul*Ⅱ）和 1 个整合酶基因 *int*I1 的相对丰度进行定量分析，结果表明四环素类 10 种抗性基因在粪便样品中均有检出，其中 *tet*Q 的相对丰度最高，平均值为 $7.12 \times 10^{-2} \pm 2.99 \times 10^{-2}$copies/16S rRNA，其次是 *tet*M、*tet*W 和 *tet*O，而 *tet*C 的相对丰度最低。磺胺类抗性基因的相对丰度仅次于 *tet*Q，*sul*Ⅰ 和 *sul*Ⅱ 的平均相对丰度分别为 $1.99 \times 10^{-2} \pm 2.97 \times 10^{-2}$copies/16S rRNA 和 $3.99 \times 10^{-2} \pm 5.16 \times 10^{-2}$copies/16S rRNA，且猪粪和羊粪中的磺胺类抗性基因浓度低于鸡粪和鸭粪的（Cheng et al.，2013）。为全面了解养殖场粪便中抗生素抗性基因的多样性，Zhu 等（2013）采用高通量定量 PCR 的方法，设计了 313 对引物，可同时检测 244 种抗生素抗性基因，对国内三个大型养猪场的猪粪、猪粪生产的堆肥及施堆肥后的土壤样品中的抗生素抗性基因进行分析，共检测到 149 种抗生素抗性基因 [图 3-3（a）]。这些抗性基因几乎涵盖了目前已知的绝大多数抗生素类型 [图 3-3（c）]，即使一些抗生素在猪场未使用，也检测到了相应的抗生素抗性基因，这些抗生素抗性基因所涉及的抗性机制主要包括抗生素失活、抗生素泵外排和细胞核糖体保护三类 [图 3-3（b）]。就抗生素抗性基因丰度而言，与不使用抗生素的对照猪粪样品相比，63 个抗生素抗性基因有显著富集，富集倍数中值为 192，单个抗生素抗性基因的最大富集倍数可达 28000（Zhu et al.，2013）。微生物抗性的发展是一个非常复杂的过程，在医疗领域目前也没有得到充分认识，但研究已证实抗生素在亚剂量下就能够影响致病因子的细胞功能和改变其遗传表达。施加了携带有抗生素抗性基因的畜禽粪便后，其可将耐药细菌带

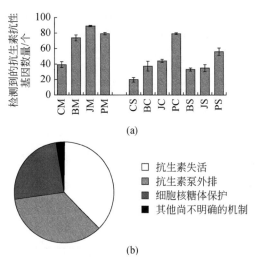

（a）

（b）

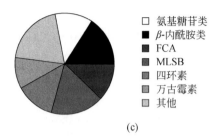

(c)

图 3-3　典型养猪场猪粪、堆肥及施加堆肥的土壤中抗生素抗性基因的分析（Zhu et al.，2013）
（a）中样品名称缩写为 2 个字母，分别代表地点和样品类型：第 1 个字母 C、B、J 和 P，分别代表对照、北京、嘉兴和莆田，第 2 个字母 M、C 和 S 分别代表猪粪、堆肥和施加堆肥的土壤。（a）每一样品检测到的抗生素抗性基因的数目。误差线代表 4 个重复之间的误差；（b）所检测到抗生素抗性基因基于抗性机制的分类；（c）所检测到的抗生素抗性基因基于编码不同抗生素抗性的分类。FCA：编码氟喹诺酮、喹诺酮、氟苯尼考、氯霉素和酰胺醇类抗生素的抗性基因；MLSB：编码大环内酯类 – 林肯酰胺 – 链霉杀阳菌素 B 类抗生素的抗性基因

入土壤生态系统，因此，养殖场抗生素滥用导致的抗性基因增加及其从畜禽粪便转移到人类致病菌的风险需引起高度重视。

三、养殖业中重金属与抗生素的共抗性

　　除抗生素外，一些微量重金属元素作为促生长剂也被添加到饲料中广泛应用于养殖业。例如，砷在 20 世纪 70 年代就被认为可能是有些动物的必需微量元素，缺砷会引起动物被毛粗糙，生长和繁殖性能受阻，新生仔畜死亡率升高，有机砷被开发成促生长剂在抗菌促生长方面发挥了很好的效果，能够使动物皮毛光亮，因而使用范围较广。过量的重金属也会对动物产生急慢性毒性，我国《饲料卫生标准》（GB 13078—2017）已对砷、铅、镉等重金属元素规定了限量标准（表 3-2），但实际检测发现超标仍时有发生，如对北京郊区几个养猪场的 29 份猪饲料的样品检测发现，其中砷的浓度可达 0.15 ~ 37.8 mg/kg（Li and Chen，2005），约 1/3 的样品超过了规定的 2 mg/kg 的标准。

表 3-2　不同饲料中重金属的限量标准　　　　　　（单位：mg/kg）

饲料种类	总砷	铅	镉	铬	汞
猪、鸡配合饲料	≤ 2	≤ 5	≤ 0.5	≤ 5	≤ 0.1
猪、鸡添加剂预混合饲料	≤ 10	≤ 40	≤ 5		
其他水生动物源性饲料原料	≤ 10	≤ 10	≤ 2	≤ 5	≤ 0.5
肉粉、肉骨粉	≤ 10	≤ 10			≤ 0.1
石粉	≤ 2	≤ 10	≤ 0.75		≤ 0.1

由于畜禽对这些重金属添加剂的利用率通常较低，大部分随粪便排出，与抗生素不同，重金属在自然环境中难以降解，因此在环境中与抗生素存在长期的共选择性压力，进一步加剧了对抗生素的抗性。已有研究表明重金属在抗生素抗性的产生和传播中起着重要作用（Alonso et al.，2001；Stepanauskas et al.，2005）。目前，在自然环境中已经分离到多株对重金属和抗生素都具有抗性的细菌，如从铅锌尾矿分离到的阴沟肠杆菌（*Enterobacter cloacae*）（Hayashi et al.，2000），以及从海水和沉积物中分离到的气单胞菌属（*Aeromonas*）（Akinbowale et al.，2007）。而在人类活动造成的重金属污染的环境中，重金属对抗生素抗性基因的选择性压力更为严重。畜禽粪便是环境中重金属污染的一个重要来源，张树清等（2005）的调查研究表明，北京地区猪粪样品中砷和锌的含量分别为0.55 ~ 65.4 mg/kg 和 281 ~ 1295 mg/kg，而浙江地区猪粪样品中砷和锌的含量分别为 1.98 ~ 118 mg/kg 和 1076 ~ 8710 mg/kg。典型重金属如 Cu、Hg 和 Zn 对抗性基因丰度的影响较大，如在 Hg 的胁迫下，土壤细菌群落的基因转移能力增强（Alonso et al.，2001）。Berg 等（2010）采用非培养的技术研究了农田土壤中铜污染对抗生素抗性的影响，结果表明用硫酸铜处理过的土壤中对抗生素具有抗性的微生物的比例显著增加。此外，Zhu 等（2013）研究也发现抗生素抗性基因的丰度与环境中抗生素和砷、铜等重金属浓度均呈显著正相关，说明砷、铜等重金属和抗生素的复合污染可以增加环境中抗生素抗性基因的富集。

尽管目前的研究表明重金属对抗生素抗性的共选择性广泛存在于临床和自然环境中（Davis et al.，2005；Stepanauskas et al.，2005），但仍有部分机制尚不明确。因此加强对重金属等其他环境污染物与抗生素抗性基因相互作用的研究，评估重金属等污染物的环境效应，对进一步明确抗生素抗性基因水平转移的分子机制起着至关重要的作用。

第三节　养殖业畜禽粪便资源化利用途径及产物中的抗生素 / 抗性基因残留

养殖业迅猛发展的同时，畜禽粪便的排放量也急剧增长，尤其是在北京、上海等大城市，养殖业畜禽粪便排放量已超过了这些城市生活污水、工业废水和固体废弃物的总排放量，成为重要的环境污染源之一（王韶华和刘昆鹏，2007）。我国传统农业生产中通常将畜禽粪便直接或者简单堆沤后施入农田，这种方法操作简便，投入低，被农户广泛使用。但这种方式只适用于过去的分散经营、饲养头数少且主要分布在农村的养殖模式。随着养殖业集约化的发展，出于降低养殖、运输和销售成本及便于加工等需求，集约化养殖场多分布在城市郊区或新城区，产生的大量畜禽粪便含水量高，恶臭，带来的处理、运输等方面的不便使得传统的直接还田模式已不适用（李庆康等，2000）。此外，由于化肥的大量使用，农田直接承载消纳畜禽粪便污染的能力已非常有限。因此，对畜禽粪便开展资源化处理十分重要，对于抗生素而言，处理后降低抗生素的残留也能减轻耐药细菌发展带来的潜在风险。

养殖业畜禽粪便资源化利用途径主要包括以下几个方面。

（1）能源化。畜禽粪便作为能源利用可直接燃烧，这种方法最简单，但是仅适用于草原上晒干的牛、马等动物的粪便。对于我国集约化养殖场产生的大量粪便，由于含水量高，干燥较困难，通过厌氧发酵产生沼气作为能源加以利用是更为可行的方式，同时沼液可直接用于肥田、养鱼等，沼渣也可用来制作有机肥料。据统计，每只鸡日排粪便中以含总固体 22.5 g 计，则可产沼气 8.7 L，一个 10 万只规模的养鸡场，收集其鸡粪进行厌氧发酵，每年产的沼气作燃料可相当于 232t 的标准燃煤（每头猪每天排泄的粪便可产沼气量 150 ~ 200 L；每头牛每天排泄的粪便可产沼气量 700 ~ 1200 L）（李增光，2001）。这种利用途径不但减轻了对环境的污染，还提供了清洁、廉价的能源，实现了资源的多级利用，是一种非常有效的畜禽养殖粪便资源化综合利用方法。但这种方法一次性投入成本大、成本回收慢的问题在一定程度上加大了推行的难度。此外，也有学者提出将含有丰富纤维素资源的畜禽粪便作为制取乙醇的原料，可替代粮食生产乙醇（张振都和吴景贵，2010）。

（2）肥料化。畜禽粪便的肥料化利用方式主要有直接施用、制作固体圈肥、堆腐后施用等（章明奎，2010）。畜禽粪便含有大量农作物生长所必需的氮、磷、钾等营养元素和大量的有机质，有些地区对其未进行任何处理便直接用作肥料施入农田。这种方法虽然简便，也无需任何处理设备，但存在许多缺点，如粪便中含有大肠杆菌、寄生虫等病原微生物，直接使用可能导致病虫害的传播，对作物及人体健康产生不利影响。制作圈肥在我国已有悠久的历史，主要是通过在畜禽养殖圈舍内加入强吸附性的物质，吸附粪便中液体和挥发性物质，这样在改善圈舍卫生的同时还可减少粪肥中养分的损失。目前在所有肥料化利用方式中，高温堆肥以无害化程度高、腐熟程度高、堆腐时间短、处理规模大、成本较低及适于工厂化生产等优点而逐渐成为首选处理方式（梁晶，2012）。堆肥通常需要经过预处理、一次发酵和二次发酵几个过程，预处理对畜禽粪便进行必要的水分、营养成分比例及堆肥的通气量和 pH 调节，一次发酵是在高温下将病原微生物、蛔虫卵和杂草种子灭活，并利用微生物将易分解的有机物分解，之后的二次发酵进一步将大分子有机物分解成腐殖质（章明奎，2010）。许多国家还利用现代微生物技术和发酵工艺，在对粪便进行干燥或发酵、杀菌、脱臭后添加适量的复合微肥，加工成优质、高效的有机复合肥，这对改良土壤结构、减少化肥的使用具有重要意义。随着我国有机食品和绿色食品的发展，有机肥料的需求量不断增加，用畜禽粪便制作有机肥具有广阔的市场前景。但是，有机肥还田利用也要注意农田的承受能力，需要根据当地土壤、作物及种植水平等条件，对土壤肥力和粪肥肥效进行测试评价，在符合当地环境容量的前提下合理施用。同时，有机肥还田也是一些有毒有害物质从畜禽粪便转移到土壤中的重要途径，需对其质量标准进行严格管控。

（3）饲料化。实验证明，畜禽粪便中含有大量未消化的蛋白质、B族维生素、矿物质、粗脂肪和一定数量的糖类物质，氨基酸品种也比较齐全，且富含钠、镁、铁、铜、锰、锌等多种微量元素，因此是用作饲料的好原料。例如，鲜猪粪蛋白质质量分数为 3.5% ~ 4.1%，牛粪为 1.7% ~ 2.3%，鸡粪为 11.2% ~ 15%，而鸡与猪、牛、羊等动物相比，消化道短，对饲料的消化吸收率低，饲料可以很快通过消化道排出体外，因而鸡粪中含有的未被消化吸收的营养物质更多，有报道称干鸡粪中含有 17 种氨基酸，其质量分数达到 8.27%（孙守琢，1995），鸡粪作为饲料的利用价值较高。各国学者对粪便饲料化的安全性也开展了广泛的研究，一些研究认为携带潜在病原菌的畜禽粪便经过适当处理后用作饲料是安全的，但鉴于禽流感的危害性，以及在作为饲料使用时可能存在的添加剂超标或中毒问题，一些学者认为饲料化不应作为其发展方向（相俊红和胡伟，2006）。

就不同的资源化利用方式而言，目前我国绝大部分畜禽粪便仍是作为肥料来消纳的，据统计，2010 年我国专业养猪和专业养家禽的农户分别将 49.5% 和48.8% 的粪便用于还田，但这一比例呈下降趋势，而用于沼气生产的比例有所增长，专业养殖方式中猪粪用于沼气生产的比例从 2005 年的 12% 上升到 2010 年的 15%（莫海霞等，2011）。畜禽粪便导致的抗生素抗性基因的产生和传播已有很多报道，但关于畜禽粪便资源化利用产物中的抗生素 / 抗性基因的环境行为研究还较为有限。以有机肥为例，我国现行的有机肥标准[农业行业标准《有机肥料》（NY/T 525—2021）] 中规定了有机质、总养分、水分、重金属（As、Cd、Pb、Cr、Hg）的含量及酸碱度、蛔虫卵死亡率和大肠杆菌值等一系列技术指标，但对抗生素、抗性基因等新型污染物还缺乏相关管理。堆肥等一些有机肥生产过程尽管已被证实能够去除畜禽粪便中的一些抗生素，但去除效率不高，导致市售有机肥中仍有大量的抗生素残留，同时堆肥中存在的大量有机物能够促进微生物群落的发展，这些微生物可被残留的抗生素诱导产生抗生素抗性基因而存活下来，因此含有抗生素的有机肥成为农业土壤中抗生素 / 抗性基因的重要来源之一。对上海市场上抽取的 40 个有机肥样品中的四环素类抗生素分析表明，有 6 个样品检出土霉素，其最大含量为 4 mg/kg，1 个样品检出四环素，其含量为 2.7 mg/kg，1 个样品同时检出四环素和金霉素，金霉素含量为 3.8 mg/kg，说明经资源化处理的有机肥中仍会有不同程度的抗生素残留（唐春玲等，2011）。也有一些学者报道了粪便堆肥处理后，其中的抗性基因丰度，如猪粪中编码核糖体保护蛋白类的四环素抗性基因（tet）在经过堆肥处理后，2/3 的堆肥样品中均检测不到，而编码泵外排机制的四环素抗性基因也减少了 6 个对数单位，红霉素类抗性基因（erm）减少达 7.3 个对数单位。Zhu 等（2013）在国内三个大型养猪场的猪粪生产的堆肥中也检测到了多种类型和抗性机制的抗性基因，最高的富集倍数可达 57000 倍。对杭州某循环经济系统中 8 种抗生素和 12 种相关抗生素抗性基因的调查研究发现，粪便经厌氧发酵后，抗生素能得到一定去除（去除率为 11% ~ 86%），而抗生素抗性基因则是有增（tetC、tetM）、有减（tetO、tetQ、tetW）（Chen and Zhang，2013），说明畜禽粪便在堆肥和厌氧发酵等资源化过程中，抗生素有一定程度去除，但抗性基因不一定能得到有效去除。因此，关于畜禽粪便中抗生素尤其是抗性基因的研究亟须引起重视，有必要制定相应的行业及国家标准等，这对科学合理地利用养殖业废弃物和维护生态环境安全具有重要意义。

第四节　畜禽产品中的抗生素抗性基因和耐药微生物

抗生素耐药性可通过食物链传递到人体，目前世界范围内已发生多起食源性耐药细菌引发的疾病传播，对畜禽产品中的耐药微生物及相关的抗生素抗性基因研究已成为全球关注的食品安全和公共健康问题。沙门氏菌、大肠杆菌、弯曲杆菌及肠球菌等与食物性感染疾病相关的细菌常被作为最受关注的食源性耐药细菌。以沙门氏菌为例，我国每年约 3 亿人因沙门氏菌感染而患病，达病原菌食源性疾病总数的 70% ~ 80%，而抗生素的大量使用使得整个沙门氏菌属的多重耐药率从 20 世纪 90 年代的 20% 增加到了 21 世纪初的 70%（Su et al.，2004），这些食源性耐药细菌本身可以是人类病原菌，可将其抗生素抗性基因传播至人类病原菌，从而危及人类健康。

近年来，关于耐药细菌从畜禽产品中分离的报道日益增多。如杨保伟等（2010）对陕西 764 份零售鸡肉、猪肉、牛肉和羊肉样品中分离的菌株进行了分析，发现 359 株沙门氏菌中，67% 的菌株对磺胺甲噁唑产生抗性，对甲氧苄啶/磺胺甲噁唑、四环素、卡那霉素、萘啶酸、氨苄西林、阿莫西林/克拉维酸、链霉素、氯霉素/庆大霉素、环丙沙星、头孢曲松、头孢西丁和头孢哌酮的耐药率分别为 58%、56%、37%、35%、33%、32%、29%、26%、21%、16%、9% 和 8%。284 株耐药细菌中，79% 的菌株可抗至少 1 种抗生素，25.9% 可抗 10 种以上抗生素，2.5% 可抗 14 种抗生素，同时检测到相应的多种抗生素抗性基因。对大连各大农贸批发市场的 68 份鲜猪肉样品分析也表明鲜猪肉中的沙门氏菌检出率较高，并且沙门氏菌对各类抗生素表现出了很高的耐药性（狄文婷等，2014），其中 91.7% 鲜猪肉样品中的沙门氏菌至少耐受 1 种抗菌药，有的菌株可以耐受 9 种甚至 10 种抗菌药物，耐药率较高的抗生素为氟苯尼考（75.0%）、盐酸沙拉沙星（66.7%）、硫酸新霉素（66.7%）和盐酸多西环素（66.7%），其次为土霉素（58.3%）、硫酸庆大霉素（58.3%）、乙酰甲喹（58.3%），耐药率较低的有乳酸环丙沙星（50.0%）、恩诺沙星（50.0%）、盐酸环丙沙星（50.0%）、硫氰酸红霉素（41.7%）、阿莫西林（16.7%）、硫酸黏菌素（16.7%）。2014 年法国消费者协会甚至发现，在法国，大量的鸡肉和火鸡肉受到对第三代头孢菌素具有耐药性的细菌污染。第三代头孢菌素是在其他抗生素对人类不起作用时作为最后防线需要保护的抗生素之一。可见，食用了抗生素的动物被宰杀后，也不可能完全阻止其肠道中耐药细菌的传播，大量进入食物链的畜禽产品可能受到耐药细菌甚至多重耐药细菌的污染（图 3-4），而这些耐药细菌可能影响人类肠道菌群的代谢活性，或者通

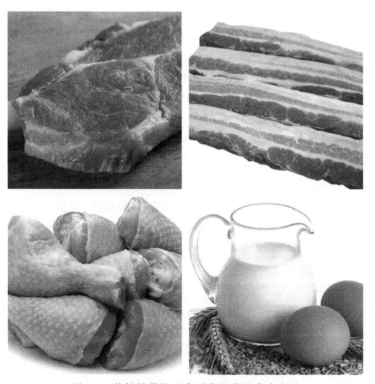

图 3-4　能够携带抗生素耐药细菌的畜禽产品

过基因水平转移方式将抗生素抗性基因传递给人类肠道菌，导致人类感染性疾病治疗的失败，因此减少动物使用抗生素对减少人的耐药性十分重要。

第五节　总结与展望

养殖业是环境中抗生素和抗性基因污染的一个重要来源。养殖废水的直接排放或不完全处理后的排放导致周边地表水抗生素污染严重，而农田施用粪肥是抗生素进入土壤环境的主要途径。当施用于农田系统中的粪肥量超过作物吸收量时，其就会滞留在土壤中，粪肥中一些成分包括抗生素就会随径流或者渗漏进入地表和地下水中，进而威胁水环境和公众的饮水健康。有些抗生素如四环素和喹诺酮类药物半衰期相对较长，易在土壤中累积，极有可能被植物吸收积累并进入食物链。畜禽产品本身携带的耐药细菌及相关抗生素抗性基因也成为威胁食品安全和人类健康的突出问题。当前，养殖业抗生素滥用导致的细菌耐药性问题已引起了全世界的普遍关注，而养殖业中滥用抗生素的主要源头则在于饲料行业，许多国家都立法禁止抗生素作为促生长剂来使用，并积极探索更有效的管理措施来从源头上控制抗生素的使用。例如，丹麦已建立细菌耐药性监测和研究综合计划（Danish Integrated Antimicrobial Resistance Monitoring and Research Programme，DANMAP），同时立法禁止兽医从销售抗生素中获利。自 20 世纪 90 年代中期以来，丹麦每千克畜禽的抗生素使用量已削减了 60%，但猪肉的产量并未降低，反而增加了 50%。我国从 2015 年 7 月农业部第 6 次常务会议审议通过《全国兽药（抗菌药）综合治理五年行动方案（2015—2019 年）》，到 2019 年 7 月 9 日农业农村部公告第 194 号正式发布"禁抗令"，要求自 2020 年 7 月 1 日起，饲料生产企业停止生产含有促生长类药物饲料添加剂（中药类除外）的商品饲料。这里所有的促生长抗生素包括：人畜共用的促生长抗生素和动物专用促生长抗生素。同时不允许饲料企业给养殖企业代加工的饲料中添加兽医处方药物。4 年来，国家稳步推进畜牧饲料行业"减抗"行动，终于继 2006 年的欧盟之后，我国也全面禁止除中药类外的所有促生长类药物饲料添加剂在饲料中添加使用。今后在动物源性产品生产过程中一方面要合理安排养殖密度，提高饲养水平，增强动物的抗病能力；另一方面要积极研发基于天然植物的饲料添加剂，在降低药物使用的同时也不影响出栏率。此外，对养殖场畜禽粪便还要坚持资源化、减量化和无害化的原则，进行科学的处理与处置，降低其作为肥料等再利用时可能产生的生态环境风险，实现畜禽养殖业的协调健康发展。

参 考 文 献

陈敬雄，岳建群．2013．养殖业抗生素使用现状及其对策．中国畜牧兽医文摘，29 (5): 15-16.

狄文婷，杜雄伟，吴静，等．2014．猪源沙门氏菌的分离与耐药性分析．江苏农业科学，42(10): 278-280.

国家统计局．2018．中华人民共和国 2017 年国民经济和社会发展统计公报．北京：国家统计局．

冀秀玲，刘芳，沈群辉，等．2011．养殖场废水中磺胺类和四环素抗生素及其抗性基因的定量检测．生态环境学报，20(5): 927-933.

雷连成，江文正，韩文瑜，等．2001．致病性大肠杆菌的耐药性监测．中国兽医杂志，37(1): 12-13.

李庆康，雷昊，刘海琴，等．2000．我国集约化畜禽养殖场粪便处理利用现状及展望．农业环境保护，19(4): 251-254.

李增光．2001．禽畜养殖过程中的改进措施．中国家禽，23(22): 35-36.

梁晶．2012．畜禽粪便资源化利用技术和厌氧发酵法生物制氢．环境科学与管理，37(3): 52-55.

林学仕．2013．加强畜产品安全监管，严格禁止滥用抗生素．中国动物检疫，30(1): 42-43.

刘锋，廖德润，李可，等．2013．畜禽养殖基地磺胺类喹诺酮类和大环内酯类抗生素污染特征．农业环境科学学报，32(4): 847-853.

刘新程，董元华，王辉．2008．江苏省集约化养殖畜禽排泄物中四环素类抗生素残留调查．农业环境科学学报，27(3): 1177-1182.

莫海霞，仇焕广，王金霞，等．2011．我国畜禽排泄物处理方式及其影响因素．农业环境与发展，28(6): 59-64.

阮悦斐，陈继森，郭昌胜，等．2011．天津近郊地区淡水养殖水体的表层水及沉积物中典型抗生素的残留分析．农业环境科学学报，30(12): 2586-2593.

孙守琢．1995．畜禽粪便饲料的开发利用．饲料博览，(3): 30-31.

唐春玲，张文清，夏玮，等．2011．固相萃取－高效液相色谱法测定有机肥中四环素类抗生素药物残留．中国土壤与肥料，(2): 96-99.

田宁宁，李宝林，王凯军，等．2000．畜禽养殖业废弃物的环境问题及其治理方法．环境保护，(12): 10-13.

万位宁，陈熹，居学海，等．2013．固相萃取－超高效液相色谱串联质谱法同时检测禽畜粪便中多种抗生素残留．分析化学，41(7): 993-999.

王丽，钟冬莲，陈光才，等．2013．固相萃取－高效液相色谱－串联质谱法测定畜禽粪便中的残留抗生素．色谱，31(10): 1010-1015.

王韶华，刘昆鹏．2007．我国畜禽养殖废弃物污染与资源化利用的探讨．科技咨询导报，(1): 130,133.

王云鹏，马越．2008．养殖业抗生素的使用及其潜在危害．中国抗生素杂志，33(9): 519-523.

尉小琴，仲世江．2011．养殖业中抗生素的使用问题．畜牧兽医杂志，30(2): 117-118.

魏瑞成，葛峰，陈明，等．2010．江苏省畜禽养殖场水环境中四环类抗生素污染研究．农业环境科学学报，29(6): 1205-1210.

吴凡，屠荫奇，宋歌．2013．浅谈畜禽养殖过程中抗生素污染情况．科技向导，29: 67.

相俊红, 胡伟. 2006. 我国畜禽粪便废弃物资源化利用现状. 现代农业装备, (2): 59-63.

杨保伟, 曲东, 申进玲, 等. 2010. 陕西食源性沙门氏菌耐药及相关基因. 微生物学报, 50(6): 788-796.

张慧敏, 章明奎, 顾国平. 2008. 浙北地区畜禽粪便和农田土壤中四环素类抗生素残留. 生态与农村环境学报, 24 (3): 69-73.

张树清, 张夫道, 刘秀梅, 等. 2005. 规模化养殖畜禽粪主要有害成分测定分析研究. 植物营养与肥料学报, 11 (6): 822-829.

张振都, 吴景贵. 2010. 畜禽粪便的资源化利用研究进展. 广东农业科学, (1): 135-138.

章明奎. 2010. 畜禽粪便资源化循环利用的模式和技术. 现代农业科技, (14): 280-283.

章强, 辛琦, 朱静敏, 等. 2014. 中国主要水域抗生素污染现状及其生态环境效应研究进展. 环境化学, 33(7): 1075-1083.

朱宁, 马骥. 2014. 中国畜禽粪便产生量的变动特征及未来发展展望. 农业展望, 1: 46-48,74.

Akinbowale O L, Peng H, Grant P, et al. 2007. Antibiotic and heavy metal resistance in motile aeromonads and pseudomonads from rainbow trout (*Oncorhynchus mykiss*) farms in Australia. International Journal of Antimicrobial Agents, 30(2): 177-182.

Alonso A, Sanchez P, Martinez J L. 2001. Environmental selection of antibiotic resistance genes. Environmental Microbiology, 3(1): 1-9.

Aminov R I, Garrigues-Jeanjean N, Mackie R I. 2001. Molecular ecology of tetracycline resistance: Development and validation of primers for detection of tetracycline resistance genes encoding ribosomal protection proteins. Applied and Environmental Microbiology, 67(1): 22-32.

Anonymous. 1954. Antibiotics in pig food. Nature, 173(4392): 22-23.

Berg J, Thorsen M K, Holm P E, et al. 2010. Cu exposure under field conditions coselects for antibiotic resistance as determined by a novel cultivation-independent bacterial community tolerance assay. Environmental Science & Technology, 44(22): 8724-8728.

Binh C T T, Heuer H, Gomes N C M, et al. 2010. Similar Bacterial Community Structure and High Abundance of Sulfonamide Resistance Genes in Field-scale Manures. Hauppauge, New York: Nova Science Publishers.

Binh C T T, Heuer H, Kaupenjohann M, et al. 2008. Piggery manure used for soil fertilization is a reservoir for transferable antibiotic resistance plasmids. FEMS Microbiology Ecology, 66(1): 25-37.

Boxall A B A, Fogg L A, Blackwell P A, et al. 2004. Veterinary medicines in the environment. Reviews of Environmental Contamination and Toxicology, 180: 1-91.

Chen H, Zhang M M. 2013. Effects of advanced treatment systems on the removal of antibiotic resistance genes in wastewater treatment plants from Hangzhou, China. Environmental Science & Technology, 47(15): 8157-8163.

Cheng W, Chen H, Su C, et al. 2013. Abundance and persistence of antibiotic resistance genes in livestock farms: A comprehensive investigation in eastern China. Environment International, 61: 1-7.

Davis I, Richards H, Mullany P. 2005. Isolation of silver-and antibiotic-resistant *Enterobacter cloacae* from teeth. Oral Microbiology and Immunology, 20(3): 191-194.

D'Costa V M, McGrann K M, Hughes D W, et al. 2006. Sampling the antibiotic resistome. Science, 311(5759): 374-377.

Enne V I, Cassar C, Sprigings K, et al. 2008. A high prevalence of antimicrobial resistant *Escherichia coli* isolated from pigs and a low prevalence of antimicrobial resistant *E. coli* from cattle and sheep in Great Britain at slaughter. FEMS Microbiology Letters, 278(2): 193-199.

Ferber D. 2010. From pigs to people: The emergence of a new superbug. Science, 329(5995): 1010-1011.

Halling-Sørensen B. 2001. Inhibition of aerobic growth and nitrification of bacteria in sewage sludge by antibacterial agents. Archives of Environmental Contamination and Toxicology, 40(4): 451-460.

Hayashi S, Abe M, Kimoto M, et al. 2000. The DsbA-DsbB disulfide bond formation system of *Burkholderia cepacia* is involved in the production of protease and alkaline phosphatase, motility, metal resistance, and multi-drug resistance. Microbiology and Immunology, 44(1): 41-50.

Heuer H, Focks A, Lamshoeft M, et al. 2008. Fate of sulfadiazine administered to pigs and its quantitative effect on the dynamics of bacterial resistance genes in manure and manured soil. Soil Biology and Biochemistry, 40(7): 1892-1900.

Heuer H, Kopmann C, Binh C T T, et al. 2009. Spreading antibiotic resistance through spread manure: Characteristics of a novel plasmid type with low %G+C content. Environmental Microbiology, 11(4): 937-949.

Heuer H, Schmitt H, Smalla K. 2011. Antibiotic resistance gene spread due to manure application on agricultural fields. Current Opinion in Microbiology, 14(3): 236-243.

Hu X G, Luo Y, Zhou Q X, et al. 2008. Determination of thirteen antibiotics residues in manure by solid phase extraction and high performance liquid chromatography. Chinese Journal of Analytical Chemistry, 36(9): 1162-1166.

Huang Y, Cheng M, Li W, et al. 2013. Simultaneous extraction of four classes of antibiotics in soil, manure and sewage sludge and analysis by liquid chromatography-tandem mass spectrometry with the isotope-labelled internal standard method. Analytical Methods, 5(15): 3721-3731.

Ji X, Shen Q, Liu F, et al. 2012. Antibiotic resistance gene abundances associated with antibiotics and heavy metals in animal manures and agricultural soils adjacent to feedlots in Shanghai；China. Journal of Hazardous Materials, 235-236(20): 178-185.

Kolz A C, Moorman T B, Ong S K, et al. 2005. Degradation and metabolite production of tylosin in anaerobic and aerobic swine-manure lagoons. Water Environment Research, 77(1): 49-56.

Kruse H, Sorum H. 1994. Transfer of multiple-drug resistance plasmids between bacteria of diverse origins in natural microenvironments. Applied and Environmental Microbiology, 60(11): 4015-4021.

Kumar K, Gupta S C, Baidoo S K, et al. 2005a. Antibiotic uptake by plants from soil fertilized with animal manure. Journal of Environmental Quality, 34(6): 2082-2085.

Kumar K, Gupta S C, Chander Y, et al. 2005b. Antibiotic use in agriculture and its impact on the terrestrial environment. Advances in Agronomy, 87: 1-54.

Lamshoft M, Sukul P, Zuhlke S, et al. 2010. Behaviour of ^{14}C-sulfadiazine and ^{14}C-difloxacin during manure storage. Science of the Total Environment, 408(7): 1563-1568.

Levy S B, Fitzgerald G B, Macone A B. 1976. Spread of antibiotic-resistant plasmids from chicken to chicken and from chicken to man. Nature, 260(5546): 40-42.

Li P, Wu D F, Liu K Y, et al. 2014. Investigation of antimicrobial resistance in *Escherichia coli* and enterococci isolated from Tibetan pigs. PLoS One, 9(4):e95623.

Li Y X, Chen T B. 2005. Concentrations of additive arsenic in Beijing pig feeds and the residues in pig manure. Resources Conservation and Recycling, 45(4): 356-367.

Li Y X, Li W, Zhang X L, et al. 2012. Simultaneous determination of fourteen veterinary antibiotics in animal feces by solid phase extraction and high performance liquid chromatography. Chinese Journal of Analytical Chemistry, 40(2): 213-217.

Li Y X, Zhang X L, Li W, et al. 2013. The residues and environmental risks of multiple veterinary antibiotics in animal faeces. Environmental Monitoring and Assessment, 185(3): 2211-2220.

Looft T, Johnson T A, Allen H K, et al. 2012. In-feed antibiotic effects on the swine intestinal microbiome. Proceedings of the National Academy of Sciences of the United States of America, 109(5): 1691-1696.

Luo Y, Mao D, Rysz M, et al. 2010. Trends in antibiotic resistance genes occurrence in the Haihe River, China. Environmental Science & Technology, 44(19): 7220-7225.

McKinney C W, Loftin K A, Meyer M T, et al. 2010. Tet and sulantibiotic resistance genes in livestock lagoons of various operation type, configuration, and antibiotic occurrence. Environmental Science & Technology, 44(16): 6102-6109.

Munir M, Xagoraraki I. 2011. Levels of antibiotic resistance genes in manure, biosolids, and fertilized soil. Journal of Environmental Quality, 40(1): 248-255.

Pan X, Qiang Z, Ben W, et al. 2011. Residual veterinary antibiotics in swine manure from concentrated animal feeding operations in Shandong Province, China. Chemosphere, 84(5): 695-700.

Peak N, Knapp C W, Yang R K, et al. 2007. Abundance of six tetracycline resistance genes in wastewater lagoons at cattle feedlots with different antibiotic use strategies. Environmental Microbiology, 9(1): 143-151.

Pruden A, Pei R T, Storteboom H, et al. 2006. Antibiotic resistance genes as emerging contaminants: Studies in northern Colorado. Environmental Science & Technology, 40(23): 7445-7450.

Qiao M, Chen W, Su J, et al. 2012. Fate of tetracyclines in swine manure of three selected swine farms in China. Journal of Environmental Sciences (China), 24(6): 1047-1052.

Qiao M, Ying G G. Singer A, et al. 2018. Review of antibiotic resistance in China and its environment. Environment International, 110: 160-172.

Schwaiger K, Harms K, Holzel C, et al. 2009. Tetracycline in liquid manure selects for co-occurrence of the resistance genes *tet*(M) and *tet*(L) in *Enterococcus faecalis*. Veterinary Microbiology, 139(3-4): 386-392.

Stepanauskas R, Glenn T C, Jagoe C H, et al. 2005. Elevated microbial tolerance to metals and antibiotics in metal-contaminated industrial environments. Environmental Science & Technology, 39(10): 3671-3678.

Su L H, Chiu C H, Chu C, et al. 2004. Antimicrobial resistance in nontyphoid Salmonella serotypes: A global challenge. Clinical Infectious Diseases, 39(4): 546-551.

Yang H C, Chen S, White D G, et al. 2004. Characterization of multiple-antimicrobial-resistant *Escherichia coli* isolates from diseased chickens and swine in China. Journal of Clinical Microbiology, 42(8): 3483-3489.

Zhang Q Q, Ying G G, Pan C G, et al. 2015. Comprehensive evaluation of antibiotics emission and fate in the river basins of China: Source analysis, multimedia modeling, and linkage to bacterial resistance. Environmental Science & Technology, 49(11): 6772-6782.

Zhao L, Dong Y H, Wang H. 2010. Residues of veterinary antibiotics in manures from feedlot livestock in eight provinces of China. Science of the Total Environment, 408(5): 1069-1075.

Zhou L J, Ying G G, Liu S, et al. 2012. Simultaneous determination of human and veterinary antibiotics in various environmental matrices by rapid resolution liquid chromatography-electrospray ionization tandem mass spectrometry. Journal of Chromatography A, 1244: 123-138.

Zhou X, Wang D, Wang X L. 2011. Characterization of pathogenic or non-pathogenic *Enterococcus faecalis* isolated from lambs from Xinjiang, a remove north-west province of China. African Journal of Microbiology Research, 5(18): 2827-2833.

Zhu Y G, Johnson T A, Su J Q, et al. 2013. Diverse and abundant antibiotic resistance genes in Chinese swine farms. Proceedings of the National Academy of Sciences of the United States of America, 110(9): 3435-3440.

第四章　人类使用抗生素与抗性基因

人类自 1940 年发现青霉素并将其用于临床以后，就开始了抗生素治疗的新时代，许多曾经严重危害人类生命健康的感染性疾病因抗生素的使用而得到了有效的控制，并大幅度降低了婴儿出生的死亡率和手术后的感染率，人们的平均寿命也得以延长 15 ~ 20 年。但是随之而来的是抗生素滥用所产生的各种危害。

由于耐药细菌的增加，无法治疗的细菌感染性疾病越来越多。2013 年世界经济论坛全球风险报告已将抗生素抗性基因列为人类健康的最大威胁之一[1][2]。目前，细菌耐药产生的速度远远高于新药开发的速度。近年来陆续出现的耐甲氧西林金黄色葡萄球菌(MRSA)、产超广谱 β- 内酰胺酶(ESBLs)和头孢菌素酶($ampC$)的革兰氏阴性菌，超广谱抗生素广泛应用而选择出来的嗜麦芽窄食单胞菌和多重耐药铜绿假单胞菌等，已成为临床抗感染治疗的难点；耐药性越强，意味着感染率和死亡率越高。据估计，欧洲每年有 2.5 万人死于多重耐药细菌感染，欧盟每年花费 15 亿欧元用于此项开支。美国每年超过 200 万人被耐药细菌感染，直接死亡人数达 2.3 万人（Hampton，2013）。人类抗生素的使用量在 2000 ~ 2010 年的 10 年间增加了 36%[3]。

人体内微生物获得抗生素抗性基因的可能途径有三种（图 4-1）：①由于自身使用抗生素而获得；②通过食物传播；③通过饮水而获得（Graham et al.，2014）。在发达国家，水是抗生素抗性基因传播的次要传播载体，因为它们对污水循环使用有着严格限制，所以减小了生物体暴露于抗生素抗性基因的概率。通过水的饮用和食物摄入，受污染的水体就成为主要的抗生素抗性基因暴露途径，不合理或不彻底的废水处理、清洁水工艺会导致抗生素的影响扩大，也使抗生素抗性基因传播显著增强（即图 4-1 中深色途径所示）。发展中国家调查数据显示（Ahammad et al.，2014），耐药细菌，尤其是多重抗性病原体可能通过污水而传播。像霍乱弧菌、沙门氏菌和大肠杆菌等细菌都是通过水和暴露于水中的食物传播一样，这些细菌菌株随着抗生素抗性基因的出现增长速率明显增加。临床研究发现，

---

① World Economic Forum. 2013. Global Risks 2013. Eighth Edition.
② World Economic Forum. 2014. Global Risks 2014 Report.
③ World Health Organization. 2014. Antimicrobial Resistance: Global Report on Surveillance.

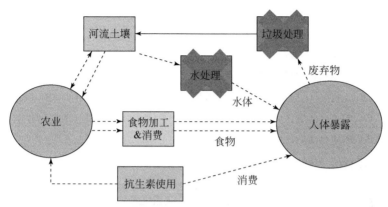

图 4-1 人体受抗性基因危害的主要途径（Graham et al., 2014）

深色途径的影响作用高于浅色途径

患者受带甲氧西林抗性的金黄色葡萄球菌感染后的死亡率比无抗性的细菌感染死亡率高 61% 左右[①]。长此以往，人类将再一次面临很多感染性疾病的威胁。

第一节 中国人用抗生素使用现状及主要问题

我国是世界上不合理使用抗生素较为严重的国家之一（吕媛等，2011）。我国年产抗生素原料大约 21 万 t，出口 3 万 t，其余自用（包括医疗与农业使用），人均年消费量 138g 左右（美国仅为 13g）（岳华和王育伟，2011）。在中国医药市场中，抗生素已经连续多年位居销售额第一位，年销售额为 200 多亿元人民币，占全国药品销售额的 30%，统计医院使用金额前 100 位药品中，抗生素有 29 个，约占总数的 30%（郑英丽和周子君，2007）。2012 年国家食品药品监督管理局发布的《公众安全用药现状调查报告》显示，近四成居民家中常备抗生素类药品，感冒后选择使用抗生素的人群达 23.9%，仅 40.1% 的居民会在用药前阅读使用说明书中的注意事项。这不仅导致了抗生素的滥用，更危害人体健康。国家药品不良反应监测中心的记录显示，1/2 的药品不良反应是由抗生素导致的，抗生素不良反应病例报告数占所有药品不良反应病例报告总数近 50%，其数量和严重程度都排在各类药品之首。

在近期关于中国儿童抗生素使用情况的研究中发现，我国儿童抗生素使用的主要种类依次为头孢菌素类、青霉素类、大环内酯类及氨基糖苷类等（谢新鑫等，2016）。我国儿童抗生素使用率为 58.37%，较 1993 ~ 2005 年平均使用率

① World Health Organization. 2014. Draft Global Action Plan on Antimicrobial Resistance Report by the Secretariat.

84.5% 有所降低（汪海仙，2007），但依旧高于国家 50% 的要求。儿童抗生素的单用、二联用、三联用、四联用、五联用的比例分别为 71.14%、27.02%、1.61%、0.12%、0.11%（表 4-1）。分析显示，我国儿童抗生素联用存在不合理现象，抗生素使用存在一定程度的五联用抗生素，《抗菌药物临床应用指导原则（2015年版）》中明确规定抗菌药物的联合应用药要有明确的指征，一般不联用三种以上抗菌药物。另外，调查还发现了儿童抗生素使用中静脉注射使用率过高，达67.36%。静脉注射抗生素疗效好、见效快，但此种给药途径所带来的抵抗力下降、发生药品不良反应等风险往往被忽视。

表 4-1　儿童抗生素联用情况（谢新鑫等，2016）

抗生素联用	文献篇数 / 篇	人数 / 人	比例 /%
单用	213	402069	71.14
二联用	212	152717	27.02
三联用	112	9108	1.61
四联用	11	680	0.12
五联用	1	640	0.11

我国目前使用量、销售量列在前 15 位的药品中，有 10 种是抗生素。大城市每年药物总费用中，抗生素占 30% ~ 40%。据统计每年因抗生素滥用导致 800亿元医疗费用增长，致使 8 万患者因不良反应死亡。抗生素类虽然属于处方药，但药店执行情况并不理想，尤其是在农村地区。因此，国内抗生素的使用现状堪忧。

第二节　我国人用抗生素导致的抗生素污染问题

一、医院废水中抗生素及抗性基因分布特征

医院是抗生素使用较为频繁的地方，患者在服用抗生素药物后，除少部分被机体吸收外，大部分以抗生素原形或代谢产物的形式经患者的粪便和尿液排至医院废水中（周启星等，2007）。医院废水是城市污水中抗生素的重要来源，研究发现，医院废水的主要特点是抗生素种类多，如磺胺、四环素、大环内酯、青霉素等多个单体同时共存，浓度水平较高，并且不同医院排放的废水中抗生素种类和浓度具有显著性差异（Oberlé et al.，2012）。

利用高效液相色谱 – 串联质谱多反应监测离子模式对某城市四家医院废水中磺胺、四环素、喹诺酮、大环内酯和甲氧苄啶等 21 种抗生素残留进行分析，结果发现，21 种抗生素的质量浓度为 5.9 ~ 11.8μg/L（张秀蓝等，2012），明显高

于我国海水和河水中的浓度水平，与污水处理厂出水中的浓度水平相当，其中喹诺酮、四环素和大环内酯等药物的检出浓度较高，这与当地医院的用药习惯有关。据检测，某市七所医院抗生素的平均浓度为 1027.1 ng/L，最高为 3700.8 ng/L，最低为 147.3 ng/L，差异较大，与不同医院的抗生素使用量有关，目标抗生素均被测出（Li et al.，2016）。

抗生素的滥用诱导了抗生素抗性基因的出现，医院废水抗生素抗性基因也普遍存在。上述七所医院的废水调研发现，13 种目标抗生素抗性基因均被检出，其中 $intI1$ 的平均丰度最高，五所医院废水丰度都在 $10^9 \sim 10^{11}$ copies/mL，所有样品抗生素抗性基因平均总丰度为 1.81×10^{11} copies/mL，单个样品之间丰度差异显著，丰度范围在 $4.62 \times 10^7 \sim 5.70 \times 10^{11}$ copies/mL（Li et al.，2016）。

医院废水中抗生素抗性基因和抗生素之间存在相关性。上述调查结果显示磺胺甲噁唑和四环素类抗性基因（$tetB$、$tetC$）之间相关系数为 0.710 和 0.835（$P<0.05$），这可能是共抗性选择或者交叉抗性选择的原因（Li et al.，2016）。对于抗生素耐药细菌和抗性基因，存在多种关联性，四环素耐药细菌与四环素类抗性基因（$tetA$、$tetB$）相关性达到 0.707、0.903（$P<0.01$）；双抗性耐药细菌与 $tetA$、$tetB$ 基因的相关性分别为 0.729、0.911（$P<0.01$）（Li et al.，2016）。

耐药细菌是抗生素抗性基因的携带者，病原菌或致病耐药细菌可以通过多种途径对人体健康和环境造成威胁与危害，其所携带的不同种类和丰度的抗生素抗性基因也可能会通过多种途径进入环境或人体，造成环境的微生物污染，并对人类健康造成危害。2011 年全国细菌耐药监测网发布了中国各地区耐药细菌的检出率（表 4-2）及构成比（表 4-3），结果表明，革兰氏阳性菌占 28.8%，革兰氏阴性菌占 71.2%，我国医院废液中细菌耐药性较为严重，各种细菌对抗菌药物耐药率与发达国家相比偏高（肖永红，2012）。

表 4-2　各地区耐药监测细菌株数及产 ESBLs 与 MRSA 检出阳性率（肖永红，2012）

地区	革兰氏阳性菌株数	革兰氏阴性菌株数	肠杆菌科株数	非发酵菌株数	产 ESBLs 菌检出率 /%		MRSA 检出率 /%
					大肠埃希氏菌	肺炎克雷伯菌	
华东	12609	28252	17311	10796	66.7	43.7	52.2
华北	5108	14216	7746	6135	59.9	32.1	43.1
中南	7374	16611	9075	7018	74.8	54.6	55.8
东北	2820	9234	5602	3571	80.4	68.1	45.5
西北	3930	9538	5887	3542	89.1	81.2	61.7
西南	2367	6809	3757	2693	62.3	35.8	62.3
合计	34208	84660	49378	33755	72.2	52.6	53.4

表 4-3 2011 年度病原菌检出分布构成比（肖永红，2012）

病原菌	株数	构成比 /%
革兰氏阳性菌	34208	28.8
金黄色葡萄球菌	11556	9.7
表皮葡萄球菌	3810	3.2
溶血葡萄球菌	1552	1.3
屎肠球菌	3704	3.1
粪肠球菌	3313	2.8
肺炎链球菌	1514	1.3
其他	8759	7.4
革兰氏阴性菌	84660	71.2
大肠埃希氏菌	21780	18.3
克雷伯菌属	15097	12.7
铜绿假单胞菌	13928	11.7
不动杆菌属	12165	10.2
其他	21690	18.2
合计	118868	100.0

注：由于数值修约所致误差。

《2015 年全国细菌耐药监测报告》比较分析了 2012 ~ 2015 年在医院废液中检出的重要耐药病原菌，结果发现（图 4-2），亚胺培南耐药鲍曼不动杆菌（IMP-RAB）2015 年检出率为 58.0%，与 2012 年相比有较大上升，应该引起重视；亚胺培南耐药肺炎克雷伯菌（IMP-RKPN）在 2013 年、2014 年检出率较低，但在 2015 年又有明显回升；头孢噻肟耐药大肠埃希氏菌（CTX-RECO）相比于 2012 ~ 2013 年呈下降趋势，2015 年检出率为 60.3%。其他各种耐药细菌如耐甲氧西林金黄色葡萄球菌（MRSA）、耐亚胺培南铜绿假单胞菌（IMP-RPA）、耐万古霉素屎肠球菌（VREFM）、耐亚胺培南大肠杆菌（IMP-RECO）和耐青霉素肺炎链球菌（PRSP）的检出率相对比较稳定。

医院废水中抗生素种类较多，浓度水平较高，其若进入自然界，则是对水环境的重大威胁。因此，对医院废水进行有效的抗生素、抗性基因及耐药细菌控制至关重要。

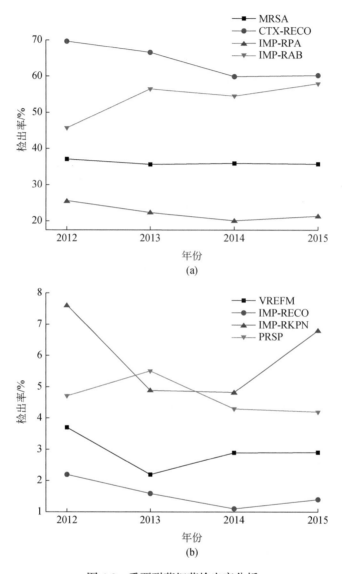

图 4-2 重要耐药细菌检出率分析

二、城市生活污水抗生素及抗性基因分布特征

在城市污水系统中，生活污水是主要来源，非处方类药物在家庭中被广泛使用，残留的抗生素随人体排泄物排入下水道直接进入污水处理厂。在某市 4 个生活区（2 个居民小区、2 个校园区）排放的污水中，对 8 种抗生素进行了检测，结果发现生活区废水中抗生素平均浓度为 1308.5 ng/L，最高为 2152.1 ng/L，最

低为 550.1 ng/L（Li et al.，2016）。新诺明是一种常用的人体抗生素，主要成分是磺胺甲噁唑，在所有采样点中均被检测出。口服四环素类药物如今并不常见，但是作为外用油膏和眼膏，四环素类抗生素药品仍很常见，样品中的四环素类抗生素（四环素、土霉素、金霉素）也有不同程度检出。

　　对上海、南京、杭州、临安、香港等地的生活污水处理厂进水中抗生素抗性基因丰度的调研结果显示（表 4-4），生活污水中能普遍检出抗生素抗性基因，其中含量较多的为四环素类抗生素抗性基因、磺胺类抗生素抗性基因及 I 类整合子。生活区的样品抗生素抗性基因总丰度并无太大差别（$2.28 \times 10^{11} \sim 3.41 \times 10^{11}$ copies/mL）。对于四环素类抗生素抗性基因，不同基因之间的丰度差别很大（$10^4 \sim 108.45$ copies/mL），并且 tetB、tetM、tetL 三个基因的比例含量最低（平均 0.16% ~ 1.31%）。而同为编码核糖体保护蛋白基因的 tetO、tetQ 两个基因却有最高的丰度（21.41%、26.40%）。tetO 基因被认为存在于革兰氏阳性菌属，tetQ 基因则被认为与可移动元件有关。sulI 和 intI1 也有较高的丰度（平均 5.29×10^{10} copies/mL 和 5.24×10^{10} copies/mL）。磺胺类抗生素抗性基因被认为可以编码磺胺抗性合成酶并且广泛存在于人类病原菌中，intI1 由于能够控制细菌的外源性基因的表达而被认为在抗生素抗性基因的传播过程中可以起到重要的作用。磺胺类抗生素抗性基因 sulI 和 intI1 之间存在一定的关联性，与水平基因转移有关。

表 4-4　不同地区生活污水中抗生素抗性基因丰度

地点	抗性基因种类	抗性基因丰度 /（copies/mL）	参考文献
上海闵行污水处理厂	tetA	$10^4 \sim 10^6$	（郭怡雯，2009）
	tetC	$10^4 \sim 10^6$	
南京锁金污水处理厂	tetA	$(4.96 \sim 6.16) \times 10^7$	（Zhang X et al.，2009）
	tetC	$(8.06 \sim 10.01) \times 10^7$	
南京城市污水处理厂	tetX	$10^{8.25 \sim 8.45}$	（庄耀，2014）
	tetG	$10^{7.42 \sim 7.59}$	
	磺胺类（sulI）	$10^{6.92 \sim 7.42}$	
	I 类整合子	$10^{7.59 \sim 7.68}$	
杭州污水处理厂	四环素类	$2.80 \times 10^6 \sim 6.91 \times 10^7$	（Chen and Zhang，2013）
	磺胺类	$(1.17 \sim 3.06) \times 10^7$	
	I 类整合子	$(5.76 \sim 8.44) \times 10^7$	

续表

地点	抗性基因种类	抗性基因丰度 / （copies/mL）	参考文献
临安污水处理厂	四环素类（*tet*A、*tet*B、*tet*C、*tet*G、*tet*L、*tet*M、*tet*O、*tet*Q、*tet*W、*tet*X）	$10^8 \sim 10^9$	（Li et al., 2016）
	磺胺类（*sul*Ⅰ、*sul*Ⅱ）	$10^9 \sim 10^{10}$	
	Ⅰ类整合子	10^{10}	
香港沙田污水处理厂	*tet*A	6×10^7	（Zhang T et al., 2009）
	*tet*C	$(1.35 \sim 1.55) \times 10^8$	
香港斯坦利污水处理厂	*tet*A	$(1.59 \sim 2.03) \times 10^8$	（Zhang T et al., 2009）
	*tet*C	$(1.9 \sim 2.27) \times 10^8$	

抗生素和抗生素抗性基因之间存在多种统计学上的关联性。四环素和磺胺类抗生素浓度与相应的抗生素抗性基因丰度之间存在一定的关联（Smith et al., 2004；Peak et al., 2007）。组合抗生素也存在多种类的相关性，某些抗生素抗性基因可能是多种抗生素共同选择诱导的结果。

抗生素耐药细菌是抗生素抗性基因的携带体。由于病原菌可以通过多种途径对人体健康造成威胁和危害，其所携带的不同种类和丰度的抗生素抗性基因也可能会通过多种途径进入人体，对人体造成潜在的影响。在对某市 4 个生活区检测中，总可培养细菌、四环素耐药细菌、磺胺甲噁唑耐药细菌和双抗性耐药细菌的绝对含量并无太大差异，均在 $10^5 \sim 10^8$ CFU/mL。这说明生活区的废水中细菌含量具有一定的规律性和代表性（Li et al., 2016）。其中，磺胺甲噁唑耐药细菌含量比例最高，四环素耐药细菌次之，双抗性耐药细菌最低。四环素耐药细菌比例均低于10%，所有的双抗性耐药细菌比例均低于7%。研究中采用的四环素的浓度为 16.0 mg/L，磺胺甲噁唑的浓度为 50.4 mg/L，低浓度的四环素能抑制更多的细菌的生长，细菌能耐受更高浓度的磺胺甲噁唑。由于废水中存在大量的抗生素抗性基因，直接暴露于环境也可能会对环境造成进一步的污染，所以亟须对城市生活污水中抗生素与抗生素抗性基因丰度进行削减。

对杭州、厦门、南京、深圳和香港的生活污水进行高通量测序分析，在生活污水中共检出（118±41）种抗生素抗性基因，相对丰度为 0.83copies/16S rRNA，其中绝大部分是氨基糖苷类抗生素抗性基因（An et al., 2018）。Li 等（2015）通过分析发现，城市生活污水中相对丰度较高的 20 种抗生素抗性基因亚型主要有 *tet*M、*tet*W、*erm*B、*sul*Ⅰ 等，占了污水中总抗生素抗性基因丰度的 62.7%，同时也检出了丰富的万古霉素抗生素抗性基因，这些抗生素抗性基因可能与人类使用万古霉素抗生素有关。Karkman 等（2016）采用高通量实时荧光定量 PCR 对城市污水进行分析，发现城市污水中不但有多种多样的抗生素抗性基因，同时有高丰度的转座酶基因，这意味着生活污水中可能发生非常频繁的水平基因转移。

对 17 个主要城市的 116 个城市污水样品的宏基因组分析结果显示（Su et al.，2017），污水中共检出了 381 种抗生素抗性基因亚型，其中 β- 内酰胺类抗生素抗性基因、sulⅠ 和 tet40 是所有城市污水中最常见的抗生素抗性基因。城市生活污水中抗生素抗性基因的相对丰度有明显的时间特征，夏天的抗生素抗性基因相对丰度（1.73copies/16S rRNA）显著高于冬天抗生素抗性基因相对丰度（1.15copies/16S rRNA），但是冬天污水中耐药细菌和抗生素抗性基因的绝对丰度（1.21×10^{12}cell/L 和 1.79×10^{12}copies/L）要高于夏天（1.70×10^{11}cell/L 和 3.27×10^{11}copies /L）。不同地区的城市生活污水中抗生素抗性基因分布也有显著差异，以"胡焕庸线"为界，东部地区的抗生素抗性基因丰度比西部高了 1 ~ 2 个数量级。

三、城市垃圾中的抗生素抗性基因

生活垃圾填埋场是城市生活垃圾、污水处理厂剩余污泥等固体废弃物主要的最终堆放场所。我国城市垃圾处理 70% 以上采用卫生填埋法。如图 4-3 所示，来自医院及家庭的个人护理品、药品、使用过的婴儿尿布及卫生纸都可能被输送至垃圾填埋场，因此垃圾填埋场是一个潜在的抗生素储存库（Eggen et al.，2015；Threedeach et al.，2012）。垃圾填埋场中经抗生素诱导所产生的耐药细菌及抗生素抗性基因会进入垃圾渗滤液，并最终流入外部环境，这可能对生态环境及人类健康造成极大的风险（Wright，2007；Xie and Yang，2014）。

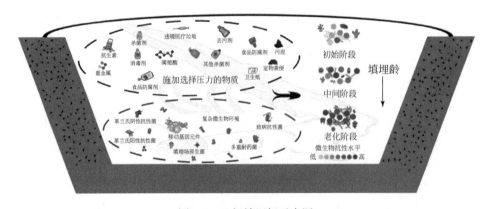

图 4-3　垃圾填埋场示意图

Song 等（2016）的研究结果显示，在西安地区垃圾填埋场中磺胺甲噁唑、四环素、土霉素含量最高。Yu 等（2016）对三种不同填埋龄的垃圾渗滤液中的磺胺类抗生素水平与其他水体及底泥环境中的抗生素水平进行了对比，如表 4-5 所示，发现与其他环境相比，填埋龄年限大于 6 年的渗滤液其磺胺类抗生素水平最高，且多样性最丰富。

表 4-5 文献报道近年各种环境中磺胺类抗生素浓度水平 （单位：ng/L）

采样点	磺胺嘧啶	磺胺吡啶	磺胺甲噁唑	磺胺甲嘧啶	磺胺二甲嘧啶	磺胺喹噁啉	参考文献
新填埋层（0.2年以下）	ND	ND	745±38	1126±7	79±17	ND	（Yu et al., 2016）
中间填埋层（0.2～6年）	ND	40±27	674±14	1157±9	60±41	ND	
旧填埋层（6年以上）	15566±1064	1263±298	962±14	1192±22	1099±91	ND	
垃圾渗滤液	19～92	253～2211	6～8488	3～659	47～659	ND～53	（Wu et al., 2015）
底泥	NR	NR	ND～107	ND～15	ND～102	NR	（Pei et al., 2006; Kim and Carson, 2007）
河流	ND～40	ND～219	ND～2000	ND～42	ND～19153	ND～40	（Yan et al., 2013）
受污染的地表水	0.7～27	38～110	357	611～90	259～74	55～216	（Garcia-Galan et al., 2011）
污水处理厂进水	ND	45	331～417	24	ND	ND	（Rodriguez-Mozaz et al., 2015）
污水处理厂出水	ND	ND	56～73	ND	ND	ND	
医院出水	ND	ND	190～4817	ND	ND	ND	

注：ND 为未检测到；NR 为未报道。

黄福义等（2016）运用高通量实时荧光定量 PCR 技术对厦门生活垃圾渗滤液中的抗生素抗性基因的多样性和丰度进行了分析。结果表明，生活垃圾渗滤液中检测出 39 种抗生素抗性基因，分为四大类，基因拷贝数最高的是氨基糖苷类抗性基因，达到 1.1×10^5 copies/L。渗滤液中的抗生素抗性基因丰度通常比地表水中的抗生素抗性基因丰度高 3 ~ 4 个数量级（Zhang X H et al.，2016）。渗滤液中抗生素抗性基因种类很多，根据目前的资料，磺胺类抗生素抗性基因及大环内酯类抗生素抗性基因浓度水平较高（Wu et al.，2015），其中 *sul*Ⅱ、*erm*B 和 *sul*Ⅰ 的含量总体占优势。

目前研究认为，抗生素抗性基因与填埋龄具有明显相关性。李蕾等（2015）以西安江村沟垃圾填埋场为研究对象，检测了 5 种抗生素抗性基因的含量，得出结论：5 种抗生素抗性基因均存在于垃圾渗滤液中，其中磺胺类抗生素抗性基因（*sul*Ⅰ 和 *sul*Ⅱ）含量最高，四环素类次之，而氯霉素类抗性基因和 *β*- 内酰胺类抗生素抗性基因含量最低。同时，这 5 种基因的基因拷贝数最高值都出现在填埋龄最低的表层垃圾中。Yu 等（2016）通过对三处填埋龄不同（0.2 年；0.2 ~ 6 年；6 年以上）的渗滤液中抗生素抗性基因的研究也证实了填埋龄对抗生素抗性基因水平有较大的影响，随着填埋年限的增长，抗生素抗性基因的相对丰度降低。

同时发现钴、铅、锌等重金属与抗生素抗性基因及可移动遗传元件都呈现明显正相关（Yu et al.，2016），由于重金属抗性基因和抗生素抗性基因通常存在于相同的可移动遗传元件上（Wardwell et al.，2009），垃圾填埋过程中重金属可能对抗生素抗性基因的增殖及其水平传播产生持久的选择压力。因此，抗生素抗性基因在垃圾填埋浸出液中的存在和扩散是一个严重的环境问题，需要更多的关注和进一步的研究。

第三节　人体抗生素抗性基因暴露的主要途径

一、饮用水中抗生素抗性基因分布特征

饮用水安全问题关系人民健康与社会稳定，据世界卫生组织数据，在发展中国家，80% 的疾病和 30% 的死亡是由不干净的饮用水造成的，世界上每年有 1.2 亿人因恶劣的环境卫生条件和不干净的饮用水而患病，每年有 400 万以上的儿童死于水传染疾病，15% 的儿童在 5 岁前由于腹泻而夭折。在中国，大约有 3 亿人面临饮用水短缺问题，每年约 1.9 亿人患病、6 万人死于水污染的疾病（Qiu，2011）。微生物污染对饮用水安全的威胁日益突出，世界卫生组织发布的《饮用水水质准则》中指出：微生物污染的潜在严重后果使得必须对其加强控制。近年来，抗生素残留问题在污水处理厂、地表水、地下水等水环境中均被检测到，饮用水中抗生素的浓度通常很低，但是随着检测技术的进步，针对饮用水中抗生素残留的检测也日渐报道。荷兰饮用水中检测出了痕量的抗生素、抗癫痫药物和 *β* 受体阻断剂，其浓度大部分低于 50 ng/L（Barceló，2012）。抗生素抗性基因作为一

种污染物，极易在细菌之间进行水平转移传播，从而在水环境中扩散，对饮用水安全构成威胁。

目前，城市饮用水多以河流为饮用水源地，经过一系列处理后通过供水管网供给居民饮用。在我国，目前也有不少饮用水水源地检测到抗生素（表4-6）。对某省饮用水源测定了14种常见抗生素，除氯霉素、氟甲砜霉素和罗红霉素外，其余11种在调研的所有饮用水水源地均有检出，检出率在11%～78%。其中检出率最高的为磺胺嘧啶，检出率为78%，其次为磺胺甲噁唑、金霉素和氧氟沙星等3种抗生素，其检出率均为67%，这4种抗生素的浓度均值也相对较高，是主要的污染物质（胡冠九等，2016）。对福建九龙江水源地的研究发现，在九龙江河水中检测到了9种抗生素抗性基因，其浓度最高可达10^6～10^7 copies/100mL，丰度最高可达到占全部生物量的10^{-2}～10^{-3}（Zhang et al.，2013）。

表 4-6　不同水源地抗生素残留量比较（胡冠九等，2016）

类别	物质	质量浓度 / （ng/L）	来源
四环素类	四环素	0～2.3	江苏省某市典型饮用水源
		0.4～1.1	贵阳市饮用水源（阿哈湖）
		2.81	福建九龙江下游流域水体
		ND～9.8	巢湖湖水
		ND～32.2	南京市部分江河及自来水厂水源
	土霉素	ND～15.4	江苏某市典型饮用水源
		ND	南京市部分江河及自来水厂水源
		ND～4.9	巢湖湖水
		0.5～0.6	贵阳市饮用水源（阿哈湖）
	金霉素	ND～6.0	南京典型县区饮用水源
		ND	南京市部分江河及自来水厂水源
		0.5～0.9	贵阳市饮用水源（阿哈湖）
		ND～4.4	巢湖湖水
	多西环素	ND～8.5	江苏省某市典型饮用水源
		ND～42.3	巢湖湖水

续表

类别	物质	质量浓度 /（ng/L）	来源
磺胺类	磺胺嘧啶	ND ~ 52.7	江苏省某市典型饮用水源
		<10	瑞士地表水
		20	韩国地表水
		135 ~ 336；3 ~ 141	珠江广州段（枯季；洪季）
	磺胺甲噁唑	ND ~ 8.6	江苏省某市典型饮用水源
		<10	瑞士地表水
		3.03 ~ 15.7	南京市部分江河及自来水厂水源
		20	韩国地表水
		111 ~ 323；2 ~ 165	珠江广州段（枯季；洪季）
	磺胺二甲嘧啶	ND ~ 1.29	江苏省某市典型饮用水源
		107 ~ 323；4 ~ 179	珠江广州段（枯季；洪季）
喹诺酮类	诺氟沙星	ND ~ 4.4	江苏省某市典型饮用水源
		ND ~ 5.55	南京市部分江河及自来水厂水源
		117 ~ 251；ND ~ 13	珠江广州段（枯季；洪季）
		ND ~ 34.8	巢湖湖水
		≤ 120	美国地表水
	氧氟沙星	ND ~ 13.2	江苏省某市典型饮用水源
		ND ~ 6.68	南京市部分江河及自来水厂水源
		18.06	意大利地表水
		53 ~ 108；ND ~ 16	珠江广州段（枯季；洪季）
		1.2 ~ 182.7	巢湖湖水
大环内酯类	红霉素	ND ~ 4.0	江苏省某市典型饮用水源
		3.4	韩国地表水
		4.62	意大利地表水
		110 ~ 199	瑞士地表水
		423 ~ 636；13 ~ 423	珠江广州段（枯季；洪季）
	罗红霉素	ND	江苏省某市典型饮用水源
		11 ~ 33	瑞士地表水
		13 ~ 169；ND ~ 105	珠江广州段（枯季；洪季）

续表

类别	物质	质量浓度／（ng/L）	来源
氯霉素类	氯霉素	ND	江苏省某市典型饮用水源
		0.6 ~ 0.8	贵阳市饮用水源（阿哈湖）
		54 ~ 166；11 ~ 266	珠江广州段（枯季；洪季）
	甲砜霉素	ND ~ 1.7	江苏省某市典型饮用水源
	氟甲砜霉素	ND	江苏省某市典型饮用水源
		16.18	福建九龙江下游流域水体

注：ND 表示未检测到。

不仅抗生素抗性基因在水源地中检出频率高，而且现有的饮用水处理系统对抗生素抗性基因污染的控制能力有限，造成饮用水抗性污染（Schwartz et al.，2003）。Huerta 等（2013）对西班牙某市用于提供饮用水的给水储存池中的 bla_{TEM}、$ermB$、$qnrS$ 和 $sulI$ 基因进行了检测，发现这些抗生素抗性基因在储水池水样中非常普遍。Xi 等（2009）对美国密歇根州和俄亥俄州饮用水水源地、自来水厂出水和自来水分布管网中的耐药细菌与抗生素抗性基因进行了检测分析，结果表明自来水厂出水和自来水中某些抗生素的耐药水平有所增加，且自来水中大部分抗生素抗性基因丰度高于自来水厂出水和饮用水水源地，自来水供水系统可能为抗生素抗性基因的传播和水平基因转移提供了条件。水源地、自来水厂、自来水分布管网均检测到抗生素抗性基因和耐药细菌，说明饮用水系统中的抗性污染已非常普遍。

在对某市两家自来水厂的研究中发现，出水中仍含有一定量的抗生素抗性基因残留，各类抗生素抗性基因总量均大于 10^5 copies/L。采用深度自来水处理工艺的水厂对抗生素抗性基因总的去除量（1.89 个数量级）低于采用常规处理工艺的水厂（2.46 个数量级），经生物活性炭吸附处理工艺后，自来水中的抗生素抗性基因相对丰度平均增加约 1 个数量级，可检出基因种类由 84 种增加至 156 种（Xu et al.，2016）。先进的自来水处理工艺并不一定能更有效地去除抗生素抗性基因；自来水厂不同的处理工艺可导致抗生素抗性基因含量的差异性，且不同自来水厂相同的处理工艺段对抗生素抗性基因的去除作用也不一致，这可能与处理规模、进水水质、处理工艺组合等因素有关。自来水厂出水经管道运输后，水样中的抗性基因丰度显著增加，其中 β- 内酰胺类抗生素抗性基因增长最多，在出水中平均丰度为 7.10×10^6 copies/L，经过管网运输后可达 7.59×10^8 copies/L。因此，管道运输系统也是一个重要的抗生素抗性基因储存库，应引起关注（Xu et al.，2016）。

二、空气中抗生素抗性基因分布特征

近年的文献已陆续报道了耐药细菌及抗生素抗性基因在污水处理厂、养殖场、医院、公共场所、城市住宅空气中存在，而且雾霾中也含有高丰度的抗生素抗性基因（Pal et al.，2016）。

市政污水处理厂被认为是耐药细菌及抗生素抗性基因的热点区域，相应的污水处理厂空气中也检测出多种耐药细菌及抗生素抗性基因，其对周围空气介质微生物组成具有较大影响。Teixeira 等（2016）发现污水处理厂室内空气中含有超广谱 β- 内酰胺酶和碳青霉烯酶的肠杆菌科耐药细菌，并且 39 株肠杆菌科耐药细菌含有多重耐药性。对污水处理厂空气样品中抗性基因的研究发现，有 8 种抗生素抗性基因的检出率均超过 50%，其中 tetC、sulⅠ、sulⅡ 和 ermB 检出率为 100%，在曝气池和污泥脱水车间空气样品中 8 种抗生素抗性基因检出率均为 100%，其中的 sulⅠ、sulⅡ、tetG 和 tetX 4 种基因的相对浓度范围在 $10^2 \sim 10^5$ copies/ng DNA，与邻近居民区空气样品抗生素抗性基因浓度处于同一水平，二者细菌群落相似度较高（高新磊等，2015）。

密集型动物养殖场和医院可能是空气中耐药细菌及抗生素抗性基因的源头，并可通过空气的流动进行传播（Ling et al.，2013；Gao et al.，2016）。养殖场空气中的革兰氏阳性菌可能是一个潜在的抗生素抗性基因储存库（Chapin et al.，2005；Sapkota et al.，2006）。Sapkota 等（2006）采用 DNA 分子杂交和 PCR 法对肠球菌和链球菌进行检测，首次证明养殖场空气中的细菌携带有抗生素抗性基因，所有筛选的具有多重抗性的菌株中均含有大环内酯类抗生素抗性基因（ermA、ermB、ermC、ermF 和 mefA），50% 的肠球菌和 44% 的链球菌含有多种四环素类抗生素抗性基因（tetM、tetK 和 tetL）。养殖场中耐药细菌及抗性基因在室内和室外空气存在显著差异，并且与抗生素使用量和气溶胶颗粒大小存在一定的相关性（Brooks et al.，2010；Just et al.，2012；Gao et al.，2016）。Brooks 等（2010）在家禽养殖场空气中检测出了超过 4 类的抗生素抗性基因，养殖场室内比室外空气中含有更高浓度的耐药细菌及抗生素抗性基因，空气中超过 51% 的细菌具有多重耐药性。对笼舍圈养家禽养殖场（用于生产鸡蛋）和自由放养家禽养殖场（用于生产肉类）的耐药细菌及抗生素抗性基因的研究发现，自由放养的家禽养殖场气溶胶中的肠球菌、大肠杆菌、金黄色葡萄球菌浓度明显比笼舍圈养的家禽养殖场气溶胶中含量高，且杆菌肽锌抗性基因 bcrR，红霉素抗性基因 ermA，四环素抗性基因 tetA、tetC 在自由放养的养殖场中检出率比笼舍圈养养殖场中高，这在一定程度上说明抗生素抗性基因和抗生素用量有一定相关性（Just et al.，2012）。养殖场气溶胶颗粒大小与耐药细菌及抗生素抗性基因也有一定的关系，

当气溶胶颗粒在 4.7 ~ 5.8μm 时，大部分 16S rDNA、*Escherichia coli* 及 *tet*W 和 *tet*L 基因的含量随着气溶胶颗粒的增大而提高（Gao et al.，2016）。家禽养殖场空气中微生物也表现出高耐药性和多重耐药性（Liu et al.，2012；Ling et al.，2013）。Liu 等（2012）从 6 个家禽饲养环境的粪便、室内和室外空气中分离鉴定出 146 株金黄色葡萄球菌，5.37% 的金黄色葡萄球菌对甲氧西林具有抗性，94% 的金黄色葡萄球菌对磺胺甲噁唑具有抗性，并且这些菌株存在多重耐药性，而且其中 3 种菌株对 9 种抗生素都具有抗性。养殖场空气中分离到的凝固酶阴性葡萄球菌耐药情况比较严重，对 β- 内酰胺类药物（青霉素、苯唑西林和阿莫西林/棒酸）的耐药率分别为 75.4%、65.9% 和 65.9%，对大环内酯类药物（克林霉素、克拉霉素、红霉素）和磺胺类药物（复方新诺明）的耐药率为 50% ~ 79%，并且 80.5% 的菌株对四环素耐药（李楠，2011）。

医院是抗生素使用量最多的地方之一，存在着多种耐药细菌和抗生素抗性基因，其空气也是某些耐药细菌（β- 内酰胺酶耐药细菌）传播的潜在路径（Mirhoseini et al.，2016）。Yan 等（2010）发现医院空气中微生物气溶胶含有 *tet*G、*erm*F 和 *erm*X 等抗生素抗性基因。Drudge 等（2012）从医院预滤器上分离出的灰尘中检测到与耐甲氧西林金黄色葡萄球菌和凝固酶阴性葡萄球菌相关的 *aac*（6′）- *aph*（2″）、*erm*A 和 *mec*A 抗性基因。空气中细菌对常用抗菌药物青霉素和氨苄西林耐药率高达 72% 和 76.9%，对新一代头孢菌素类、喹诺酮类药物的耐药率也在 40% 以上（陈艳华等，2006；Lis et al.，2009）。医院中高耐药性的细菌可以传播到其他人类活动场所，对人体健康具有较高风险，在长期与医院环境接触的人的家中分离出了耐甲氧西林金黄色葡萄球菌，且检测到了 *mec*A 抗性基因（Lis et al.，2009）。

空气中抗生素抗性基因的含量与空间和人类活动密切相关。有学者研究发现室内空气中 54.59% 的金黄色葡萄球菌对氨苄西林具有抗性，60.46% 对青霉素存在抗性，13.20% 具有多重耐药性，而室外空气的氨苄西林、青霉素和多重耐药性细菌比例分别是 34.42%、41.81% 和 13.96%（Gandara et al.，2006）。空气耐药细菌占总菌数的比例与当地人类活动频度密切相关，人类活动频度高的地方，空气中含耐药细菌的比例也较高（周继平和李恒，2007）。人类活动对空气中抗性基因的分布有明显影响，集市在人流量增加时，空气中抗生素抗性基因含量明显升高（Yadav et al.，2015）。Gandolfi 等（2011）在街道旁采集的 PM$_{10}$ 中分离出耐甲氧西林金黄色葡萄球菌，通过对其检测发现，几乎在所有的菌株中都存在 *tet*K，在少数菌株中存在 *erm*C 和 *van*A。农贸市场活禽交易区也是耐药细菌及抗性基因的重要储存库，活禽交易区空气会严重影响农贸市场及其外周边的空气质量，对某市某典型社区农贸市场内空气耐药细菌及抗生素抗性基因丰度监测，发现活禽交易区可培养细菌浓度高达 10^5 CFU/m^3，远高于一般室内区域（10^3 CFU/m^3），其中 PM$_{2.5}$ 精细颗粒物（0.65 ~ 3.3μm）中所含菌量占总菌量的42%以上；活禽交易区空气介质中，tetG、tetW、sulⅠ和sulⅡ等基因的检出率高达70%以上，其绝对浓度在 10^4 ~ 10^9 copies/m^3；周边环境空气样品中，随着与活禽交易区距离的增加，空气中抗性基因含量呈显著下降趋势（房文艳等，2015）。

耐药细菌及抗生素抗性基因在空气中广泛存在，与空间、抗生素使用量和人类活动具有一定相关性，空气环境可能会成为一个潜在的耐药细菌及抗生素抗性基因的存储库。目前存在的主要问题表现在数据匮乏，采样和分析方法尚未标准化，使得相关数据不具可比性等。另外，在空气中耐药细菌及抗性基因的来源、浓度、影响因素、传播扩散机制、生态风险等方面仍缺乏足够的信息。

三、食物中抗生素抗性基因分布特征

国家卫生健康委合理用药专家委员会的肖永红教授说："牛奶、鸡蛋、肉类等畜牧业的抗生素滥用，使我们的环境中细菌已产生耐药性。人体被动地接受了抗生素，一旦受到耐药细菌的感染，将会加大治疗难度。"抗生素的不规范使用是导致动物体内药物滞留、蓄积，并以残留的方式进入人体内和生态系统的主要原因之一，给人类健康和环境带来危害。随着世界各国对食品安全重视程度的加强，美国、欧盟等国家和地区已相继颁布了一系列法律，以禁止或限制抗生素的使用。

联合国粮食及农业组织（FAO）和世界卫生组织（WHO）早在1969年就提出应对各种动物性食品中的抗生素残留的允许标准。同时建议在奶牛接受抗生素治疗停药后至少3天内挤出的奶汁不直接作为食用奶原料（最好要停药5 ~ 7天）。国际乳品联合会（IDF）也推荐使用欧盟的检测方法。美国食品与药品监督管理局（FDA）规定每毫升牛奶中的抗生素含量不得超过0.006国际单位，使用抗生素的牛奶在96 h内应废弃。规定所有牛奶必须检测其中青霉素类抗生素的残留情况。美国对青霉素G、阿莫西林、氨苄西林的最高残留限量（MRL）规定分别为5ng/mL、10ng/mL、10ng/mL。日本于1997年规定牛奶中抗生素残留限量为0.1 mg/kg。欧美等西方国家对牛奶中的抗生素残留都有较详细的研究，我国由于此项工作起步较晚，目前还处于一个较低的研究水平。农业农村部虽对抗生素的停药期和最高限量给予了明确的规定，但由于奶牛乳房炎的治疗方法及用药剂量已发生了巨大变化，即使奶牛场对奶牛停药并达到期限后，牛奶中抗生素的残留浓度仍然难以把控，甚至存在严重超标的情况，污染奶源造成了浪费。

FAO在2014年调查统计的结果显示，世界人均年消耗量最多的肉类为猪肉（15kg），其次是禽类，人均年消耗量为12.6kg，排在第三位的是牛肉，人均年消耗量为 9.6kg，相比之下，欧洲肉类消耗高于世界平均水平，猪肉、禽类和牛肉的人均年消耗量分别为 34.2kg、21.9kg 和 16.1kg[①]。大肠杆菌是生物肠道内普遍存在的微生物，肉类在屠宰、生产和加工过程中极易受大肠杆菌污染（Álvarez-Fernández et al.，2013），由于抗生素的大量使用，动物携带有大量具有抗生素抗性基因的大肠杆菌等肠道微生物，其中包含了大量作为人类食物的动物（Hammerum and Heuer，2009）。目前，有研究表明食物可作为媒介将抗生素抗性基因从动物传到人体，这将威胁人类的生存和健康（Skočková et al.，2015；de Jong et al.，2009）。Skočková 等（2015）对欧洲肉品中抗生素抗性基因的研究发现：超过半数（62.5%）的猪肉样品中含有至少一种抗生素抗性基因，其中 31.3% 的猪肉中含有多重抗生素抗性基因；82.8% 的禽类肉品中发现至少含有一种抗生素抗性基因，其中 15% 含有抗生素抗性基因；牛肉样品中检测出含有抗生素抗性基因的样品较少（10%）。研究表明，禽类肉品中含有抗生素抗性基因的比例最大，这和 de Jong 等（2009）的研究结果一致。Singh 等（2016）在印度不同地点的六种水果汁和六种街头食物中均检测出 bla_{TEM} 抗性基因，并估计消费上述食品的人群感染含有 bla_{TEM} 抗性基因的耐药细菌的最高风险为每百人一例。

食物中的抗生素及抗性基因污染直接危害人类健康，是人类致病菌及肠道微生物中抗性基因的直接来源，食物源的监管和治理仍存在很大缺口，相关研究较少，亟须受到更多人的关注。

第四节　人体内耐药致病菌的产生及进化

一、人体内耐药致病菌

当前细菌耐药性已经变成当今世界面临的最紧迫的公共卫生问题之一。因为抗菌药物的滥用，抗生素抗性基因发展迅速。据报道，人用抗生素的用量在 2000 ~ 2010 年增加了 36%。各国的调查显示，许多患者认为抗生素能够治疗由病毒感染引起的咳嗽、感冒和发烧等常见疾病。在许多国家，抗生素也用于治疗患病动物，同时广泛应用于健康的动物以预防疾病，通过大规模群养来促进生长。植物种植、农业和海鲜业的发展也广泛使用抗生素。

据估计，在美国，每年超过 200 万人感染了耐药细菌，导致 2.3 万人直接死亡（Hampton, 2013）。许多常见的致病生物体导致的人类疾病，如肺结核、艾滋病、疟疾、性传播疾病、尿路感染、肺炎、血液感染等，已经产生抗药性。医生们必

① FAO. 2014. FAOSTAT: Food Balance Sheets. http://faostat.fao.org/site/610/DesktopDefault.aspx? PageID¼610#ancor.

须越来越多地选择更昂贵的药物，需要更长的时间来对抗疾病，昂贵的治疗费用给低收入国家带来负担。具体表现为，目前常见的肠道细菌肺炎克雷伯菌引起的威胁生命的感染，碳青霉烯类抗生素已经是最后的治疗手段，对这种抗生素的耐药性已传播到全世界所有地区。有些国家，鉴于耐药性，碳青霉烯类抗生素对半数以上接受治疗的肺炎克雷伯菌感染患者无效。氟喹诺酮类药物是最广泛用于治疗大肠杆菌引起的尿道感染的抗菌药物之一，但对这种药物的耐药性非常广泛。在世界上许多国家，这种治疗现在对半数以上的患者无效。第三代头孢菌素作为淋病最后的治疗手段，在奥地利、澳大利亚、加拿大、法国、日本、挪威、南非、斯洛文尼亚、瑞典和英国已确认治疗失败。更严重的是，在一些情况下，淋病奈瑟球菌甚至对抗生素已经完全耐药[1]。

人体耐药致病菌的发展已经威胁到人类的生存。在发展中国家，一些常见的儿童疾病，如疟疾、肺炎、呼吸道感染、痢疾等，已经不能被常规抗生素治愈，没有有效的抗生素预防感染，一些常规外科手术和癌症治疗将变得更不安全。

结核病是人类历史上最古老的传染病之一，是典型的由细菌感染造成的疾病，曾经夺取全球数亿人的生命。2012 年，全世界约有 45 万例新发耐多药结核病例。从全球看，6% 的新发结核病例和 20% 曾接受治疗的病例为耐多药结核病，但各国耐多药结核病出现的频率差别很大。全世界各区域共有 92 个国家发现了广泛耐药结核病（对所有氟喹诺酮类药物和所有二线注射药物耐药的耐多药结核病）。

二、防治措施

2014 年 4 月，世界卫生组织发布了首份全球抗生素耐药报告[1]，包括抗生素耐药性，表明这种严重威胁不再是未来的一种预测，目前正在世界上所有地区发生，有潜力影响每个人，已对公共卫生构成重大威胁。如果抗生素滥用持续下去，即便是一次普通的感染也可能是致命的。

目前来说，应对微生物耐药性有三个基本策略：①加强抗微生物药物的管理，尽可能减少耐药微生物的产生；②切断耐药微生物的传播途径；③研究耐药微生物感染的治疗方法，开发新的药物（张卓然等，2007）。对于个人来说，应当提高对抗生素的认识，不滥用乱用抗生素，不与他人分享或使用以前剩下的处方药，同时谨遵医嘱，按时按量服用处方药物，减少因为杀菌剂量或反复等问题造成耐药细菌的出现。对于卫生工作者来说，应当加强预防和控制感染，开出的抗生素必须适用于治疗的疾病，不乱用抗生素，减少抗生素的传播及其对环境的污染。

世界卫生组织在《抗生素耐药性全球行动计划草案》[2]中提出，要提高对抗

---

① World Health Organization. 2014. Antimicrobial Resistance: Global Report on Surveillance.
② World Health Organization. 2014. Draft Global Action Plan on Antimicrobial Resistance Report by the Secretariat.

生素耐药性的认识和理解；要通过监测和研究加强对其的认识；要减少感染的发生率；要优化抗菌药物的使用，并确保可持续的投资以应对抗生素耐药性。

目前，许多国家也开始重视抗生素污染、人体耐药致病菌流行等问题，积极响应世界卫生组织的号召。美国政府已在 2015 年 7 月 27 日公布了一项为期五年的国家行动计划，计划大幅削减抗生素的不当使用，以应对紧迫而严重的细菌抗生素耐药性威胁。我国也于 2016 年由国家卫生和计划生育委员会等 14 部门联合制定了《遏制细菌耐药国家行动计划（2016—2020 年）》，旨在加强抗菌药物管理，遏制细菌耐药，守护人民群众健康，促进经济社会协调发展。在应对抗生素耐药的重要工具方面，如跟踪和监测问题的基本系统，许多国家存在差距或者不具备这些工具。有些国家已采取重要措施来处理这些问题，但每个国家和个人需要做出更多的努力。

其他防治措施包括：预防发生感染，即通过改善卫生，获取干净的水，在卫生保健设施处控制感染，以及接种疫苗，减少对抗生素的需要；重视研制新诊断试剂、抗生素及其他工具的必要性。

第五节　总结与展望

人体内微生物获得抗性基因的途径有许多，对人类致病菌中抗性基因表现的机制已经有所研究，但仍有许多临床相关的抗性基因来源未知。因此，许多研究者通过研究携带抗生素抗性基因的不同微生物群落，从而试图解决人体微生物抗性基因的来源问题（Allen et al., 2010）。目前，关于人体抗生素抗性基因的获得及其与环境中抗性基因的联系仍是一片未知的领域，需要更多的关注和研究。

但已知的是，人类抗生素类药物的滥用和饮用水源的污染，是人体抗生素抗性基因获得的主要途径；严格控制抗生素类药物的使用是降低抗生素抗性基因污染的根本方法，对肉制品、蛋奶等食品中抗生素的检测应当更加规范，从而减少人体内抗生素的被动摄入量。传统饮用水净化工艺是否能达到对抗性基因的去除效果仍有待调查和研究，废水和废物中抗生素抗性基因污染的控制是减少环境中抗性基因传播的重要手段。目前对空气中耐药细菌及抗性基因健康风险的研究尚缺乏足够的数据，应开展空气中耐药细菌及抗性基因对人类健康危害的评估，建立健全生态环境安全评价和预警体系，为国家制定相关政策提供科学依据，从而减少或消除耐药细菌及抗性基因对人类的危害。

参 考 文 献

陈艳华, 李晖, 陆一平, 等. 2006. 医院空气中细菌分类及耐药性分析. 中国抗生素杂志, 31(8):

505-506.

房文艳, 高新磊, 李继, 等. 2015. 城市社区农贸市场空气微生物及抗生素抗性基因研究. 生态毒理学报, 10(5): 95-99.

高新磊, 邵明非, 贺小萌, 等. 2015. 污水处理厂空气介质抗生素抗性基因的分布. 生态毒理学报, 10(5): 89-94.

郭怡雯. 2009. 污水处理厂活性污泥中四环素耐药基因和耐四环素乳糖发酵型肠杆菌研究. 上海: 华东师范大学.

胡冠九, 陈素兰, 穆肃, 等. 2016. 江苏省某市典型饮用水水源中抗生素质量浓度特征. 水资源保护, 32(3): 84-88.

黄福义, 李虎, 安新丽, 等. 2016. 城市生活污水和生活垃圾渗滤液抗生素抗性基因污染的比较研究. 环境科学, 37(10): 3949-3954.

黄文祥, 王其南. 2003. 抗真菌药物的耐药性研究进展. 国外医药抗生素分册, 24(4): 176-179.

李蕾, 徐晶, 赵由才, 等. 2015. 垃圾填埋场抗生素抗性基因初探. 环境科学, (5): 1769-1775.

李楠. 2011. 养殖场空气中细菌分布及耐药性研究. 北京: 中国人民解放军军事医学科学院.

吕媛, 李耘, 郑波. 2011. 国内外细菌耐药监测研究介绍. 中国临床药理学杂志, 27(4): 311-317.

孙淑娟, 袭燕. 2008. 抗菌药物治疗学. 北京: 人民卫生出版社.

汪海仙. 2007. 中国儿童抗生素的使用现状. 当代医学, (17): 150-152.

肖永红. 2012. Mohnarin 2011 年度全国细菌耐药监测. 中华医院感染学杂志, 22(22): 4946-4952.

谢新鑫, 杨青廷, 旷满华, 等. 2016. 2004—2015 年中国儿童抗生素使用情况分析. 中南医学科学杂志, 44(2): 130-134.

岳华, 王育伟. 2011. 抗生素对社会发展的负面影响研究. 亚太传统医药, 7(5): 193-194.

张秀蓝, 张烃, 董亮, 等. 2012. 固相萃取 / 液相色谱 – 串联质谱法检测医院废水中 21 种抗生素药物残留. 分析测试学报, 31(4): 453-458.

张卓然, 夏梦岩, 倪语星. 2007. 微生物耐药的基础与临床. 北京: 人民卫生出版社.

郑英丽, 周子君. 2007. 抗生素滥用的根源、危害及合理使用的策略. 医院管理论坛, 24(1): 23-27.

《中国护理管理》编辑部. 2008. 中国艾滋病防治联合评估报告. 中国护理管理, (7): 20-21.

周继平, 李恒. 2007. 空气中耐药菌株分布情况调查. 新乡医学院学报, 24(2): 147-149.

周启星, 罗义, 王美娥. 2007. 抗生素的环境残留、生态毒性及抗性基因污染. 生态毒理学报, 2(3): 243-251.

庄耀. 2014. 污水中抗生素抗性基因的深度净化技术研究. 南京: 南京大学.

Ahammad Z S, Sreekrishnan T R, Hands C L, et al. 2014. Increased waterborne bla_{NDM-1} resistance gene abundances associated with seasonal human pilgrimages to the upper Ganges River. Environmental Science & Technology, 48(5): 3014-3020.

Allen H K, Donato J, Cloud-Hansen K A, et al. 2010. Call of the wild: Antibiotic resistance genes in natural environments. Nature Reviews Microbiology, 8(4): 251-259.

Álvarez-Fernández E, Cancelo A, Díaz-Vega C, et al. 2013. Antimicrobial resistance in *E. coli* isolates from conventionally and organically reared poultry: A comparison of agar disc diffusion and Sensi

Test Gram-negative methods. Food Control, 30(1): 227-234.

An X L, Su J Q, Li B, et al. 2018. Tracking antibiotic resistome during wastewater treatment using high throughput quantitative PCR. Environment International,117:146-153.

Baker-Austin C, Wright M S, Stepanauskas R, et al. 2006. Co-selection of antibiotic and metal resistance. Trends in Microbiology,14(14): 176-182.

Barceló D. 2012. Emerging Organic Contaminants and Human Health. Heidelberg: Springer.

Brooks J P, Mclaughlin M R, Scheffler B, et al. 2010. Microbial and antibiotic resistant constituents associated with biological aerosols and poultry litter within a commercial poultry house. Science of the Total Environment, 408(20): 4770-4777.

Cesare A D, Eckert E M, Durso S, et al. 2016. Co-occurrence of integrase 1, antibiotic and heavy metal resistance genes in municipal wastewater treatment plants. Water Research, 94:208-214.

Chapin A, Rule A, Gibson K, et al. 2005. Airborne multidrug-resistant bacteria isolated from a concentrated swine feeding operation. Environmental Health Perspectives, 113(2): 137-142.

Chapman J S. 2003. Disinfectant resistance mechanisms, cross-resistance, and co-resistance. International Biodeterioration & Biodegradation, 51(4): 271-276.

Chen H, Zhang M. 2013. Effects of advanced treatment systems on the removal of antibiotic resistance genes in wastewater treatment plants from Hangzhou, China. Environmental Science & Technology: 8157-8163.

de Jong A, Bywater R, Butty P, et al. 2009. A pan-European survey of antimicrobial susceptibility towards human-use antimicrobial drugs among zoonotic and commensal enteric bacteria isolated from healthy food-producing animals. Journal of Antimicrobial Chemotherapy, 63(4): 733-744.

Drudge C N, Krajden S, Summerbell R C, et al. 2012. Detection of antibiotic resistance genes associated with methicillin-resistant *Staphylococcus aureus* (MRSA) and coagulase-negative staphylococci in hospital air filter dust by PCR. Aerobiologia, 28(2): 285-289.

Eggen T, Moeder M, Arukwe A. 2015. Municipal landfill leachates: A significant source for new and emerging pollutants. Science of the Total Environment, 408(21): 5147-5157.

Gandara A, Mota L C, Flores C, et al. 2006. Isolation of *Staphylococcus aureus* and antibiotic-resistant *Staphylococcus aureus* from residential indoor bioaerosols. Environmental Health Perspectives, 114(12): 1859-1864.

Gandolfi I, Franzetti A, Bertolini V, et al. 2011. Antibiotic resistance in bacteria associated with coarse atmospheric particulate matter in an urban area. Journal of Applied Microbiology, 110(6): 1612-1620.

Gao M, Jia R, Qiu T, et al. 2016. Size-related bacterial diversity and tetracycline resistance gene abundance in the air of concentrated poultry feeding operations. Environmental Pollution, 220:1342-1348.

Garcia-Galan M J, Diaz-Cruz M S, Barcelo D. 2011. Occurrence of sulfonamide residues along the Ebro River basin: Removal in wastewater treatment plants and environmental impact assessment. Environment International, 37(2): 462-473.

Graham D, Collignon P, Davies J, et al. 2014. Underappreciated role of regionally poor water quality on globally increasing antibiotic resistance. Environmental Science & Technology, 48(20): 11746-11747.

Hammerum A M, Heuer O E. 2009. Human health hazards from antimicrobial-resistant *Escherichia coli* of animal origin. Clinical Infectious Diseases, 48(7): 916-921.

Hampton T. 2013. Report reveals scope of us antibiotic resistance threat. The Journal of the American Medical Association, 310(16): 1661-1663.

Hong A D, Pham N H, Nguyen H T, et al. 2008. Occurrence, fate and antibiotic resistance of fluoroquinolone antibacterials in hospital wastewaters in Hanoi, Vietnam. Chemosphere, 72(6): 968-973.

Huerta B, Marti E, Gros M, et al. 2013. Exploring the links between antibiotic occurrence, antibiotic resistance, and bacterial communities in water supply reservoirs. Science of the Total Environment, 456-457(7): 161-170.

Just N A, Létourneau V, Kirychuk S P, et al.2012. Potentially pathogenic bacteria and antimicrobial resistance in bioaerosols from cage-housed and floor-housed poultry operations. The Annals of Occupational Hygiene, 56(4):440-449.

Karkman A, Johnson T A, Lyra C, et al. 2016. High-throughput quantification of antibiotic resistance genes from an urban wastewater treatment plant. FEMS Microbiology Ecology, 92(3):1-7.

Kim S C, Carlson K. 2007. Quantification of human and veterinary antibiotics in water and sediment using SPE/LC/MS/MS. Analytical and Bioanalytical Chemistry, 387 (4):1301-1315.

Li B, Yang Y, Ma L, et al. 2015. Metagenomic and network analysis reveal wide distribution and co-occurrence of environmental antibiotic resistance genes. The ISME Journal, 9(11): 2490-2502.

Li J, Cheng W, Xu L, et al. 2016. Occurrence and removal of antibiotics and the corresponding resistance genes in wastewater treatment plants: Effluents' influence to downstream water environment. Environmental Science and Pollution Research, 23(7):1-10.

Ling A L, Pace N R, Hernandez M T, et al. 2013. Tetracycline resistance and class 1 integron genes associated with indoor and outdoor aerosols. Environmental Science & Technology, 47(9): 4046-4052.

Lis D O, Pacha J Z, Idzik D. 2009. Methicillin resistance of airborne coagulase-negative staphylococci in homes of persons having contact with a hospital environment. American Journal of Infection Control, 37(3): 177-182.

Liu D, Chai T, Xia X, et al. 2012. Formation and transmission of *Staphylococcus aureus* (including MRSA) aerosols carrying antibiotic-resistant genes in a poultry farming environment. Science of the Total Environment, 426: 139-145.

Mirhoseini S H, Nikaeen M, Shamsizadeh Z, et al. 2016. Hospital air: A potential route for transmission of infections caused by *β*-lactam-resistant bacteria. American Journal of Infection Control, 44(8): 898-904.

Oberlé K, Capdeville M J, Berthe T, et al. 2012. Evidence for a complex relationship between antibiotics and antibiotic-resistant *Escherichia coli*: From medical center patients to a receiving environment. Environmental Science & Technology, 46(3): 1859-1868.

Pal C, Bengtsson-Palme J, Kristiansson E, et al. 2016. The structure and diversity of human, animal and environmental resistomes. Microbiome, 4(1):54.

Peak N, Knapp C W, Yang R K, et al. 2007. Abundance of six tetracycline resistance genes in wastewater lagoons at cattle feedlots with different antibiotic use strategies. Environmental Microbiology, 9(1): 143-151.

Pei R T, Kim S C, Carlson K H, et al. 2006. Effect of river landscape on the sediment concentrations of antibiotics and corresponding antibiotic resistance genes (ARG). Water Research, 40(12): 2427-2435.

Qiu J. 2011. China to spend billions cleaning up groundwater. Science, 334(6057): 745.

Rodriguez-Mozaz S, Chamorro S, Marti E, et al. 2015. Occurrence of antibiotics and antibiotic resistance genes in hospital and urban wastewaters and their impact on the receiving river. Water Research, 69: 234-242.

Sapkota A R, Ojo K K, Roberts M C, et al. 2006. Antibiotic resistance genes in multidrug-resistant *Enterococcus* spp. and *Streptococcus* spp. recovered from the indoor air of a large-scale swine-feeding operation. Letters in Applied Microbiology, 43(5): 534-540.

Schwartz T, Wolfgang K, Bernd J, et al. 2003. Detection of antibiotic-resistant bacteria and their resistance genes in wastewater, surface water, and drinking water biofilms. FEMS Microbiology Ecology, 43(3): 325-335.

Singh G, Vajpayee P, Rani N, et al. 2016. Exploring the potential reservoirs of non specific TEM beta lactamase (bla_{TEM}) gene in the Indo-Gangetic region: A risk assessment approach to predict health hazards. Journal of Hazardous Materials, 314: 121-128.

Skočková A, Koláčková I, Bogdanovičová K, et al. 2015. Characteristic and antimicrobial resistance in *Escherichia coli* from retail meats purchased in the Czech Republic. Food Control, 47: 401-406.

Smith M S, Yang R K, Knapp C W, et al. 2004. Quantification of tetracycline resistance genes in feedlot lagoons using real-time PCR. Applied and Environmental Microbiology, 70(12): 7372-7377.

Song L, Li L, Yang S, et al. 2016. Sulfamethoxazole, tetracycline and oxytetracycline and related antibiotic resistance genes in a large-scale landfill, China. Science of the Total Environment, 551-552: 9-15.

Su J Q, An X L, Li B, et al. 2017. Metagenomics of urban sewage identifies an extensively shared antibiotic resistome in China. Microbiome, 5(1):84.

Teixeira J V, Cecílio P, Gonçalves D, et al. 2016. Multidrug-resistant Enterobacteriaceae from indoor air of an urban wastewater treatment plant. Environmental Monitoring and Assessment,188(7): 1-7.

Threedeach S, Chiemchaisri W, Watanabe T, et al. 2012. Antibiotic resistance of *Escherichia coli*, in leachates from municipal solid waste landfills: Comparison between semi-aerobic and anaerobic operations. Bioresource Technology, 113: 253-258.

Wardwell L H, Jude B A, Moody J P, et al. 2009. Co-selection of mercury and antibiotic resistance in sphagnum core samples dating back 2000 years. Geomicrobiology Journal, 26(4): 238-247.

Wright G D. 2007. The antibiotic resistome: the nexus of chemical and genetic diversity. Nature Reviews Microbiology, 5(3): 175-186.

Wu D, Huang Z T, Yang K, et al. 2015. Relationships between antibiotics and antibiotic resistance gene levels in municipal solid waste leachates in Shanghai, China. Environmental Science & Technology, 49(7): 4122-4128.

Xi C, Zhang Y, Marrs C F, et al. 2009. Prevalence of antibiotic resistance in drinking water treatment and distribution systems. Applied and Environmental Microbiology, 75(17): 5714-5718.

Xie Q, Yang D. 2014. Safety Problems and Management of Municipal Solid Waste Landfill. Beijing: International Symposium on Behavior-based Safety and Safety Management.

Xu L, Qian Y, Su C, et al. 2016. Prevalence of bacterial resistance within an eco-agricultural system in Hangzhou, China. Environmental Science and Pollution Research, 23(21): 1-8.

Yadav J, Kumar A, Mahor P, et al. 2015. Distribution of airborne microbes and antibiotic susceptibility pattern of bacteria during Gwalior trade fair, Central India. Journal of the Formosan Medical Association, 114(7): 639-646.

Yan C, Yang Y, Zhou J, et al. 2013. Antibiotics in the surface water of the Yangtze Estuary: Occurrence, distribution and risk assessment. Environmental Pollution, 175: 22-29.

Yan G, Veillette M, Duchaine C. 2010. Airborne bacteria and antibiotic resistance genes in hospital rooms. Aerobiologia, 26: 185-194.

Yu Z, He P, Shao L, et al. 2016. Co-occurrence of mobile genetic elements and antibiotic resistance genes in municipal solid waste landfill leachates: A preliminary insight into the role of landfill age. Water Research, 106: 583-592.

Zhang S, Lin W, Yu X. 2016. Effects of full-scale advanced water treatment on antibiotic resistance genes (ARGs) in the Yangtze delta area in China. FEMS Microbiology Ecology, 92(5): 1-9.

Zhang S, Lv L, Zhang Y, et al. 2013. Occurrence and variations of five classes of antibiotic resistance genes along the jiulong river in southeast China. Journal of Environmental Biology , 34: 345-351.

Zhang T, Zhang M, Zhang X, et al. 2009. Tetracycline resistance genes and tetracycline resistant lactose-fermenting Enterobacteriaceae in activated sludge of sewage treatment plants. Environmental Science & Technology, 43(10): 3455-3460.

Zhang X, Bing W, Yan Z, et al. 2009. Class 1 integronase gene and tetracycline resistance genes tetA and tetC in different water environments of Jiangsu Province, China. Ecotoxicology, 18(6): 652-660.

Zhang X H, Xu Y B, He X L, et al. 2016. Occurrence of antibiotic resistance genes in landfill leachate treatment plant and its effluent-receiving soil and surface water. Environmental Pollution, 218: 1255-1261.

第五章　制药业废水排放与抗生素抗性基因

抗生素原料药生产在我国国民经济中扮演着极其重要的角色。目前，我国生产抗生素的企业多达 300 余家，生产的抗生素品种超过 70 个，是临床上需求量最大的 β- 内酰胺类、四环素类和氨基糖苷类等 9 种发酵类抗生素药物的主要生产基地，部分产品如红霉素、盐酸多西环素和头孢菌素类产品的产量位居全球第一，在国际上具有举足轻重的地位（顾觉奋等，2011）。作为世界上最大的抗生素生产国之一，含有高浓度抗生素的抗生素生产废水生物处理系统可能成为抗生素抗性基因的潜在污染源。本章将结合对制药行业污染的总结和具体研究案例分析，对抗生素生产废水的产生和处理现状、制药废水生物处理系统中抗生素抗性基因的分布特征、制药废水排放对受纳河流抗生素抗性基因的影响和制药行业废水抗生素抗性基因排放的控制及风险管理等方面进行介绍和讨论。

第一节　抗生素生产废水的产生和处理现状

一、抗生素生产过程

抗生素的生产过程主要分为发酵、化学合成及半合成三大类。总体上，目前国内外大宗使用的药物仍然以发酵类抗生素及其修饰产物为主。抗生素的发酵是指抗生素产生菌（抗生菌）在一定的培养条件下，生物合成抗生素的过程。抗生素是在抗生菌生活周期特定的阶段呈现出来的，它是微生物次级代谢产物中的一大类物质（上海第三制药厂等，1979）。各类抗生素的发酵生产工艺过程基本类似，所不同的是培养基成分和各个工艺的运行参数。图 5-1 为土霉素发酵生产工艺流程示意图。

化学合成法以化学原料为起始反应物合成药物中间体，然后对其结构进行改造得到目的产物，再经保护基、提取、精制和干燥等工序得到最终抗生素产品。半合成抗生素指的是在已有抗生素基础上，通过化学合成的方法对其结构进行改造，以获得新的抗生素。

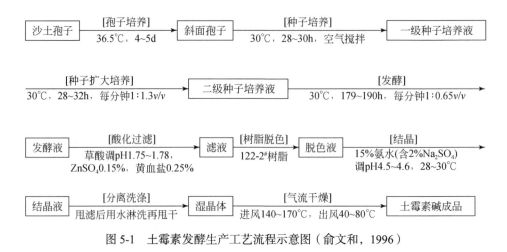

图 5-1　土霉素发酵生产工艺流程示意图（俞文和，1996）

二、抗生素生产废水及其处理技术现状

由图 5-2 抗生素发酵生产工艺的排污节点可以看出，抗生素发酵生产工艺的每个环节几乎都有废水排放：①废母液，指经过提取的发酵液，其水量大，污染物浓度高，是抗生素生产过程排放的各股废水中污染程度最严重的一类废水；②废酸碱液，主要产生于离子交换树脂的活化过程；③设备和地面冲洗废水，如过滤设备和材料的冲洗废水等，水量大，污染物含量低；④冷却废水，一般情况下未被生产原料和产品污染，所以不与其他废水混合处理（杨军等，1997）。

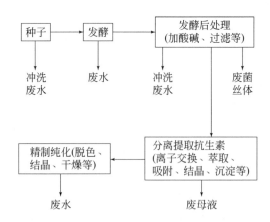

图 5-2　抗生素发酵废水来源（原丽，2006）

抗生素废水的特征为：发酵残余营养物导致的高 COD_{Cr}、高悬浮物质（SS）和低碳氮比；存在生物毒性物质如残留抗生素及其中间代谢产物、高浓度硫酸盐、

表面活性剂和提取分离过程中的高浓度酸、碱、有机溶剂等；pH 波动大，温度较高，色度高和气味重；因间歇生产带来的排放水质、水量变动大；排放高浓度废母液量大（15～850 m³/t 产品）（胡念祖，1992）。20 世纪 80 年代是我国抗生素工业废水处理的普及推广和发展时期，一些有前途的废水处理技术如升流式厌氧污泥床（UASB）反应器、生物流化床、深水曝气法等得以出现并进入实用领域。

废母液是抗生素生产排放的主要污染废水。废母液通常含有高浓度抗生素，我国基本上采取稀释后生物处理的方法进行处理。一般来说，生物技术对于这类发酵废水的处理从 COD 和氨氮去除的角度是非常有效的。常用的好氧方法包括活性污泥法和生物膜法（如生物接触氧化）等，如邵林等（1981）分别采用接触氧化法和生物流化床法对四环素、青霉素和红霉素的混合废水进行了处理。常用的厌氧处理方法为 UASB 和厌氧流化床等，其中 UASB 具有操作简单、稳定性好、滞留时间短、有机负荷高、占地面积小等特点，被成功地用于庆大霉素、链霉素和林可霉素等抗生素废水的处理（杨军等，2001；林锡伦，1990；陆正禹等，1997）。通过采用两相厌氧流化床技术处理青霉素废水，并在酸化水解相后设置生物脱硫塔，去除废水中由于硫酸盐还原产生的硫化氢，成功地解决了高硫酸盐废水厌氧水解后对产甲烷菌的生物抑制作用（Barlow and Gobius，2006），能够用于大型生产性装置以处理高浓度有机废水。此外，厌氧与好氧工艺的组合是目前抗生素生产废水的主要处理工艺，厌氧可以去除废水中的大部分有机物，后续的好氧处理可以进一步去除残留的有机物。Ma 等（2009，2002）采用水解、缺氧、好氧工艺处理低倍稀释（1∶9，1∶4）的土霉素母液（土霉素浓度高达 100～250 mg/L），实现了 82% 的 COD 去除和 81% 的总氮去除。

废水中的残留抗生素、中间产物等物质对污水处理微生物存在毒性，因此可能影响处理效果。由于抗生素生产废水中氨氮含量较高，一些脱氮新工艺，如厌氧氨氧化，在其处理中得到了越来越多的关注。Fernández 等（2009）发现，向厌氧氨氧化 SBR 反应器中加入 20 mg/L 氯霉素，总氮去除率降低 25%。Tang 等（2011）发现联合使用厌氧氨氧化和生物催化（接种厌氧氨氧化颗粒）能实现出水氨氮低于 50 mg/L，满足国标要求。抗生素生产废水生物处理过程在一定程度上受到抗生素的抑制，但经过长期驯化，微生物可能对抗生素产生抗性，从而维持一定的污水处理功能。

抗生素生产废水处理过程中抗生素的变化也受到关注。对河北某制药厂产生的青霉素生产废水进行调查后发现，在处理系统进水中其浓度达到（153±4）μg/L。经过厌氧 - 水解 - 好氧生物处理，出水中浓度降低至（1.68±0.48）μg/L，而 5 种青霉素水解产物的总浓度在进水中高达（497.34±13.30）mg/L，经过处理后出水中浓度降低至（60.61±5.62）mg/L（Li et al.，2008b）。对该制药厂产生的土霉素生产废水处理系统进行了调查，发现生产废母液中土霉素浓度高达（920±20）mg/L，进水中土霉素浓度达到（31.4±5.2）mg/L，出水中仍然高达（19.5±2.9）mg/L；好氧生物处理的活性污泥中土霉素浓度高达 3763 ~ 4363 mg/kg（Li et al.，2008a）。Larsson 等（2007）调查了印度某制药废水处理厂中的 11 种抗生素，该厂接收来自 90 个制药厂的生产废水，处理出水中广谱类抗生素（头孢类、氟喹诺酮类）的浓度很高（90 ~ 31000 μg/L），其中环丙沙星浓度最高，达到 28000 ~ 31000 μg/L，超过细菌毒性阈值 1000 倍。Fick 等（2009）进一步调查了该制药废水处理厂周边河水、湖水、井水中的抗生素，发现部分井水样品中的抗生素含量超过 1 μg/L，湖水中部分氟喹诺酮类抗生素高达 0.16 ~ 6.5 mg/L，表明抗生素生产地自然环境受到严重的抗生素污染。因此，虽然现有的污水处理工艺可有效削减抗生素生产废水中的 COD 和氨氮等常规指标，但对抗生素的削减有限。抗生素生产废水处理设施是抗生素进入环境的重要点源。

第二节　制药废水生物处理系统中抗生素抗性基因的分布特征

发酵类抗生素生产废水的重要特征是含有高浓度抗生素残留，而抗生素选择压力已被证明是抗生素抗性基因产生和传播的重要驱动因子（Kristiansson et al.，2011；Smillie et al.，2011）。同时现有抗生素生产废水生物处理系统中微生物种类多、密度大，细菌群落含有的可移动遗传元件多样性高、丰度高，使其有可能成为抗生素抗性基因增殖的重要位点。制药废水生物处理系统是抗生素抗性基因发展的热区。

本节将重点介绍四环素类和大环内酯类抗生素处理系统抗生素抗性基因的分布特征。

一、四环素类抗生素生产废水处理系统中抗生素抗性基因的分布

土霉素属于第一代四环素类抗生素，具有广谱抑菌性，广泛应用于畜禽和水产养殖业。此外，土霉素还是生产临床上重要的第二代四环素类抗生素多西环素的原料药，市场需求量较大。中国供应了世界上超过 60% 的土霉素需求量，土霉素生产及由此产生的污水处理过程是一种典型的四环素类抗生素生产废水处理过程。最早关于抗生素生产废水处理系统中抗生素抗性基因分布情况的研究即是针对河北某土霉素生产厂。土霉素由龟裂链丝菌（*Streptomyces rimosus*）发酵生产，产生废母液。土霉素生产废母液对生物处理系统中的微生

物具有较高的毒性，因此其经过厂区设备清洗废水和生活污水大量稀释后再进入废水生物处理系统。该系统平均日处理水量为 5000 m³，废水处理系统由两级好氧生物处理组成，分别是序批式活性污泥反应器和生物接触氧化池，最终出水排放到附近河流中。分别采集上述污水处理系统的污水、污泥和菌渣样品，并以城市污水及肌酐和乙醇发酵废水处理系统作为对照，使用分子生物学方法检测四环素类抗性基因的分布特征和机制，发现土霉素生产废水处理系统是抗生素抗性基因的热区，含有土霉素的污水排放使得受纳河流的河水和沉积物中四环素类抗性基因相对丰度与上游相比明显增加，废水排放后的河流沉积物中的微生物群落结构也发生改变。

1. 土霉素及水解产物的浓度

土霉素易水解，常见的水解产物有三种：差向异构土霉素（4-epi-oxytetra-cycline，EOTC）、α-脱水土霉素（α-Apo-OTC）和 β-脱水土霉素（β-Apo-OTC）（Li et al.，2008a）。土霉素生产菌渣和废母液中，土霉素及 3 种水解产物的总浓度极高，总计达到 44102.7 mg/kg 干重及 1074.9 ~ 1479.8 mg/L。稀释后的生物处理系统进水中四种化合物的总浓度为 1.14 ~ 12.36 mg/L，最终出水中总浓度为 0.36 ~ 2.35 mg/L，在活性污泥中高达 40.7 ~ 170.2 mg/kg 干重。土霉素容易吸附于活性污泥中，不易生物降解（Kim et al.，2005），因此处理过程中的浓度降低可能是污泥吸附引起的。四种化合物中，土霉素的浓度最高，3 种水解产物中 α-脱水土霉素浓度最高，差向异构土霉素和 β-脱水土霉素浓度较低。土霉素生产废水处理系统中的土霉素浓度远高于其他环境，如城市污水处理厂（0.06 ~ 1.10 μg/L）（Batt et al.，2007）、医院废水（<100 μg/L）（Chang et al.，2010）、动物粪便（1.15 ~ 145.75 μg/L）（Tylová et al.，2010；Mackie et al.，2006），以及猪场周围的土壤（5.36 ~ 377.77 μg/kg 干重）（Wu et al.，2010）。

2. 四环素抗性基因和可移动遗传元件的分布

使用常规 PCR 对土霉素生产废水处理系统的污水和污泥进行了四环素抗性基因（*tet* 基因）和可移动遗传元件的筛查，共检出 11 种 *tet* 基因（*tet*A、*tet*C、*tet*E、*tet*G、*tet*K、*tet*L、*tet*M、*tet*O、*tet*Q、*tet*W 和 *tet*X）和 3 种可移动遗传元件（class Ⅰ integron、class Ⅱ integron 和 Tn916/1545）。使用定量 PCR 方法研究了上述阳性基因，发现与城市污水处理厂和非抗生素发酵废水处理系统相比，土霉素生产废水处理系统的出水和活性污泥中的抗生素抗性基因与可移动遗传元件丰度高出 1 ~ 4 个数量级（图 5-3），土霉素生产废水处理系统的出水和活性污泥中抗生素抗性基因及可移动遗传元件的丰度水平显著高于土霉素菌渣（$P<0.01$）（Liu et al.，2012），表明土霉素生产废水处理系统是抗性存在的热区，也是环境中非常重要的抗生素抗性基因污染源，应进行相应的风险评估和规范管理。

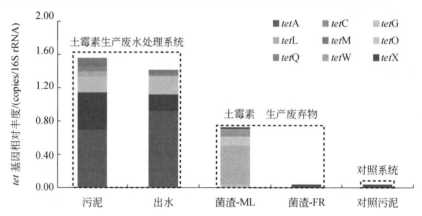

图 5-3　生产废弃物和废水处理系统中 *tet* 基因的相对丰度（Liu et al.，2012）

3. 四环素抗性基因 *tet* 分布的影响因素

tet 基因主要存在于细菌中，因此基因的分布与其宿主分布可能存在直接联系。细菌 16S rRNA 基因克隆文库结果表明，链霉菌（*Streptomyces*，属于放线菌门）作为土霉素生产细菌（Dairi et al.，1995），在菌渣中所占比例最高（61.5%），但是在母液和污水处理系统中消失。在进水中，梭菌纲（Clostridia，属于厚壁菌门）和拟杆菌纲（Bacteroidetes，属于拟杆菌门）分别占到总克隆子数的 27.4% 和 21.9%，其次是 γ- 变形菌纲（Gammaproteobacteria，属于变形菌门）和芽孢杆菌纲（Bacillibacteria），分别占 16.4% 和 11.0%。在出水中，β- 变形菌纲（Betaproteobacteria，属于变形菌门）所占比例最高（44.3%），其次是许多未分类的细菌（24.6%）。对于活性污泥，β- 变形菌纲是最主要的细菌，占到 42.6%，其次是拟杆菌纲，占 25.9%。菌渣中主要细菌为链霉菌（*Streptomyces*）和芽孢杆菌（*Bacillus Cohn*），*tet* 基因的总相对丰度较低（10^{-2}copies/16S rRNA）。链霉菌作为一种生产细菌，可能存在内在的自我保护机制，不同于所测的抗生素抗性基因，导致这些基因丰度低（Hopwood，2007；Cundliffe，1989）。

可移动遗传元件（如整合子、转座子、质粒等）介导的基因水平转移是抗生素抗性基因增殖的重要途径（Peak et al.，2007；Ochman et al.，2000；Hall and Collis，1995）。在土霉素生产废水处理系统中 *tet*A、*tet*C、*tet*G 和 class Ⅰ integron 均存在显著的正相关关系（$R^2 = 0.84$、$R^2 = 0.95$、$R^2 = 0.83$；$P < 0.05$）。

class I integron 是最常见的整合子类型，已发现 class I integron 能够通过基因盒整合和表达 100 种以上抗生素抗性基因，其中多数为氨基糖苷类、甲氧苄啶和 β- 内酰胺类抗性基因（Gillings et al.，2008）。尽管至今未在 class I integron 的任何基因盒区域检测到 tet 基因，但目前已发现一些更为复杂的整合子，能通过"插入序列共同区"（insertion sequence common region，ISCR）在基因盒区域外对抗生素抗性基因进行整合。ISCR 除了自身携带抗生素抗性基因之外，还能与 class I integron 相连形成复杂整合子，中间连接区域可携带 tet 基因，从而实现 tet 基因与 class I integron 的共转移（Toleman et al.，2006；Schnabel and Jones，1999）。此外，class I integron 还可与 tetA 及 tetC 共存于整合转移质粒上，这些基因可通过质粒的整合作用共同转移到受体细菌中（Schnabel and Jones，1999）。

二、大环内酯类抗生素生产废水处理系统中抗生素抗性基因的分布

大环内酯类抗生素的作用机制为抑制染色体 50S 大亚基的蛋白质合成，主要作用于 G⁺ 菌，如链球菌（Streptococcus）和葡萄球菌（Staphylococcus），也能抑制少数 G⁻ 菌的生长（Gaynor and Mankin，2003）。大环内酯与林可霉素、链阳菌素类抗生素虽然结构不同，但是其在细菌染色体上的作用位点是重叠的，因此导致一类抗药基因对所有这些抗生素具有抗性，称为大环内酯类 – 林可霉素类 – 链阳菌素（macrolide-lincosamide-streptogramin，MLS）抗性基因（Sutcliffe and Leclercg，2002）。与 tet 基因相似，MLS 抗性基因主要有三种机制（Roberts et al.，1999）：① rRNA 甲基化基因；②外排泵基因；③酶修饰基因。到目前为止，已在人体和动物中分离的许多 G⁺ 和 G⁻ 菌中发现 77 种 MLS 抗性基因（Roberts et al.，2012）。大环内酯类抗生素主要作用于 G⁺ 细菌，但在 G⁻ 细菌中却出现许多 MLS 抗性基因，这可以用水平转移来解释，已有研究表明，MLS 抗性基因能在 G⁺ 和 G⁻ 菌之间传播（Ojo et al.，2006；Gupta et al.，2003；Brisson-Noël et al.，1988）。MLS 抗性基因在环境中的研究还非常有限。Chen 等（2007）和 Koike 等（2010）分别调查了养猪场废水中的 rRNA 甲基化 MLS 抗性基因，都发现 ermB 和 ermF 丰度最高。Negreanu 等（2012）调查发现城市污水处理厂的进水和活性污泥中 ermB 和 ermF 的相对丰度在 10^{-4} ~ 10^{-3}copies/16S rRNA 内。对螺旋霉素生产废水处理中试系统中的 MLS 抗性基因的调查研究有助于全面了解抗生素对生物处理系统中抗生素抗性基因的影响（Liu et al.，2014）。

所调查的大环内酯类抗生素生产废水处理中试系统由厌氧、缺氧、好氧单元组成，共运行了 9 个月，分为 3 个处理过程（各运行 3 个月），分别处理螺旋

霉素生产废水、螺旋霉素与巴龙霉素的混合废水、螺旋霉素与核糖霉素的混合废水。中试系统进水中螺旋霉素浓度达到 12.4 ~ 41.8 mg/L，经过厌氧处理大幅度降低至 1.8 ~ 3.8 mg/L，经过 A/O 处理进一步降低至 0.9 ~ 3.0 mg/L。厌氧污泥中的螺旋霉素浓度为 149.6 ~ 289.4 mg/kg 干重，好氧污泥中的螺旋霉素浓度为 24.5 ~ 113.5 mg/kg 干重。生产菌渣（SPM-FR）中螺旋霉素浓度为 931.3 mg/kg 干重。从 19 种 MLS 抗性基因中检测到 8 种（ermB、ermF、ermT、ermX、msrD、mefA、ereA、mphB），并与 3 种检出的转移元件（class I integron、ISCR1、Tn916/1545）进行定量，调查其在螺旋霉素生产废水处理系统中的丰度和分布。菌渣中 ereA、mphB、mefA 低于检测限，其他 5 种基因 ermB、ermF、ermT、ermX、msrD 的相对丰度为 7.0×10^{-6} ~ 1.5×10^{-3} copies/16S rRNA 基因，总丰度（MLS^T）为 1.6×10^{-3} copies/16S rRNA 基因。比较而言，生产废水处理系统活性污泥中的 MLS 抗性基因相对丰度远远高于生产菌渣。

　　MLS 抗性基因的分布同样与其宿主群落的组成有关。螺旋霉素分子量较高（843.0，土霉素为 460.5），不易进入 G^- 细菌的细胞外膜，导致螺旋霉素在 G^- 细菌中的胞内累积浓度较低，因此对 G^- 细菌的抑制作用有限（Allen，2002；Nikaido and Vaara，1985；Mao and Putterman，1968）。而通过细菌 16S rRNA 基因的克隆文库分析发现，生产菌渣中得到的所有克隆子和已报道的螺旋霉素生产菌 Streptomyces ambofaciens 具有 100.0% 的相似性（Sutcliffe and Leclercq，2002）；厌氧污泥中，G^+ 菌占总细菌的 77.1%，主要由厚壁菌组成，厚壁菌能在不利于生长的条件下产生孢子作为抗逆因子。此外，厚壁菌中存在特殊的信号感应和跨膜运输机制，导致种属特异的抗性，这可能是厌氧污泥中 MLS 抗性基因丰度低的一个原因；而在好氧污泥中，G^- 菌占总细菌的 96.2%，其中比例最高的是 α- 变形菌（18.5%）和 β- 变形菌（33.3%）。

　　同时，螺旋霉素污泥样品中 ermB、ermF、ermX、ereA、mphB 基因都与 class I integron 存在显著正相关（$R^2 = 0.74$、$R^2 = 0.92$、$R^2 = 0.97$、$R^2 = 0.88$、$R^2 = 0.93$；$P < 0.05$），表明 class I integron 可能在这些基因的增殖过程中起到重要的作用。其中，ereA 已被报道以基因盒的形式存在于 class I integron 中（Thungapathra et al.，2002）。其他基因与 class I integron 的关联性还需要进一步的研究。

第三节　制药废水排放对受纳河流抗生素抗性基因的影响

　　抗生素生产废水含有高浓度的抗生素，同时生物法处理后的抗生素生产废水携带大量的耐药细菌和抗生素抗性基因，这些抗生素、耐药细菌及抗生素抗性基因随着生产废水的排放进入环境，因此抗生素生产废水成为环境中抗生素残余的一个重要的来源。本节将重点介绍青霉素、土霉素和氟喹诺酮类抗生素废水处理系统出水对受纳河流环境样品及筛选细菌耐药性、抗生素抗性基因的影响。

一、青霉素 / 土霉素在废水处理过程及下游河流中的转化研究

抗生素生产废水的处理仍然应用常规的处理工艺，没有针对可能存在的高浓度抗生素选择有效的工艺。因此，研究青霉素和土霉素在抗生素生产废水处理过程中的变化也有助于选择有效的废水处理工艺，同时对青霉素和土霉素在下游河流中的变化研究也有助于了解青霉素和土霉素的环境命运。Li 等（2010，2009，2008a，2008b）率先对环境样品中青霉素及五种降解产物，以及土霉素和三种降解产物建立了液相色谱 – 串联质谱联用（LC-ESI-MS）分析方法，进而对青霉素和土霉素的生产废水处理过程中的废水和活性污泥，以及下游河水和沉积物中青霉素、土霉素及其降解产物的浓度进行了分析。综合相关文献报道，推测了青霉素和土霉素在环境中可能的降解途径。

1. 废水处理过程及下游河流中青霉素 G 及其降解产物的变化

青霉素是最早应用于临床的抗生素，其基本性质通过实验室模拟实验已经研究得比较清楚 (Clarke et al., 2015；Hou and Poole, 1971)。青霉素是一种弱酸（pK_a=2.75），它的核心结构 β- 内酰胺环很容易在热、酸碱或者 β- 内酰胺酶的作用下开环而导致青霉素基本失去抗菌活性。在碱性水溶液中，青霉素通过 β-内酰胺开环反应转化为青霉噻唑酸（penicilloic acid），青霉噻唑酸很容易通过脱羧反应进一步生成脱羧青霉噻唑酸（penilloic acid）；同时在弱酸或中性条件下，青霉素能不可逆地转化成青霉烯酸（penicillenic acid），青霉烯酸很不稳定，能迅速地进行异构化形成青霉噻唑酸或青霉二酸（penillic acid），最终的降解产物是青霉醛（penilloaldehyde）、青霉胺（penicillamine）和二氧化碳；在强酸中，青霉素异构化形成青霉二酸，青霉二酸能在碱性条件下形成青霉异二酸（isopenillic acid）。在微生物产生的 β- 内酰胺酶作用下，青霉素也能通过 β- 内酰胺开环反应转化为青霉噻唑酸。因此，所研究的青霉素五种降解产物包括青霉噻唑酸、脱羧青霉噻唑酸、青霉二酸、青霉醛和青霉异二酸。

所研究的制药厂的青霉素生产废水经过厌氧、水解和酸化、一级好氧和二级好氧之后排放到下游河流中。青霉素 G 及其降解产物在所有的污水样品中都被检测到。在废水的厌氧处理过程中，青霉异二酸的量增加了 46.6%±6.1%，有报

道表明实验室条件下，青霉异二酸能够由碱性溶液中的青霉二酸形成，而废水处理的 pH 在 7.4±0.2 的范围内，表明青霉异二酸可能由青霉二酸在厌氧条件下形成。水解酸化过程中，青霉异二酸和青霉噻唑酸的量分别减少了 61.4%±24.7% 和 20.1%±6.2%，表明水解处理相对于厌氧和好氧处理工艺能够更有效地去除这两种物质。青霉素 G 在水解过程中也能明显被去除（41.5%±1.8%），而青霉二酸则相对稳定，去除率只有 0.14%±8.44%。好氧处理过程则对青霉素 G 和青霉醛的去除特别有效，去除率分别为 92.7%±1.6% 和 69.4%±8.9%。由青霉素耐药细菌释放的 β- 内酰胺酶可能促进了青霉素 G 在好氧处理过程中的降解，同时青霉素 G 能被水解和好氧处理有效去除的结果也同 Andreozzi 等（2004）实验室模拟去除另一类 β- 内酰胺类抗生素阿莫西林的实验结果相符合。另外，青霉噻唑酸在厌氧过程中的量有所增加，一个可能的原因是由青霉噻唑酸的同分异构体青霉胺缩醛酸（penamaldic acid）转化而成。根据上面的结果，我们推测了青霉素

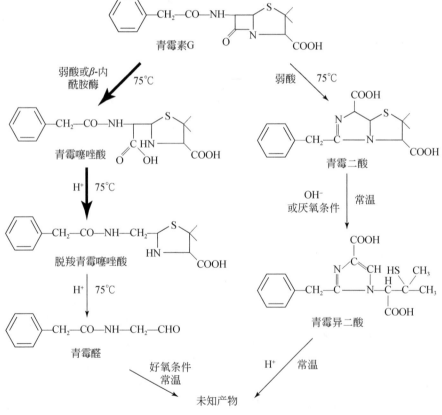

图 5-4　青霉素 G 在废水处理过程中可能的降解途径

其中废水原水中的主要降解过程用粗箭头显示

G 在废水处理过程中的降解途径，如图 5-4 所示，主要包括了水解、生物转化及热解。

在废水原水中，同降解产物相比，青霉素 G 的浓度非常低［（153±4）µg/L］。这一结果表明废水处理之前，大部分的青霉素 G 在 75℃下 pH 3.9±0.3 的溶剂萃取过程中已经转化为其降解产物。大部分青霉素 G 在水力停留时间为 30h 的厌氧、水解、二级好氧的水处理过程中能被去除，处理后出水中的浓度为（1.68±0.48）µg/L。在河流中的浓度［（0.31±0.04）µg/L］显著下降，在距离排放点 30km 处下游采样点的浓度已低于最低检出限（0.03 µg/L）。而脱羧青霉噻唑酸是青霉素 G 的主要降解产物，高浓度的青霉素 G 降解产物被排放到下游河流中。在地表水中检测出的青霉素 G 降解产物主要为脱羧青霉噻唑酸、青霉噻唑酸和青霉异二酸，它们所占的浓度比例分别为 65.8%、20.4% 和 12.9%。而其中的一些降解产物如脱羧青霉噻唑酸、青霉噻唑酸和青霉二酸都具有相对的环境持久性。因此，青霉素 G 生产废水是环境中青霉素 G 和降解产物的重要来源，其潜在的环境风险需要进一步评价。

2. 废水处理过程及下游河流中土霉素及其降解产物的变化

土霉素的降解主要受 pH、氧化还原电位及光照的影响 (Mitscher, 1978; Clive, 1968)。在弱酸条件下 (pH 3 ~ 6.5)，土霉素能够降解成为脱水土霉素（anhydrooxytetracycline）和差向异构土霉素，脱水土霉素能够迅速不可逆地降解成为 α- 脱水土霉素（α-Apo-OTC）和 β- 脱水土霉素（β-Apo-OTC）。EOTC、α-Apo-OTC 和 β-Apo-OTC 往往是土霉素的主要降解产物。这三种主要降解产物仍然具有部分抗菌作用，同时也有实验研究表明这三种降解产物的生物毒性超过土霉素的生物毒性（Halling-Sorensen et al., 2002）。因此，土霉素的这三种降解产物更值得关注。针对土霉素和上述三种降解产物建立了 LC-ESI-MS 分析方法，对土霉素在抗生素生产废水处理过程中及其在受纳河流中的分布、去除及降解变化进行了研究。

不同废水处理工艺对土霉素及其降解产物的去除效果如图 5-5 所示，去除效果是通过目标物质的百分比去除率衡量的。土霉素在生产废水处理过程中不能得到有效的生物降解，但发生了水解，去除率仅为 38.0%±10.5%。处理后的出水中土霉素的浓度仍然高达（19.5±2.9）mg/L。这些降解产物的总量同土霉素的浓度比率低于 5%。土霉素浓度随着河流下降缓慢，其浓度在离废水排放口约 5km 处为（641±118）µg/L，在离排放口 20km 的下游河流中仍达（377±142）µg/L，高于报道的土霉素的最低抑菌浓度 250 µg/L，其中 β-Apo-OTC 是主要水解产物，相关产物仍然保持土霉素的活性功能结构。EOTC 的浓度也随河流延伸而下降，其浓度在离废水排放口约 5km 处为（31.5±3.8）μg/L，在离排放口 20km 的下游河流中下降到（12.9±1.1）μg/L。然而降解产物 α-Apo-OTC 和 β-Apo-OTC 随着河流延伸浓度显著增加，其浓度从（5.76±0.63）μg/L 和（2.08±0.30）μg/L 分别升高到（11.9±4.9）μg/L 和（12.0±4.6）μg/L。同 EOTC 和 α-Apo-OTC 相比，相对较高浓度的 β-Apo-OTC［（20.8±7.8）mg/kg］在河流的底泥中被检测到，同土霉素浓度的比率约为 0.11，约是 EOTC 和 α-Apo-OTC 同土霉素浓度比（分别为 0.061±0.015 和 0.058±0.014）的两倍，表明 β-Apo-OTC 可能是厌氧条件下的主要降解产物。在所有的农田土壤中 β-Apo-OTC 的浓度都远高于土霉素、EOTC 和 α-Apo-OTC，表明 β-Apo-OTC 在农田土壤中是主要降解产物。因此结合相关文献（Halling-Sørensen et al.，2002），土霉素在环境中的降解途径推测如图 5-6 所示，其中厌氧条件下 β-Apo-OTC 是土霉素的主要降解产物。

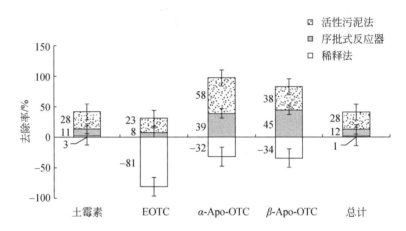

图 5-5　不同废水处理工艺对土霉素及其降解产物去除效果（Li et al.，2008a）

总计是根据化合物的摩尔浓度计算的，具体值标在图中

　　总的来说，土霉素和降解产物在生产废水中的浓度远高于普通的地表水和地下水浓度。由于废水处理过程中的不完全去除，大量土霉素和降解产物进入环境，并在地表水中相当广的范围内存在。有报道显示对于敏感菌土霉素的最低抑菌浓度为 250 μg/L，而 EOTC、α-Apo-OTC 和 β-Apo-OTC 的 MIC_{50}（能抑制 50% 受试菌所需的浓度）分别为 1.0 mg/L、32 mg/L 和高于 32 mg/L（Halling-Sørensen et al.，2002）。考虑对于一些菌种其耐药细菌能够被远低于最低抑菌浓度的抗生素诱导产生（Goñi-Urriza et al.，2000；Silver and Bostian，1993），类似于臭氧等其他处理方法应当用于土霉素生产废水中土霉素和降解产物的去除（Huber et al.，2005）。

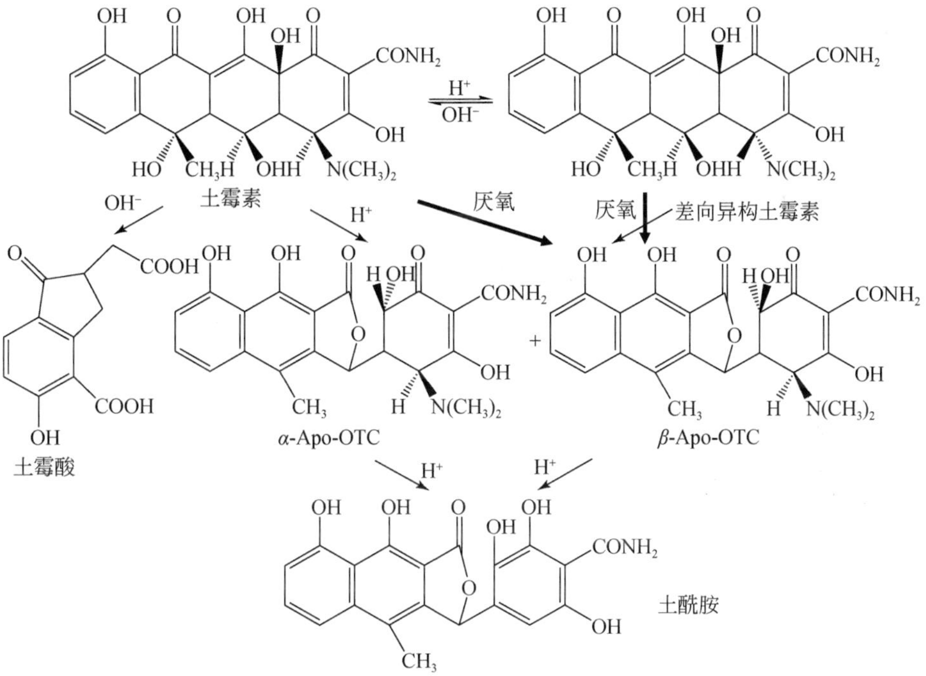

图 5-6　土霉素在环境中可能的降解途径

二、青霉素 / 土霉素废水处理系统出水对受纳河流细菌耐药性及抗生素抗性基因的影响

抗生素在环境中的残余可能对环境中的细菌群落形成选择压力，导致细菌群落的结构发生变化。抗生素生产废水及下游河流具有比普通环境高得多的抗生素浓度水平，这是一个特殊的接受长期抗生素选择压力的环境体系的细菌群落结构和组成。同时由于这个体系中含有较高浓度的抗生素，因此可能是耐药细菌、抗生素抗性基因的一个重要源头，揭示细菌群落的结构和组成也有助于了解可能存在的具有较高耐药能力的细菌类群。

1. 青霉素 / 土霉素生产废水处理系统出水和下游河流中细菌的抗生素抗性

从青霉素生产废水处理后的出水、下游河流和上游河流水样中分别筛选到 179 株、163 株和 75 株细菌。筛选到的菌株归类到变形菌门、厚壁菌门、放线菌门和拟杆菌门四个门，其中荧光假单胞菌是主要的菌种（19%），同时一些能够耐极端环境的菌种也被发现。下游中分离得到的大多数菌种同废水出水中的相同。PCR-DGGE 聚类分析结果进一步显示青霉素废水排放的下游河流中细菌群落与废水更加相似，而与上游河流明显不同，表明青霉素生产废水的排放显著影响了下游河流的细菌群落。利用 16S rRNA 克隆文库的方法，对样品中的细菌组成进行了详细分析，发现 δ- 变形菌纲、ε- 变形菌纲、与硫循环相关的细菌类群及某些具有形成孢子能力的革兰氏阳性细菌类群可能被长期的高浓度抗生素压力所选择。

检测青霉素生产废水、下游河流和上游河流中筛选到的细菌对 18 种抗生素的耐药性发现，青霉素生产废水经处理后出水中仍然含有高比例的耐药细菌，下游河流受废水排放的影响，菌株的多重耐药程度远高于上游河流（图 5-7）。

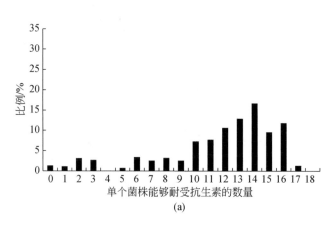

(a)

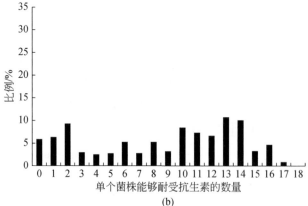

(b)

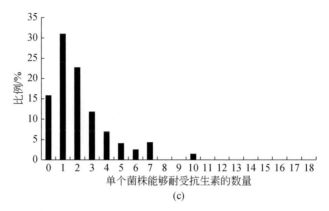

图 5-7　青霉素生产废水（a）、下游河流（b）及上游河流（c）的环境样品中抗多种抗生素的
多重耐药细菌的比例（Li et al., 2009）

　　从土霉素生产废水处理后的出水、下游河流和上游河流水样中分别筛选到
189 株、87 株和 65 株细菌。根据测序结果可知，筛选到的菌株归类到变形菌门、
厚壁菌门、放线菌门和拟杆菌门四个门，其中荧光假单胞菌是主要的菌种。下
游河流中得到的大多数细菌同废水出水相同。PCR-DGGE 聚类分析结果进一步
显示，土霉素废水排放的下游河流中细菌群落与废水更加相似，而与上游河流明
显不同，表明土霉素生产废水的排放显著影响了下游河流的细菌群落。为了进一
步分析细菌群落的具体组成，针对土霉素生产废水 SBR 处理后出水、最终出水、
下游河流、河流底泥及上游河流样品分别构建了克隆文库。土霉素的上游河流与
青霉素上游河流一致，因此主要细菌类群为 α- 变形菌纲、β- 变形菌纲和 γ- 变形
菌纲的细菌，以及大量的放线菌门的细菌，厚壁菌门、拟杆菌门和浮霉菌门各包
含少数克隆。土霉素生产废水的排放可能造成了下游河流微生物群落的明显变化，
下游河流中 δ- 变形菌纲和 ε- 变形菌纲与硫元素循环相关的细菌类群成为相对优
势的种群；同时厚壁菌门中的革兰氏阳性产孢子菌 Clostridia 和 Bacilli 也有显著
存在，这一结果与青霉素环境体系中的结论相同，表明抗生素的长期选择可能有
利于这些细菌类群在细菌群落中的优势地位。

　　通过检测土霉素生产废水、下游河流和上游河流中筛选到的细菌对 7 大类共
10 种抗生素的耐药性，发现土霉素生产废水含有高比例的耐药细菌，耐药细菌
对土霉素和四环素的耐药能力远远高于其他各类抗生素，此外很多细菌同时对多
种抗生素具有耐药性；下游河流受废水排放的影响，菌株的多重耐药程度远高于
上游河流，很多细菌也同时能够抵抗多种抗生素，因此高浓度土霉素的存在可能
导致细菌对多种抗生素同时产生耐药性（图 5-8）。

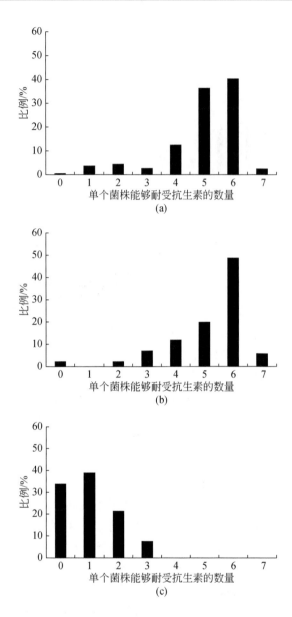

图 5-8　土霉素生产废水出水（a）、下游河流（b）及上游河流（c）环境样品中抗多种抗生素的多重耐药细菌的比例（Li et al., 2010）

　　因此，大量耐药细菌随着青霉素和土霉素生产废水进入环境，废水排放也使得下游河流出现了高比例的耐药细菌。抗生素在环境中的残余可能导致耐药细菌的出现（Heuer and Smalla, 2007），抗生素生产废水生物处理过程中可能产生大量的耐药菌，这些耐药细菌能够随着处理后的废水进入地表水等自然环境中。由于这些耐药细菌可能具有较高的耐药能力，同时其中的一些可能是条件致病菌，耐药细菌的排放可能带来较严重的环境风险（Hamelin et al.，2007；Huddleston et al.，2006；Schweizer，2003）。因此，抗生素生产废水处理后的出水具有一定的环境风险，需要进一步有效的处理。

2. 青霉素 / 土霉素废水处理系统出水及受纳河流细菌携带抗生素抗性基因的分布

抗生素抗性基因是细菌对抗生素具有耐药性的一个主要原因，同时也是人类病原菌从环境中获得抗生素耐药性的关键因素。对抗生素生产废水系统的抗生素抗性基因的研究有助于了解在抗生素生产废水和下游河流这个特殊环境体系中耐药细菌的主要耐药机制，以及抗生素抗性基因是否会随着废水的排放进入环境中，从而为抗生素生产废水的环境风险评估提供依据。

对于从青霉素环境体系中筛选出的细菌，选择了五种医学上重要的 β- 内酰胺类抗生素抗性基因（bla_{TEM}、bla_{SHV}、bla_{OXA}、bla_{IMP} 和 bla_{CTX-M}）进行检测。结果如表 5-1 所示，只有 bla_{TEM} 在废水出水中筛选的 31 株细菌中检测出来，占废水细菌的 17.3%；同时 bla_{TEM} 在下游河流的 18 株细菌中检出，占下游细菌的 11.0%。对所有 bla_{TEM} 的 PCR 产物都进行了测序，得到的氨基酸序列同已报道的 TEM-1 相同（Sutcliffe，1978）。所有携带该基因的细菌都至少显示了氨苄西林（ampicillin）抗性。考虑青霉素生产废水出水中分离得到的绝大部分细菌都对多种 β- 内酰胺类抗生素具有耐药性，而本书中只有 bla_{TEM} 基因在比例不高的细菌中检出，表明其他非检测目标的 β- 内酰胺类抗性基因可能存在。

表 5-1　青霉素废水出水及下游河流中携带 β- 内酰胺类抗生素抗性基因 bla_{TEM} 及 I 型整合子菌株和数目（Li et al.，2009）

细菌种属	bla_{TEM} 阳性菌株编号		I 型整合子菌株	
	出水	下游	出水	下游
Paracoccus versutus			aadB，qacH（1）	
Brevundimonas diminuta	6	7	aadA4a（2）；aadB，qacH（1）	aadA4a（1）
Brachymonas denitrificans	5	1	qac（1）；aadA4a（2）；aadB，qacH（3）	aacE，qacH（2）
Simplicispira psychrophila			aadA11b（1）	
Acidovorax defluvii		2		aadA4a（1）；aacA5（3）；aacA7（1）

细菌种属	bla_{TEM} 阳性菌株编号		I 型整合子菌株	
	出水	下游	出水	下游
Stenotrophomonas acidaminiphila	1		*aad*B，*qac*H（1）	
Stenotrophomonas spp.			*aad*A4a（1）	
Pseudomonas fluorescens	2	1	*aad*A4a（2）	
Pseudomonas libanensis	1			
Pseudomonas putida	1	1		*qac*（1）；*orf*E（1）
Pseudomonas lundensis	1			
Pseudomonas spp.	1		*aad*A4a（1）	
Acinetobacter johnsonii	1		*aac*A4（1）	
Psychrobacter pulmonis	6		*aac*A4（1）；*aad*A4a（1）；*aad*B，*qac*H（2）	
Psychrobacter maritimus	2		*aad*A4a（1）；*aad*B，*qac*H（1）	
Shewanella putrefaciens	1		*aad*A4a（1）	
Bacillus endophyticus	2	2	*aad*A1（1）	*aad*A1（1）；*aad*A11b（1）
Bacillus simplex		1		
Trichococcus flocculiformis		1		*qac*（1）；*aad*A11b（1）
Trichococcus collinsii		2		*aad*A4a（1）；*aad*A11b（1）
Flavobacterium spp.	1			
总计	31	18	25	16

　　废水出水细菌中有 25 株携带了 class I integron，占废水出水中细菌总数的 14%，而在下游河流的菌株中有 16 株（9.1%）携带了 class I integron。其中 18 株和 8 株分别从处理后的出水和下游样品中分离得到的携带 class I integron 的菌株也同时含有 bla_{TEM-1}，并且携带 class I integron 的大部分菌株携带含有 *aad*A 基因的基因盒（gene cassette）。*aad*A 基因编码氨基糖苷类抗生素的腺苷酰基转

移酶，从而导致细菌对链霉素和壮观霉素的抗性。上游河流的菌株中未检出 class Ⅰ integron。这些 class Ⅰ integron 的检出，表明环境体系中抗生素抗性基因有进一步通过水平转移在菌间传播的可能。

青霉素体系中废水和下游河流中的细菌对其他各类抗生素也大多显示了一定的抗性，如氨基糖苷类抗生素、大环内酯类抗生素等，具有多药抗性能力的细菌在废水和下游河流中广泛存在，其中许多菌株能够同时对超过 10 种的抗生素具有抗性。到目前为止，主要有三种抗性机制存在，分别为抗生素抗性基因、抗生素目标位点的突变及多药外排泵。本书中，除了抗生素抗性基因及细菌细胞中抗生素目标位点的突变以外，多药外排泵应该在广泛出现的多药抗性中起到了重要作用，这是由于一般的抗生素抗性基因或细菌细胞中抗生素目标位点的突变只能导致细菌对个别的抗生素产生抗性，而本书中广泛的抗生素抗性的出现更可能是多药外排泵的结果。这些多药外排泵存在于膜上，能够外排一些结构上缺乏相似性的物质（D'Costa et al., 2006）。

94.2% 的土霉素废水经处理后出水细菌和 95.4% 下游河流细菌中含有四环素抗性基因（*tet* 基因）。如表 5-2 所示，出水细菌中主要含有外排泵机制的 *tet* 基因，其中 *tet*A 相对丰度最高，达到 69.3%，之后依次为 *tet*C（42.9%）、*tet*L（37.6%）和 *tet*J（32.3%）。

表 5-2　污水处理厂出水和下游河水中筛得耐药细菌中 *tet* 基因的分布情况（Li et al., 2010）

抗生素耐药机制	抗生素抗性基因	分离流行率 /%	
		WW	RWD
	*tet*A	69.3	62.1
	*tet*B	6.3	6.9
	*tet*C	42.9	21.8
	*tet*D	26.5	33.3
	*tet*E	2.1	0
外排泵	*tet*G	0	0
	*tet*H	0.5	1.1
	*tet*J	32.3	44.8
	*tet*Z	23.3	9.2
	*tet*30	2.6	9.2

续表

抗生素耐药机制	抗生素抗性基因	分离流行率 /%	
		WW	RWD
外排泵	tetK	23.3	16.1
	tetL	37.6	31.0
	tetAP	11.6	12.6
	tetY	22.2	27.4
核糖体保护	tetM	12.2	18.4
	tetO	9.0	16.1
	tetS	6.3	33.3
	tetW	28.0	67.8
	tetQ	0	0
	tetT	4.2	5.7
	tetA	16.9	8.0
	tetBP	0.5	0
酶修饰	tetX	0	0

注：WW 表示污水处理厂出水，RWD 表示下游河水。外排泵是利用依赖的能量从细胞中输出四环素的膜相关外排蛋白；核糖体保护是利用核糖体保护蛋白与核糖体相互作用，破坏四环素结合位点的机制；酶修饰是四环素灭活酶的作用机制。

在出水中筛到的细菌中，tetW 是相对丰度最高的核糖体保护机制的 tet 基因，28.0% 的细菌中含有该基因，其他的核糖体保护机制的 tet 基因还有 tetA（16.9%）和 tetM（12.2%）。与出水不同，下游河流中筛得的细菌中核糖体保护机制的 tet 基因占主导，其中 tetW 的丰度最高，达到 67.8%，其次是 tetS（33.3%）、tetM（18.4%）和 tetO（16.1%）。在筛得的细菌中，tet 基因的主要宿主菌为假单胞菌、寡养单胞菌、芽孢杆菌、人苍白杆菌、鞘氨醇杆菌、假苍白杆菌、节杆菌、微杆菌、无色杆菌、埃希氏菌、短波单胞菌等细菌。

值得注意的是，土霉素处理系统出水和下游河流细菌中通常含有多种 tet 基因，如 86.2% 的出水细菌和 87.4% 的下游河流细菌中含有至少两种 tet 基因，而某些细菌如恶臭假单胞菌、莓实假单胞菌、大肠杆菌、嗜麦芽窄食单胞菌细胞中甚至含有 7 ~ 9 种 tet 基因。

在土霉素生产废水处理系统出水及受纳河流中，97.4%的出水细菌和86.2%的下游河流细菌中含有 class I integron，并且上述细菌中 class I integron 平均含量攀升至 2.2 个/株菌以上（图 5-9），远高于一般的环境水平（0.027 个/株菌），其中的 *Pseudomonas* sp. 和 *Bacillus* sp. 菌株甚至同时含有 7 个 class I integron。而上游河流细菌中仅有两株含有 class I integron。

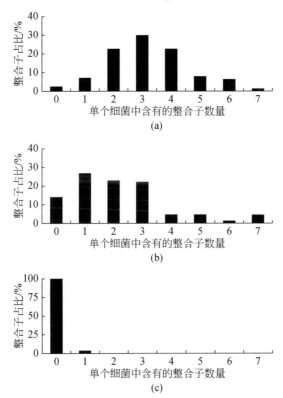

图 5-9　污水处理厂出水（a）、下游河水（b）和上游河水（c）样品中细菌含有的整合子数量（Li et al.，2010）

三、含高浓度氟喹诺酮类抗生素废水排放对受纳河流沉积物耐药性的影响

另一个典型的受纳环境受到抗生素生产废水排放影响的案例发生在印度的帕坦切鲁（Patancheru）城市污水处理厂及受纳河流区域（Larsson et al.，2007）。这个处理厂接收和处理来自附近化学制药厂的污水。高浓度的氟喹诺酮类药物环丙沙星在污水处理厂的出水中被检出，浓度甚至超过了 31mg/L（Larsson et al.，2007）。这一高浓度的检出在一年半后的调查中被再次证实（Fick et al., 2009)。在下游河流的地表水中也检测到了高浓度的环丙沙星，同时下游至少 17km 外的河流沉积物及周围村庄的地下水和饮用水也被发现被不同的抗生素药物所污染（Kristiansson et al., 2011），结果表明该区域长期受到抗生素生产废水排放的污染。分别采集了帕坦切鲁污水处理厂上游两个位点和下游的三个位点的河流沉积物样品，同时采集了没有受到过制药废水污染的瑞典污水处理厂受纳河流上、下游沉积物样品作为对照，采用宏基因组学的方法，研究了污水处理厂上游和下游河流沉积物的微生物群落组成与抗生素抗性基因分布情况。结果发现，帕坦切鲁污水处理厂受纳河流上游和下游沉积物的种群多样性的差异非常小。除此之外，高污染的帕坦切鲁沉积物的多样性也和未受到抗生素污染的瑞典沉积物的多样性十分相似（Kristiansson et al., 2011）。然而，上下游河流沉积物的微生物群落在功能多样性上的差异却十分明显，图 5-10 显示了根据宏基因组数据的微生物分类信息和功能基因注释信息进行聚类分析的结果。尽管印度污水处理厂排污口处出水与上游河水混合，但排污口附近沉积物样品在微生物群落组成上与下游沉积物微生物群落更为相似，而其功能基因的组成却与上游河流沉积物样品更为相似。目前，作者还无法解释这一现象。作者进一步使用比较宏基因组学的方法研究了印度河流上、下游沉积物微生物群落的功能多样性差异（Kristiansson et al., 2009）。结果表明，下游沉积物的微生物群落中某些重要的功能基因，如氨基酸的转运和代谢，能量的产生和转化，次级代谢产物的合成、转运和催化功能相关的基因丰度显著低于上游样品。而

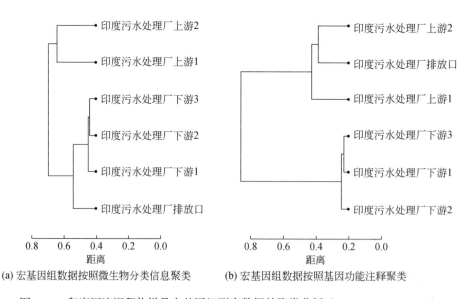

(a) 宏基因组数据按照微生物分类信息聚类　　　　(b) 宏基因组数据按照基因功能注释聚类

图 5-10　印度河流沉积物样品宏基因组测序数据的聚类分析（Janzon et al., 2011）

下游样品中参与辅酶运输和代谢、合成细胞骨架和防御机制的基因,却高于上游。受到抗生素长期影响的上游和下游沉积物中微生物群落的功能多样性差异表明,高抗生素的压力下微生物群落的功能多样性将受到影响,从而有可能影响其生态功能。

通过将河流沉积物的宏基因组数据与 ARDB 数据库进行比对,可以对样品的抗性组进行分析(Liu and Pop,2009)。印度受纳河流下游沉积物的宏基因组中 1.71% 的序列可以与已知的抗生素抗性基因很好匹配,而上游样品中抗生素抗性基因疑似序列仅为 0.22%。作为参照的瑞典河流上、下游沉积物样品中上述比例分别低于 0.05%、0.02%。

在可注释的抗生素抗性基因序列中,*sul*II 基因的丰度最高。*sul*II 基因可编码合成对磺胺类药物具有抗性的二氢叶酸合成酶(Sköld,2000)。在下游沉积物中 *sul*II 的比例非常高,所占比例为 3.4%,比上游样品高 66 倍。印度受纳河流下游的沉积物中还含有高水平 *str*A 和 *str*B 基因,这两种基因可编码磷酸转移酶,通过磷酸化作用使氨基糖苷类药物失活。它们在下游沉积物中的比例分别为 0.37% 和 0.53%,分别高出上游 22 倍和 54 倍。印度的上游沉积物样品中同样检测到了高水平抗生素抗性基因的存在,如 *qnr* 基因。它们在印度上游沉积物中的比例比下游高 26 倍,其中主要的基因型为 *qnr*D、*qnr*S 和 *qnr*VC。下游沉积物宏基因组序列中 *qnr* 基因丰度较低的原因可能是含有该基因的细菌无法承受下游样品中高水平的氟喹诺酮类抗生素压力,导致 *qnr* 丢失。

在印度排放河流下游沉积物中发现了高水平的 class I integron,它的存在有利于一系列抗生素抗性基因的转移(Partridge et al.,2009;Boerlin and Reid-Smith,2008)。同时,下游样品中也发现了高水平的转座子与 2 型插入序列共同区(IS*CR2*)组成的复杂转移元件,其已被报道可转移多种抗生素抗性基因,包括 *sul*II(Toleman et al.,2006)。此外,7.25% 的印度下游沉积物宏基因组序列被发现是质粒相关的序列,而印度上游样品的宏基因组中仅有 0.60% 的序列与质粒相关。

第四节　制药行业废水抗生素抗性基因排放的控制和风险管理

综上所述,环境中抗生素压力的存在促进细菌抗生素抗性基因的产生和传播,因此含有高浓度抗生素的制药废水是抗生素抗性基因排放的热区。而目前制药废水处理技术主要采用生物处理,处理对象是排放标准中的 COD、氨氮等指标,还没有针对抗生素和抗生素抗性基因的标准和控制策略。抗生素抗性基因作为一种威胁公共健康的新型环境污染物，关于如何实现其有效控制，目前还没有公认的有效措施。由于抗性基因能够自我复制和易于传播，环境中的抗生素抗性基因一旦产生后其处理存在困难。针对制药行业废水抗生素抗性基因排放的控制和风险管理展望如下。

（1）明确制药废水排放的抗生素和抗生素抗性基因管理目标，为控制技术提供目标：系统评估含抗生素废水处理系统抗生素与抗生素抗性基因的排放特征，深入研究抗生素胁迫下抗生素抗性基因的水平转移机制，通过评估抗生素最小选择浓度来确定各种抗生素的允许排放浓度。

（2）探索建立针对废水处理全过程的抗生素及抗生素抗性基因控制的多级屏障，为抗生素抗性基因的污染控制提供全面系统的科学基础，具体包括：①从源头对抗生素进行控制，采用强化水解等预处理技术削减原水中的抗生素，是控制生物处理过程中抗生素抗性基因形成的一种有效措施；②抗生素抗性基因多级屏障系统构建，针对已有水处理系统，可以采用氧化、消毒等深度处理技术进一步去除残留的抗生素和抗生素抗性基因。

在国际上加强对药品生产过程中环境风险控制的呼声越来越高的当今，明确抗生素生产过程中抗生素和抗生素抗性基因的排放特征，建立科学评估制药行业污染排放风险的方法，并提出控制抗生素抗性发展的可行的技术方案，不仅具有重要的环境与健康意义，对于支撑我国制药产业的可持续发展也具有重要的意义。

参 考 文 献

顾觉奋, 白骅, 徐向阳. 2011. 国内外微生物药物生产状况及市场分析. 北京: 化学工业出版社.

胡念祖. 1992. 发酵制药废水的厌氧处理. 污染防治技术, 5(3): 11-14.

林锡伦. 1990. 上流式厌氧污泥床 (UASB) 工艺处理高浓度发酵药物混合有机废水. 环境污染与防治, 12(3): 20-22.

陆正禹, 王勇军, 任立人. 1997. UASB 处理链霉素废水颗粒污泥培养技术探索. 中国沼气, 15(3): 11-15.

上海第三制药厂, 上海第四制药厂, 上海化工学院抗菌素教研组, 等. 1979. 抗菌素生产. 北京: 化学工业出版社.

邵林, 顾其祥, 沈霖垦. 1981. 抗生素工业废水生化处理试验——Ⅰ. 接触氧化法处理四环素、青霉素、红霉素废水. 抗生素, 6(1): 25-30.

杨军, 陆正禹, 胡纪萃, 等. 1997. 抗生素工业废水生物处理技术的现状与展望. 环境科学, 18(3): 83-85.

杨军, 陆正禹, 胡纪萃, 等. 2001. 林可霉素生产废水的厌氧生物处理工艺. 环境科学, 22(2): 82-86.

俞文和. 1996. 新编抗生素工艺学 (供抗生素专业用). 北京：中国建材工业出版社.

原丽. 2006. 抗生素废水的预处理. 哈尔滨 : 哈尔滨理工大学.

Agersø Y, Sandvang D. 2005. Class 1 integrons and tetracycline resistance genes in alcaligenes, arthrobacter, and *Pseudomonas* spp. isolated from pigsties and manured soil. Applied and Environmental Microbiology, 71(12): 7941-7947.

Allen N E. 2002. Effects of macrolide antibiotics on ribosome function//Schönfeld W, Kirst H A. Macrolide Antibiotics. Boston: Springer: 261-280.

Aminov R I, Garrigues-Jeanjean N, Mackie R I. 2001. Molecular ecology of tetracycline resistance: Development and validation of primers for detection of tetracycline resistance genes encoding ribosomal protection proteins. Applied and Environmental Microbiology, 67(1): 22-32.

Andreozzi R, Caprio V, Ciniglia C, et al. 2004. Antibiotics in the environment: Occurrence in Italian STPs, fate, and preliminary assessment on algal toxicity of amoxicillin. Environmental Science & Technology, 38(24): 6832-6838.

Barlow R S, Gobius K S. 2006. Diverse class 2 integrons in bacteria from beef cattle sources. Journal of Antimicrobial Chemotherapy, 58(6): 1133-1138.

Batt A L, Kim S, Aga D S. 2007. Comparison of the occurrence of antibiotics in four full-scale wastewater treatment plants with varying designs and operations. Chemosphere, 68(3): 428-435.

Boerlin P, Reid-Smith R J. 2008. Antimicrobial resistance: Its emergence and transmission. Animal Health Research Reviews, 9(2): 115-126.

Brisson-Noël A, Arthur M, Courvalin P. 1988. Evidence for natural gene transfer from gram-positive cocci to *Escherichia coli*. Journal of Bacteriology, 170(4): 1739-1745.

Chang X S, Meyer M T, Liu X Y, et al. 2010. Determination of antibiotics in sewage from hospitals, nursery and slaughter house, wastewater treatment plant and source water in Chongqing region of Three Gorge Reservoir in China. Environmental Pollution, 158(5): 1444-1450.

Chen J, Yu Z T, Michel F C, et al. 2007. Development and application of real-time PCR assays for quantification of erm genes conferring resistance to macrolides-lincosamides-streptogramin B in livestock manure and manure management systems. Applied and Environmental Microbiology, 73(14): 4407-4416.

Clarke H T, Johnson J R, Robinson R. 2015. Chemistry of Penicillin. Princeton: Princeton University Press.

Clive D L J. 1968. Chemistry of tetracyclines. Quarterly Reviews Chemical Society, 22(4):435-456.

Cundliffe E. 1989. How antibiotic-producing organisms avoid suicide. Annual Reviews in Microbiology, 43: 207-233.

Dairi T, Aisaka K, Katsumata R, et al. 1995. A self-defense gene homologous to tetracycline effluxing gene essential for antibiotic production in *Streptomyces aureofaciens*. Bioscience, Biotechnology, and Biochemistry, 59(10): 1835-1841.

D'Costa V M, McGrann K M, Hughes D W, et al. 2006. Sampling the antibiotic resistome. Science, 311(5759): 374-377.

Fernández I, Mosquera-Corral A, Campos J L, et al. 2009. Operation of an Anammox SBR in the presence of two broad-spectrum antibiotics. Process Biochemistry, 44(4): 494-498.

Fick J, Soderstrom H, Lindberg R H, et al. 2009. Contamination of surface, ground, and drinking water from pharmaceutical production. Environmental Toxicology and Chemistry, 28(12): 2522-2527.

Gaynor M, Mankin A S. 2003. Macrolide antibiotics: Binding site, mechanism of action, resistance. Current Topics in Medicinal Chemistry, 3(9): 949-961.

Gillings M, Boucher Y, Labbate M, et al. 2008. The evolution of class 1 integrons and the rise of antibiotic resistance. Journal of Bacteriology, 190(14): 5095-5100.

Goñi-Urriza M, Pineau L, Capdepuy M, et al. 2000. Antimicrobial resistance of mesophilic *Aeromonas* spp. isolated from two European rivers. Journal of Antimicrobial Chemotherapy, 46(2): 297-301.

Guerra B, Junker E, Helmuth R. 2004. Incidence of the recently described sulfonamide resistance gene *sul3* among German *Salmonella enterica* strains isolated from livestock and food. Antimicrobial Agents and Chemotherapy, 48(7): 2712-2715.

Gupta A, Vlamakis H, Shoemaker N, et al. 2003. A new Bacteroides conjugative transposon that carries an *erm*B gene. Applied and Environmental Microbiology, 69(11): 6455-6463.

Hall R M, Collis C M. 1995. Mobile gene cassettes and integrons: Capture and spread of genes by site-specific recombination. Molecular Microbiology, 15(4): 593-600.

Halling-Sørensen B, Sengeløv G, Tjørnelund J. 2002. Toxicity of tetracyclines and tetracycline degradation products to environmentally relevant bacteria, including selected tetracycline-resistant bacteria. Archives of Environmental Contamination and Toxicology, 42(3): 263-271.

Hamelin K, Bruant G, El-Shaarawi A, et al. 2007. Occurrence of virulence and antimicrobial resistance genes in *Escherichia coli* isolates from different aquatic ecosystems within the St. Clair River and Detroit River areas. Applied and Environmental Microbiology, 73(2): 477-484.

Heuer H, Smalla K. 2007. Manure and sulfadiazine synergistically increased bacterial antibiotic resistance in soil over at least two months. Environmental Microbiology, 9(3): 657-666.

Hopwood D A. 2007. How do antibiotic producing bacteria ensure their self resistance before antibiotic biosynthesis incapacitates them? Molecular Microbiology, 63(4): 937-940.

Hou J P, Poole J W. 1971. β-lactam antibiotics: Their physicochemical properties and biological activities in relation to structure. Journal of Pharmaceutical Sciences, 60(4): 503-532.

Huber M M, Göbel A, Joss A, et al. 2005. Oxidation of pharmaceuticals during ozonation of municipal wastewater effluents: A pilot study. Environmental Science & Technology, 39(11): 4290-4299.

Huddleston J R, Zak J C, Jeter R M. 2006. Antimicrobial susceptibilities of *Aeromonas* spp. isolated from environmental sources. Applied and Environmental Microbiology, 72(11): 7036-7042.

Hurlbert S H. 1971. The nonconcept of species diversity: A critique and alternative parameters. Ecology, 52(4): 577-586.

Janzon A, Kristiansson E, Larsson D G J. 2011. Environmental microbial communities living under very high antibiotic selection pressure. Antimicrobial Resistance in the Environment, 25: 483-501.

Kim S, Eichhorn P, Jensen J N, et al. 2005. Removal of antibiotics in wastewater: Effect of hydraulic and solid retention times on the fate of tetracycline in the activated sludge process. Environmental Science & Technology, 39(15): 5816-5823.

Koike S, Aminov R I, Yannarell A C, et al. 2010. Molecular ecology of macrolide-lincosamide-streptogramin B methylases in waste lagoons and subsurface waters associated with swine production. Microbial Ecology, 59(3): 487-498.

Kristiansson E, Fick J, Janzon A, et al. 2011. Pyrosequencing of antibiotic-contaminated river sediments reveals high levels of resistance and gene transfer elements. PLoS One, 6(2): e17038.

Kristiansson E, Hugenholtz P, Dalevi D. 2009. ShotgunFunctionalizeR: an R-package for functional comparison of metagenomes. Bioinformatics, 25(20): 2737-2738.

Larsson D G J, de Pedro C, Paxeus N. 2007. Effluent from drug manufactures contains extremely high levels of pharmaceuticals. Journal of Hazardous Materials, 148(8): 751-755.

Li D, Yang M, Hu J Y, et al. 2008a. Determination and fate of oxytetracycline and related compounds in oxytetracycline production wastewater and the receiving river. Environmental Toxicology and Chemistry, 27(1): 80-86.

Li D, Yang M, Hu J Y, et al. 2008b. Determination of penicillin G and its degradation products in a penicillin production wastewater treatment plant and the receiving river. Water Research, 42(1-2): 307-317.

Li D, Yang M, Hu J Y, et al. 2009. Antibiotic-resistance profile in environmental bacteria isolated from penicillin production wastewater treatment plant and the receiving river. Environmental Microbiology, 11(6): 1506-1517.

Li D, Yu T, Zhang Y, et al. 2010. Antibiotic resistance characteristics of environmental bacteria from an oxytetracycline production wastewater treatment plant and the receiving river. Applied and Environmental Microbiology, 76(11): 3444-3451.

Liu B, Pop M. 2009. Ardb-antibiotic resistance genes database. Nucleic Acids Research, 37(S1): D443-D447.

Liu M M, Ding R, Zhang Y, et al. 2014. Abundance and distribution of Macrolide-Lincosamide-Streptogramin resistance genes in ananaerobic-aerobic system treating spiramycin production wastewater.Water Research, 63: 33-41.

Liu M M, Zhang Y, Yang M,et al. 2012. Abundance and distribution of tetracycline resistance genes and mobile elements in an oxytetracycline production wastewater treatment system. Environmental Science & Technology, 46(14): 7551-7557.

Ma W L, Qi R, Zhang Y, et al. 2009. Performance of a successive hydrolysis, denitrification and nitrification system for simultaneous removal of COD and nitrogen from terramycin production wastewater. Biochemical Engineering Journal, 45(1): 30-34.

Ma W L, Yang M, Wang J, et al. 2002. Treatment of antibiotics wastewater utilizing successive anaerobic hydrolysis, denitrification and nitrification. Environmetal Technology, 23(6): 685-694.

Mackie R I, Koike S, Krapac I, et al. 2006. Tetracycline residues and tetracycline resistance genes in groundwater impacted by swine production facilities.Animal Biotechnology, 17(2): 157-176.

Mao J C, Putterman M. 1968. Accumulation in gram-postive and gram-negative bacteria as a mechanism of resistance to erythromycin. Journal of Bacteriology, 95(3): 1111-1117.

Mitscher L A. 1978. The Chemistry of the Tetracycline Antibiotics (Medicinal Research Series 9). New York: Marcel Dekker Inc.

Negreanu Y, Pasternak Z, Jurkevitch E, et al. 2012. Impact of treated wastewater irrigation on antibiotic resistance in agricultural soils. Environmental Science & Technology, 46(9): 4800-4808.

Nikaido H, Vaara M. 1985. Molecular basis of bacterial outer membrane permeability. Microbiology Review, 49(1): 1-32.

Ochman H, Lawrence J G, Groisman E A. 2000. Lateral gene transfer and the nature of bacterial innovation. Nature, 405: 299-304.

Ojo K K, Ruehlen N L, Close N S, et al. 2006. The presence of a conjugative Gram-positive Tn2009 in Gram-negative commensal bacteria. Journal of Antimicrobial Chemotherapy, 57(6): 1065-1069.

Partridge S R, Tsafnat G, Coiera E, et al. 2009. Gene cassettes and cassette arrays in mobile resistance integrons. FEMS Microbiology Reviews, 33(4): 757-784.

Peak N, Knapp C W, Yang R K, et al. 2007. Abundance of six tetracycline resistance genes in wastewater lagoons at cattle feedlots with different antibiotic use strategies. Environmental Microbiology, 9(1): 143-151.

Rizzotti L, La Gioia F, Dellaglio F, et al. 2009. Molecular diversity and transferability of the tetracycline resistance gene *tet*(M), carried on Tn916-1545 family transposons, in enterococci from a total food chain. Antonie van Leeuwenhoek, 96: 43-52.

Roberts M C. 1996. Tetracycline resistance determinants: Mechanisms of action, regulation of expression, genetic mobility, and distribution. FEMS Microbiology Reviews, 19(1): 1-24.

Roberts M C, Schwardz S, Aarts H J M. 2012. Erratum: Acquired tetracycline resistance genes: An overview. Frontiers in Microbiology, 3: 1-17.

Roberts M C, Sutcliffe J, Courvalin P, et al. 1999. Nomenclature for macrolide and macrolide-lincosamide-streptogramin B resistance determinants. Antimicrobial Agents and Chemotherapy, 43(12): 2823-2830.

Schnabel E L, Jones A L. 1999. Distribution of tetracycline resistance genes and transposons among phylloplane bacteria in Michigan apple orchards. Applied and Environmental Microbiology, 65(11): 4898-4907.

Schweizer H P. 2003. Efflux as a mechanism of resistance to antimicrobials in *Pseudomonas aeruginosa* and related bacteria: Unanswered questions. Genetics and Molecular Research, 2(1): 48-62.

Silver L L, Bostian K A. 1993. Discovery and development of new antibiotics: The problem of antibiotic resistance. Antimicrobial Agents and Chemotherapy, 37(3): 377-383.

Sköld O. 2000. Sulfonamide resistance: Mechanisms and trends. Drug Resistance Updates, 3(3): 155-160.

Smillie C S, Smith M B, Friedman J, et al. 2011. Ecology drives a global network of gene exchange connecting the human microbiome. Nature, 480(7376): 241-244.

Sutcliffe J A, Leclercq R. 2002. Mechanisms of resistance to macrolides, lincosamides, and ketolides. Macrolide Antibiotics: 281-317.

Sutcliffe J G. 1978. Nucleotide sequence of the ampicillin resistance gene of *Escherichia coli* plasmid pBR322. Proceedings of the National Academy of Sciences of the United States of America, 75(8): 3737-3741.

Tang C J, Zheng P, Chen T T, et al. 2011. Enhanced nitrogen removal from pharmaceutical wastewater using SBA-ANAMMOX process. Water Research, 45(1): 201-210.

Thungapathra M, Amita, Sinha K K, et al. 2002. Occurrence of antibiotic resistance gene cassettes *aac*(6')-Ib, *dfr*A5, *dfr*A12, and *ere*A2 in class I integrons in non-O1, non-O139 *Vibrio cholerae* strains in India. Antimicrobial Agents and Chemotherapy, 46(9): 2948-2955.

Toleman M A, Bennett P M, Walsh T R. 2006. ISCR elements: Novel gene-capturing systems of the 21st century? Microbiology and Molecular Biology Reviews, 70(2): 296-316.

Tringe S G, von Mering C, Kobayashi A, et al. 2005. Comparative metagenomics of microbial communities. Science, 308(5721): 554-557.

Tylová T, Olšovská J, Novák P, et al. 2010. High-throughput analysis of tetracycline antibiotics and their epimers in liquid hog manure using Ultra Performance Liquid Chromatography with UV detection. Chemosphere, 78(4): 353-359.

Wu S Y, Dalsgaard A, Hammerum A M, et al. 2010. Prevalence and characterization of plasmids carrying sulfonamide resistance genes among *Escherichia coli* from pigs, pig carcasses and human. Acta Acta Veterrinaria Scandinavica, 52(1): 47.

第六章　野生动物中抗生素抗性基因及其传播

早在人类使用抗生素之前，环境微生物中就存在抗生素耐药性，这是一个自然古老的现象（D'Costa et al., 2011）。微生物常常通过产生抗生素等次级代谢产物与其他微生物进行斗争（Bauer et al., 2018），以实现自我保护。这些抗生素产生菌很可能是环境微生物中抗生素抗性基因最初的来源，通过抗生素选择压力或者水平转移等方式使其他微生物获得抗性。野生动物是除土壤、水等环境以外微生物重要的栖息地。环境微生物产生的抗生素可使野生动物肠道微生物产生抗生素耐药性。不少研究已表明，野生动物肠道微生物是抗生素抗性基因的一个丰富的储藏库，且其容易进入人畜致病菌或条件致病菌中，从而对动物乃至人类的健康产生不可忽视的风险（Wright, 2010; Vittecoq et al., 2016; Martín-Maldonado et al., 2020）。值得注意的是，近几十年随着抗生素使用的增加，人类活动大大增加了野生动物肠道中的抗生素抗性基因的丰度（Swift et al., 2019），从而也增加了抗生素抗性基因进入人畜致病菌中的风险。从野生动物肠道中分离的大肠杆菌、沙门氏菌、肠球菌等常见的人畜致病菌中已检测到多种抗生素抗性基因（Guenther et al., 2010; Goncalves et al., 2013; Carroll et al., 2015; Martín-Maldonado et al., 2020; Smith et al., 2020）。此外，如鸟类等野生动物具有长距离迁徙的生活习性，对抗生素抗性基因的远距离传播具有重要的影响（Wang et al., 2017）。这都表明野生动物中的抗生素抗性基因需要特别关注，其对人类健康的影响不容忽视。

因此，本章将从野生动物是抗生素抗性基因的储存库、野生动物中常见的抗性致病菌及其与人类的交换、野生动物对抗生素抗性基因传播的影响以及野生动物作为生物指示者在环境监测中的应用等方面展开讨论。

第一节　野生动物——抗生素抗性基因一个隐藏的库

野生动物微生物中普遍存在丰富多样的内在抗生素耐药性。多种野生动物［如类人猿（Campbell et al., 2020）、狒狒（Tsukayama et al., 2018）、鸟类（Cao et al., 2020）和跳虫（Zhu et al., 2018）等］体内已检测到丰富多样的抗生素抗性基因。Allen 等（2009）通过功能宏基因组学从昆虫舞毒蛾肠道微生物中鉴定到多种抗生素抗性基因。类似的研究也表明，在不同栖息地的许多野生动物中均检测到了携带抗生素抗性基因的微生物（Carroll et al.，2015）。甚至在受人类活动影响较小的北极地区，研究者也从鸟类的粪便中分离得到了多株具有多重抗性的大肠杆菌（Sjolund et al.，2008）。即使被认为与临床紧密相关的 *mcr-1* 基因也在许多远离抗生素使用地区的野生动物中被检测到（Liakopoulos et al.，2016）。此外，一项涉及 408 个野生鸟类和哺乳动物样品的研究表明，从中分离的耐药性大肠杆菌超过 30% 对多黏菌素（用于治疗多重耐药性的最后一道防线）具有抗性，但这种抗性大多数不是由 *mcr-1* 基因产生的（Swift et al.，2019）。这暗示着野生动物中隐藏着新的临床重要抗性机制。此外，节肢动物如跳虫（图6-1）能够合成和分泌 *β*- 内酰胺类抗生素（Pontarotti and Raoult，2019），从而产生动物内在的抗生素抗性基因。

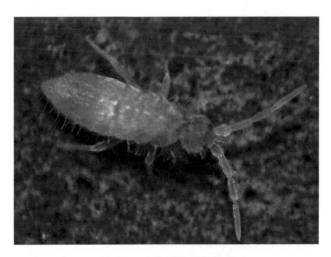

图 6-1　土壤节肢动物跳虫

此外，人类活动对野生动物中的抗生素抗性基因产生了重要的影响。许多研究表明抗生素的使用、污水的排放、有机肥的施用等人类活动与野生动物中抗生素耐性菌和抗性基因的分布密切相关（Bonnedahl et al.，2009；Wright，2010；Swift et al.，2019），如图 6-2 所示。农业上抗生素的使用增加了与其相关动物中的抗生素抗性基因。关于蜜蜂的研究证明了这一点，长期使用四环素增加了蜜蜂肠道中四环素相关的抗性基因（Tian et al.，2012）。畜禽粪便有机肥不仅含有丰富的有机质，而且具有较高的抗生素抗性基因丰度。当其施入土壤中后，因其含有丰富的有机质将被土壤动物优先取食，其含有的抗生素抗性基因也将进入土壤动物体内。已有研究表明，长期施用有机肥将增加蚯蚓肠道中抗生素抗性基因的多样性与丰度（Ding et al.，2019），如图 6-3 所示。此外，污水中残留的抗生素和抗性基因进入水体后，将导致水体周围的野生动物体内抗生素耐药菌和抗性基因增加。例如，关于海鸥的研究发现，从海鸥中分离的大肠杆菌中抗生素抗性基因分布与周围人类排放的废水和临床中分离的大肠杆菌中抗生素抗性基因的结果基本一致（Bonnedahl et al.，2009；Alroy and Ellis，2011）。Marti 等（2018）的研究表明受人类影响较大水域的野生鱼类肠道微生物中检测到了抗生素抗性基因 *sul*I 和 *qnr*S。最近的研究显示野生红狐抗生素耐药性的多样性与丰度和人类种群密度呈正相关（Cevidanes et al.，2020）。这些表明人类活动正在增加野生动物中抗生素抗性基因的多样性与丰度。

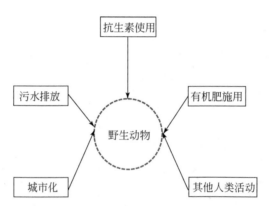

图 6-2　人类活动引起野生动物体内抗生素抗性基因变化的途径

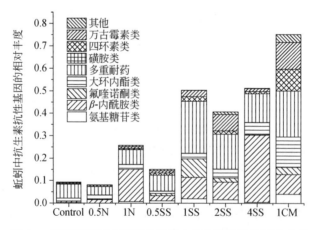

图 6-3　不同施肥下土壤动物蚯蚓中抗生素抗性基因的变化

Control 表示不施肥，N 表示施用化肥；SS 表示施用污泥；CM 表示施用鸡粪

值得注意的是，在全球变化背景下，食物的匮乏、气候的变化和生境的破碎驱使许多野生动物进入城市。这些野生动物常以城市垃圾为食，普遍携带着大量的抗生素耐药细菌和抗性基因，是城市中抗生素抗性基因隐藏的一个库。最近关于鸟类的研究表明，从城市鸟类粪便中分离的沙门氏菌普遍对环丙沙星、萘啶酸和多黏菌素具有抗性（Martín-Maldonado et al.，2020）。在一项关于肯尼亚首都内罗毕的野生动物调查研究中也发现城市中的野生动物携带着大量与临床相关的耐药性大肠杆菌（Hassell et al.，2019）。

因此，野生动物是抗生素抗性基因的一个隐藏的库，人类活动正在改变和增加其抗生素抗性基因的多样性和丰度。野生动物中抗生素抗性基因的变化将对全球抗性组的分布产生影响。同时由于野生动物中普遍存在较高丰度的致病菌，它也是与致病菌紧密联系的抗性库，需要给予更多的重视。此外，更令人担忧的是，抗生素耐药性的不可逆性及其常与致病菌的毒性增加相关。例如，金黄色葡萄球菌在获得甲氧西林耐药性的过程中其毒力基因也在发生变化，增加了它的感染能力（Cameron et al.，2011）。相似的，在大肠杆菌的研究中发现其多重耐药性与毒力基因丰度的增加相关（Da Silva and Mendonca，2012）。

第二节　野生动物中人类致病菌的耐药性

近几十年来，大量研究已经探讨了野生动物中微生物的耐药性。通过系统分析这些文献笔者发现大部分野生动物的研究与人类致病菌的耐药性相关，且主要涉及如下三种潜在致病菌：大肠杆菌（*Escherichia coli*）、沙门氏菌（*Salmonella* spp.）和肠球菌（*Enterococci* spp.）。因此，本节主要围绕这三种致病菌展开讨论。

大肠杆菌是正常人类肠道微生物的重要组成部分。然而，它又是人类尿道和血液感染最常见的诱因。人体中检出的大肠杆菌往往对第三代头孢菌素和碳青霉烯类具有耐药性，这主要是由超广谱β-内酰胺酶（ESBLs）和碳青霉烯酶引起的。野生动物耐药性研究最多的细菌是大肠杆菌，且从其肠道中分离的微生物中有百分之几的比例属于大肠杆菌（Adesiyun et al.，2009）。具有β-内酰胺类耐药性的大肠杆菌也常能在野生动物中检出。此外，大量的研究表明从野生动物中分离的大肠杆菌具有耐药性的比例较高，且其耐药性易通过水平转移等方式进入沙门氏菌和克雷伯氏菌等其他人畜共患致病菌中（Szmolka and Nagy，2013）。

沙门氏菌属细菌是世界各地食源性疾病发生的主要原因。大多数沙门氏菌菌株会引起肠胃炎，而一些菌株甚至会引起伤寒。在许多野生动物中都分离到了沙门氏菌，它们是人类感染沙门氏菌的重要来源。沙门氏菌可以在健康动物的粪便中长时间存活，且在动物的肉制品中常可分离到沙门氏菌（Paulsen et al.，2012）。研究发现这些沙门氏菌常具有多重耐药性，并能通过水平转移将抗性传递给其他细菌，存在较大的健康风险。此外，环境因素，如城市、半城市、农村和农业栖息地和人为食物来源，也正在加剧耐药性沙门氏菌在野生动物中的流行。

肠球菌是一种革兰氏阳性菌，普遍存在于各种环境中，同时也是野生动物胃肠道正常微生物群的一部分。它们对许多抗生素具有内在的抗性，如青霉素、氨基糖苷类、万古霉素和内酰胺类等。此外，肠球菌在获得基因和转移基因方面具有很强的能力（Hegstad et al.，2010）。由于它们常常携带丰富的毒力基因和抗生素抗性基因，因此已经被认为是一种重要的人类致病菌（Gawryszewska et al.，2016），常引起临床上的感染。关于野生动物的研究已经发现，在野生动物粪便的肠球菌中检测到了多重抗生素耐药性，且在粪肠球菌中检测到了丰富的毒力基因（Poeta et al.，2005）。这表明野生动物中的耐药性肠球菌具有较高的潜在健康风险。

除以上三种细菌外，野生动物中其他的一些细菌，如抗坏血酸克吕沃尔菌（*Kluyvera ascorbata*）、弯曲杆菌（*Campylobacter* spp.）、肠杆菌（*Enterobacter* spp.）、克雷伯菌属（*Klebsiella* spp.）和葡萄球菌属（*Staphylococcus* spp.）等的耐药性也受到了研究者们的关注。例如，抗坏血酸克吕沃尔菌虽然在人体肠道中是一种稀有的细菌，但偶尔会引起人类严重的感染。研究者们已在野生动物的肠道中分离得到该种细菌，且发现它不仅自身具有耐药性而且能够传递超广谱 β- 内酰胺类抗性基因给其他肠菌科微生物（Yong et al.，2008）。

第三节 环境/家畜 – 野生动物 – 人类之间 抗生素抗性基因的交换

环境/家畜 – 野生动物 – 人类之间的抗生素耐药细菌和抗性基因发生着频繁的交换。野生动物中普遍存在着耐药性致病菌（Smith et al.，2020），其可以通过多种途径扩散到人体中。随着野生动物抗生素抗性基因的增加将产生大量的抗性致病菌，其对动物本身和人类将造成不可忽视的潜在风险。由于全球人口增长和土地利用方式的改变导致野生动物栖息地碎片化与退化，环境/家畜 – 野生动物 – 人类之间的直接和间接接触加强并变得更加频繁，这使得野生动物中的耐药细菌更容易进入人体中。过去几十年中，75% 的人类疾病起源于野生动物（Jones et al.，2008）。虽然许多研究已经讨论了环境/家畜 – 野生动物 – 人类之间耐药细菌可能存在的复杂的传播途径，但由于即使是具有相同抗性基因的同种细菌，也可能不是同源的，因为它们可能不属于同一个谱系，因而很难阐明耐药细菌在不同环境之间传递的精确途径。因此，本节聚焦环境/家畜–野生动物–人类之间抗生素抗性基因可能存在的交换途径展开讨论，主要包括直接接触感染者及其组织或粪便、水和土壤。

一、接触

首先，人类和家畜可能接触在居民区和养殖场附近活动的野生动物。例如，飞蛾具有趋光性，夜间会从野外飞入居民家中与人类直接接触；蝙蝠夜间会与家畜争食从而与家畜接触；啮齿类动物的粪便常会被人类或其他动物接触，且如果粪便污染了食物，就容易被摄入。其次，人类还可以通过狩猎和食用受污染的肉或在自然保护区中有意与动物互动直接接触野生动物。许多人畜共患疾病都是通过该途径传播的（Greig et al.，2015）。因为被猎杀的野生动物尸体中普遍存在耐药性致病菌（Ntivuguruzwa et al.，2020），当它们被食用时存在较高的感染风险。值得注意的是，人们（特别是儿童）可能在公园、海边游玩时接触野生动物的粪便，从而引起耐药性致病菌进入人体产生感染。例如，有研究在沿海的小型哺乳动物体内检测到不少具有头孢噻肟耐性的大肠杆菌，而在内陆的个体中没有检测到（Furness et al.，2017）。通过哺乳动物的粪便这些耐性菌将进入水体中，当人们在其中游泳时将与之接触。Leonard 等（2015）估计 2012 年有超过 600 万人在英国沿海休闲水域游泳时接触了具有头孢噻肟耐性的大肠杆菌。此外，一项报告表明 1/3 的泰晤士河游泳者暴发了肠胃疾病。最后，野生动物还可以通过感染家畜或者在农作物上排便引起食源性肠道疾病。野生鸟类一直被认为是人类感染肠道疾病重要的源头之一。最近 Smith 等（2020）提出了一个肠道致病菌从野生鸟类经食物扩散到人类的概念框架，如图 6-4 所示，包括野生鸟类从环境中感染致病菌、致病菌在宿主中的定植、与人和食物的接触以及致病菌在环境中的存

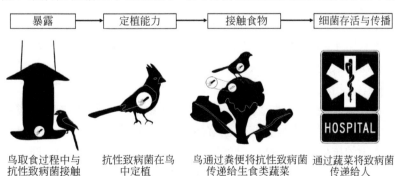

图 6-4　肠道致病菌从野生鸟类经食物扩散到人类的概念框架图（Smith et al.，2020）

活。随着野生鸟类中抗生素抗性基因的增加，通过水平转移等方式这些抗生素抗性基因将进入致病菌中，使得致病菌具有抗性，增加其通过食物对人类的健康风险。此外，由于来自家畜的肉普遍含有较高的耐药性致病菌，当野生动物取食这些肉作为食物的时候也将接触它们所携带的耐药性致病菌。因此，这些途径对耐药细菌在环境 / 家畜 – 野生动物 – 人类之间的传播具有重要的意义。

二、水

在水生生态系统中，环境细菌与人类、家畜和野生动物中的致病菌之间抗生素抗性基因的交换正在频繁发生，且水中发现的很多耐药性微生物都是来自人类、家畜和野生动物的。人类、家畜和野生动物中发现的几种需要特别关注的致病菌（如大肠杆菌、沙门氏菌和肠球菌等）也都能在水生生态系统中检测到，并且其能在水中存活很长时间（Goodwin et al.，2012）。人类活动如污水的排放正在增加水生生态系统中的抗生素抗性基因丰度与多样性，且这些抗生素抗性基因能通过水平转移等方式进入致病菌中，形成耐药性致病菌。最终这些抗生素抗性基因和耐药细菌又会通过动物的活动 / 饮水进入野生动物中。此外，由于大量抗生素的使用，水产养殖是水生生态系统中耐性细菌和抗生素抗性基因增加的又一重要原因（Cabello et al.，2013）。例如，在湖泊中，与相同物种的野生个体相比，养殖的河鲈携带的耐药细菌更多（Burr et al.，2012）。此外，栖息在周围环境的双壳类动物也可能受到耐药细菌污染，尤其是滤食性双壳类动物（Soonthornchaikul and Garelick，2009）。它们被人类取食后，这些耐药细菌又可能进入人体，造成潜在的健康风险。考虑到水是野生动物和人类间抗生素抗性基因交换最重要的场所，控制水中抗生素耐药性的增加对缓解野生动物和人类之间抗生素抗性基因的流动具有重要意义。

三、土壤

土壤是抗生素耐药细菌和抗性基因的一个重要的库。万物土中生。一方面，人类、家畜和野生动物时刻与土壤紧密联系，通过接触等方式，土壤中的抗生素抗性基因容易扩散进入动物或人体中。另一方面，抗生素抗性基因能够从土壤传递进入植物中，当植物被动物取食后，这些抗生素抗性基因也可能进入动物中。此外，动物中的抗生素抗性基因也会通过排泄物等方式再次进入土壤中。值得注意的是，由于土壤动物是直接与土壤接触且很多土壤动物以土壤为食，因此最近土壤动物中的抗生素抗性基因已经引起研究者们的关注。例如，研究者们发现来自土壤中的抗生素抗性基因可在土壤动物食物链中进行传递扩散（Zhu et al.，2019）。土壤无脊椎动物如蚯蚓肠道中已检出丰富多样的抗生素抗性基因（Ding et al.，2019）。而土壤无脊椎动物常会被鸟类和鸡取食，也会被当作鱼饵，从而将其携带的抗生素抗性基因传入其他动物甚至人体中。

第四节　野生动物对抗生素抗性基因传播的影响

野生动物会影响抗生素抗性基因在生态系统中的扩散（图 6-5）。野生动物可作为抗生素耐性菌和抗性基因传播的媒介，通过粪便等方式将自身携带的耐药细菌和抗生素抗性基因传播到新的地方。常会在野生动物中检测到人类致病菌，其通过粪便进入环境中后，可以在环境中长时间存活。例如，鼠伤寒沙门氏菌和大肠杆菌可以在土壤中存活几百天（Islam et al.，2004a，2004b），这有利于致病菌中的抗生素抗性基因的传播。先前的研究表明，黑鸢的迁徙将流行于东南亚、北非和尼日利亚的携带 bla_{NDM-1} 基因的科瓦利斯沙门氏菌带入德国（Fischer et al.，2013）。大型鸦科动物有助于沙门氏菌和抗生素抗性基因在人类和动物群体之间的远距离传播和扩散（Janecko et al.，2015）。值得注意的是，在一项涉及多种野生鸟类和哺乳动物的研究中发现，所有样本中均检测到了具有多重耐药性的质粒（Carroll et al.，2015）。质粒介导了抗生素抗性基因在不同微生物中的水平转移。这暗示着野生动物携带的抗生素抗性基因具有很高的转移传播风险。一个重要的例子是，研究者发现在海鸥中 mcr-1 基因与 $IncI$2 质粒紧密关联促进了该抗性基因的广泛传播（Liakopoulos et al.，2016）。

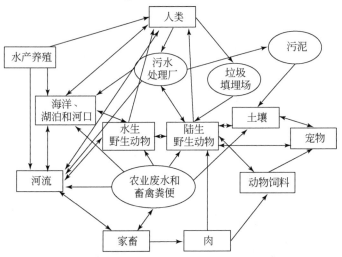

图 6-5　野生动物对抗生素耐药性扩散的影响（Arnold et al.，2016）

野生动物的活动能力显然对抗生素抗性基因的扩散具有重要的影响。因此，候鸟对抗生素耐性菌和抗性基因扩散的作用需要特别关注，候鸟长距离的迁徙能够将其携带的抗生素抗性基因扩散到十分远的距离（Guenther et al., 2010）。类似地，食物网中的顶端捕食者往往活动范围较广，对抗生素抗性基因扩散也具有重要的影响（Goncalves et al., 2013）。这些关键的野生动物对自然生态系统中抗生素抗性基因的扩散起到重要作用。

虽然野生动物生活史特征对抗生素耐性菌和抗性基因扩散的影响很少被研究，但它们对野生动物扩散抗生素耐性菌和抗性基因方面起到重要作用。例如，关于两种啮齿类动物的研究显示，野生动物种群的季节变化对抗生素抗性基因的扩散具有重要影响（Williams et al., 2011）。最近关于城市鸟类的研究也发现，鸟类喜爱取食城市垃圾，使得垃圾填埋场成为抗生素抗性基因传播和扩散的重要源头（Martín-Maldonado et al., 2020）。

值得注意的是，野生动物的生态习性对耐药细菌获得和传播具有显著影响。例如，Vittecoq 等（2016）总结文献发现（表6-1），杂食性和食肉性的野生动物往往获得和传播抗生素耐性菌及抗性基因的风险最大。特别是，杂食性野生动物通常以人为残渣为食，并且靠近人类居住地和农场，这意味着它们与家畜和人类的联系更加紧密，其中的耐药细菌和抗生素抗性基因更容易流动，因而具有较高的潜在风险。因此，评估野生动物在致病菌耐药性和疾病建模中的作用可能因其生态和行为特征而变得复杂。

表6-1 不同生态习性动物之间耐药细菌运输能力的差异比较（Vittecoq et al., 2016）

物种分类	所研究耐药细菌	耐药细菌运输能力比较	参考文献
哺乳类	大肠杆菌和沙门氏菌	杂食性动物＞食草性动物	（Dias et al., 2015）
鸟类	大肠杆菌	食肉性动物＞杂食性动物	（Guenther et al., 2010）
哺乳类	肠球菌	杂食性动物＞食草性动物	（Mallon et al., 2002）
哺乳类	芽孢杆菌、肠球菌和葡萄球菌	食草性动物＞杂食性动物	（Meyer et al., 2014）
哺乳类	大肠杆菌	无差异，但多重耐药性菌株：食肉性动物＞杂食性动物	（Nhung et al., 2015）
鸟类	大肠杆菌	杂食性动物＞食草性动物	（Sato et al., 1978）
鸟类和哺乳类	大肠杆菌	食肉性动物＞食草性动物	（Smith et al., 2014）
鸟类	大肠杆菌	杂食性动物＞食肉性动物	（Tausova et al., 2012）
鸟类、哺乳类和爬行类	沙门氏菌	食肉性动物＞食草性动物	（White and Forrester, 1979）
哺乳类	大肠杆菌	杂食性动物＞食草性动物	（Williams et al., 2011）

涉及野生动物的抗生素耐药性传播的生态模型除了要考虑宿主对宿主的直接

传播以外，还需要结合间接影响。野生动物除了可以通过捕食、毛发和粪便直接传播抗生素抗性基因以外，其肠道微生物群落与环境微生物群落具有很高比例的共享群落，这些群落之间抗生素抗性基因的水平转移对野生动物扩散抗生素抗性基因也是重要的。基于空间位置的抗生素耐药性传递的模型常与环境抗生素耐药性污染点有关（Rwego et al.，2008）。例如，污水处理厂是抗生素耐药性的热点，生活其中的无脊椎动物往往携带丰富多样的抗生素抗性基因，通过被鸟类和蝙蝠等动物取食进入野生动物体内，随着动物的活动这些抗生素抗性基因将被带入取食动物的自然栖息地中（Park and Cristinacce，2006）。利用电子跟踪设备和空间建模等手段能够描绘野生动物扩散抗生素抗性基因的轨迹，从而更好地评价野生动物扩散抗生素抗性基因的程度与风险。

此外，耐药细菌中的抗生素抗性基因能够通过可移动遗传元件，如质粒水平转移进入其他细菌中。因而，即使野生动物中携带耐药性的微生物无法在新的环境中定植，但其携带的耐药性有可能通过水平转移进入环境细菌中，从而造成抗生素抗性基因的扩散。

第五节　野生动物可用于环境中抗生素抗性基因污染的监测

在大健康（One Health）背景下，环境中抗生素耐药细菌和抗性基因的监测显得极其重要。与环境中抗菌物质的监测相比，野生动物中抗生素耐药细菌和抗性基因的监测相对简单。环境中的抗生素抗性基因能够进入野生动物中，且野生动物体内的抗生素抗性基因的变化与人类活动紧密相关，野生动物中耐药细菌存在的时间和丰度均高于环境。例如，Bighiu 等（2019）通过水样和斑马贻贝中耐药细菌的比较研究发现，耐药细菌在斑马贻贝中的丰度较高且滞留时间较长（Bighiu et al.，2019）。因此，野生动物可作为环境中抗生素抗性基因污染的指示者，用于环境耐药性的监测。例如，小型哺乳动物的研究表明其可以作为环境中抗生素耐药性空间分布的有效生物指标（Furness et al.，2017）。由于对鸟类的生态习性和迁徙规律的了解，我们可以通过它们追踪抗生素耐药性在环境中的扩散（Ewbank et al.，2021）。类似的，研究者已通过利用野生鹿的粪便样品揭示了爱尔兰抗生素耐药性的分布特征（Smith et al.，2014）。野生动物用于环境抗生素耐药性监测最重要的一个环节是选择合适的细菌指示者。选择用于野生动物抗生素耐药性监测计划的细菌指示者是基于这样一种假设，即可以进行全球调查结果的比较。为此，细菌指示者需要广泛分布在不同的环境中，以及分布在不同的动物物种中。气单胞菌属（*Aeromonas* spp.）广泛存在于各种环境中，且能在很多动物中定植。因此，野生动物中的气单胞菌属有作为水环境中抗生素耐药性指示者的潜力。且最近的研究表明在水生环境的耐药细菌监测上它可能优于传统的大肠杆菌（Grilo et al.，2020）。此外，监测野生动物中耐药细菌的分布是评价环境中人类污染程度的一项有用技术，对野生动物的保护和生态系统的健康也具有重要意义（Foti et al.，2018）。

第六节　研究展望

最近十年在大健康背景下，野生动物已经被纳入新兴人类疾病的研究框架中。人们已经认识到人类的健康、野生动物的健康和生态系统的健康是紧密相连的，要通过多学科的合作，采取多种研究手段，在人类－动物－生态系统界面上研究致病菌耐药性的扩散与风险。基于文献的总结与思考，笔者提出了如下几个未来的研究方向。

（1）应用多组学手段，进一步揭示野生动物中的抗生素抗性基因簇，整合现有数据建立野生动物抗生素抗性基因数据库，挖掘新型抗性机制；并与环境和人类的抗生素抗性基因序列进行对比，探讨来自人类、野生动物和环境的抗生素抗性基因在分子水平上的差异。

（2）野生动物肠道中普遍存在多种具有抗性的人畜致病菌或条件致病菌，需进一步研究其如何在环境－野生动物－人类中传递与扩散，分析人类活动对其耐药性与传播的影响，从而定量评估其健康风险。

（3）野生动物中耐药细菌的研究主要集中在大肠杆菌、沙门氏菌和肠球菌等致病菌上，未来的研究需要关注更多其他的微生物，因为非致病菌也能获得耐药性并通过水平转移将其传递给其他的致病菌，特别是与临床相关的耐药性；需进一步揭示不同野生动物中不同菌中抗生素抗性基因的分布特点及其对人类活动的响应规律。

（4）野生动物肠道耐药细菌的研究主要关注是否存在该类细菌以及该类细菌携带何种抗生素抗性基因，但对其在群落中占比的研究严重不足，未来需要更多的定量数据阐明耐药性细菌在野生动物中的动态以及扩散的风险。

（5）野生动物生态习性、生活史特征等在抗生素抗性基因扩散中的作用需得到进一步关注，以此更好地理解野生动物对生态系统中抗生素抗性基因动态影响。

（6）进一步挖掘野生动物中可用于环境耐药性监测的微生物指示物种，建立指示物种数据库，探讨微生物指示者在不同环境中的适用性，提高其在环境耐药性监测中的作用。

参 考 文 献

Adesiyun A A, Stewart-Johnson A, Thompson N N. 2009. Isolation of enteric pathogens from bats in trinidad. Journal of Wildlife Diseases, 45(4): 952-961.

Allen H K, Cloud-Hansen K A, Wolinski J M, et al. 2009. Resident microbiota of the gypsy moth midgut harbors antibiotic resistance determinants. DNA and Cell Biology, 28(3): 109-117.

Alroy K, Ellis J C. 2011. Pilot study of antimicrobial-resistant *Escherichia coli* in herring gulls (*Larus argentatus*) and wastewater in the northeastern United States. Journal of Zoo and Wildlife Medicine, 42(1): 160-163.

Arnold K E, Williams N J, Bennett M. 2016. 'Disperse abroad in the land': The role of wildlife in the dissemination of antimicrobial resistance. Biology Letters, 12(8): 20160137.

Bauer M A, Kainz K, Carmona-Gutierrez D, et al. 2018. Microbial wars: Competition in ecological niches and within the microbiome. Microbial Cell, 5(5): 215-219.

Bighiu M A, Halden A N, Goedkoop W, et al. 2019. Assessing microbial contamination and antibiotic resistant bacteria using zebra mussels (*Dreissena polymorpha*). Science of the Total Environment, 650: 2141-2149.

Bonnedahl J, Drobni M, Gauthier-Clerc M, et al. 2009. Dissemination of *Escherichia coli* with CTX-M type ESBL between humans and yellow-legged gulls in the south of France. PLoS One, 4(6): e5958.

Burr S E, Goldschmidt-Clermont E, Kuhnert P, et al. 2012. Heterogeneity of aeromonas populations in wild and farmed perch, *Perca fluviatilis* L. Journal of Fish Diseases, 35(8): 607-613.

Cabello F C, Godfrey H P, Tomova A, et al. 2013. Antimicrobial use in aquaculture re-examined: Its relevance to antimicrobial resistance and to animal and human health. Environmental Microbiology, 15(7): 1917-1942.

Cameron D R, Howden B P, Peleg A Y. 2011. The interface between antibiotic resistance and virulence in *Staphylococcus aureus* and its impact upon clinical outcomes. Clinical Infectious Diseases, 53(6): 576-582.

Campbell T P, Sun X, Patel V H, et al. 2020. The microbiome and resistome of chimpanzees, gorillas, and humans across host lifestyle and geography. The ISME Journal, 14(6): 1584-1599.

Cao J, Hu Y, Liu F, et al. 2020. Metagenomic analysis reveals the microbiome and resistome in migratory birds. Microbiome, 8(1): 26.

Carroll D, Wang J, Fanning S, et al. 2015. Antimicrobial resistance in wildlife: Implications for public health. Zoonoses and Public Health, 62(7): 534-542.

Cevidanes A, Esperon F, Di Cataldo S, et al. 2020. Antimicrobial resistance genes in andean foxes inhabiting anthropized landscapes in central chile. Science of the Total Environment, 724: 138247.

Da Silva G J, Mendonca N. 2012. Association between antimicrobial resistance and virulence in *Escherichia coli*. Virulence, 3(1): 18-28.

D'Costa V M, King C E, Kalan L, et al 2011. Antibiotic resistance is ancient. Nature, 477(7365): 457-461.

Dias D, Torres R T, Kronvall G, et al. 2015. Assessment of antibiotic resistance of *Escherichia coli* isolates and screening of *Salmonella* spp. in wild ungulates from Portugal. Research in Microbiology, 166(7): 584-593.

Ding J, Zhu D, Hong B, et al. 2019. Long-term application of organic fertilization causes the accumulation of antibiotic resistome in earthworm gut microbiota. Environment International, 124: 145-152.

Ewbank A C, Esperon F, Sacristan C, et al. 2021. Seabirds as anthropization indicators in two different tropical biotopes: A one health approach to the issue of antimicrobial resistance genes pollution in oceanic islands. Science of the Total Environment, 754: 142141.

Fischer J, Schmoger S, Jahn S, et al. 2013. NDM-1 carbapenemase-producing *Salmonella enterica* subsp. *enterica* serovar Corvallis isolated from a wild bird in Germany. Journal of Antimicrobial Chemotherapy, 68(12): 2954-2956.

Foti M, Siclari A, Mascetti A, et al. 2018. Study of the spread of antimicrobial-resistant enterobacteriaceae from wild mammals in the national park of Aspromonte (Calabria, Italy). Environmental Toxicology and Pharmacology, 63: 69-73.

Furness L E, Campbell A, Zhang L, et al. 2017. Wild small mammals as sentinels for the environmental transmission of antimicrobial resistance. Environmental Research, 154: 28-34.

Gawryszewska I, Zabicka D, Bojarska K, et al. 2016. Invasive enterococcal infections in Poland: The current epidemiological situation. European Journal of Clinical Microbiology & Infectious Diseases, 35(5): 847-856.

Goncalves A, Igrejas G, Radhouani H, et al. 2013. Antimicrobial resistance in faecal enterococci and *Escherichia coli* isolates recovered from Iberian wolf. Letters in Applied Microbiology, 56(4): 268-274.

Goodwin K D, McNay M, Cao Y, et al. 2012. A multi-beach study of *Staphylococcus aureus*, MRSA, and enterococci in seawater and beach sand. Water Research, 46(13): 4195-4207.

Greig J, Rajic A, Young I, et al. 2015. A scoping review of the role of wildlife in the transmission of bacterial pathogens and antimicrobial resistance to the food chain. Zoonoses and Public Health, 62(4): 269-284.

Grilo M L, Sousa-Santos C, Robalo J, et al. 2020. The potential of *Aeromonas* spp. from wildlife as antimicrobial resistance indicators in aquatic environments. Ecological Indicators, 115: 106396.

Guenther S, Grobbel M, Luebke-Becker A, et al. 2010. Antimicrobial resistance profiles of *Escherichia coli* from common European wild bird species. Veterinary Microbiology, 144(1-2): 219-225.

Hassell J M, Ward M J, Muloi D, et al. 2019. Clinically relevant antimicrobial resistance at the wildlife-livestock-human interface in Nairobi: An epidemiological study. Lancet Planetary Health, 3(6): E259-E269.

Hegstad K, Mikalsen T, Coque T M, et al. 2010. Mobile genetic elements and their contribution to the emergence of antimicrobial resistant *Enterococcus faecalis* and *Enterococcus faecium*. Clinical Microbiology and Infection, 16(6): 541-554.

Islam M, Doyle M P, Phatak S C, et al. 2004a. Persistence of enterohemorrhagic *Escherichia coli* O157: H7 in soil and on leaf lettuce and parsley grown in fields treated with contaminated manure composts or irrigation water. Journal of Food Protection, 67(7): 1365-1370.

Islam M, Morgan J, Doyle M P, et al. 2004b. Persistence of *Salmonella enterica* serovar typhimurium on lettuce and parsley and in soils on which they were grown in fields treated with contaminated manure composts or irrigation water. Foodborne Pathogens and Disease, 1(1): 27-35.

Janecko N, Čížek A, Halová D, et al. 2015. Prevalence, characterization and antibiotic resistance of *Salmonella* isolates in large corvid species of Europe and North America between 2010 and 2013. Zoonoses and Public Health, 62(4): 292-300.

Jones K E, Patel N G, Levy M A, et al. 2008. Global trends in emerging infectious diseases. Nature, 451(7181): 990-U994.

Leonard A F C, Zhang L, Balfour A, et al. 2015. Human recreational exposure to antibiotic resistant bacteria in coastal bathing waters. Environment International, 82: 92-100.

Liakopoulos A, Mevius D J, Olsen B, et al. 2016. The colistin resistance *mcr-1* gene is going wild. Journal of Antimicrobial Chemotherapy, 71(8): 2335-2336.

Mallon D J P, Corkill J E, Hazel S M, et al. 2002. Excretion of vancomycin-resistant enterococci by wild mammals. Emerging Infectious Diseases, 8(6): 636-638.

Marti E, Huerta B, Rodriguez-Mozaz S, et al. 2018. Abundance of antibiotic resistance genes and bacterial community composition in wild freshwater fish species. Chemosphere, 196: 115-119.

Martín-Maldonado B, Vega S, Mencía-Gutiérrez A, et al. 2020. Urban birds: An important source of antimicrobial resistant *Salmonella* strains in central Spain. Comparative Immunology, Microbiology and Infectious Diseases, 72: 101519.

Meyer C, Heurich M, Huber I, et al. 2014. The importance of wildlife as reservoir of antibiotic-resistant bacteria in Bavaria - first results. Berliner Und Munchener Tierarztliche Wochenschrift, 127(3-4): 129-134.

Nhung N T, Cuong N V, Campbell J, et al. 2015. High levels of antimicrobial resistance among *Escherichia coli* isolates from livestock farms and synanthropic rats and shrews in the Mekong Delta of Vietnam. Applied and Environmental Microbiology, 81(3): 812-820.

Ntivuguruzwa J B, Kolo F B, Gashururu R S, et al. 2020. Seroprevalence and associated risk factors of bovine brucellosis at the wildlife-livestock-human interface in Rwanda. Microorganisms, 8(10): 1553.

Park K J, Cristinacce A. 2006. Use of sewage treatment works as foraging sites by insectivorous bats. Animal Conservation, 9(3): 259-268.

Paulsen P, Smulders F J M, Hilbert F. 2012. *Salmonella* in meat from hunted game: A central European perspective. Food Research International, 45(2): 609-616.

Poeta P, Costa D, Saenz Y, et al. 2005. Characterization of antibiotic resistance genes and virulence factors in faecal enterococci of wild animals in Portugal. Journal of Veterinary Medicine Series B-Infectious Diseases and Veterinary Public Health, 52(9): 396-402.

Pontarotti P, Raoult D. 2019. Why do arthropods secrete *β*-lactams? International Journal of Antimicrobial Agents, 53(4): 370.

Rwego I B, Isabirye-Basuta G, Gillespie T R, et al. 2008. Gastrointestinal bacterial transmission among humans, mountain gorillas, and livestock in Bwindi Impenetrable National Park, Uganda. Conservation Biology, 22(6): 1600-1607.

Sato G, Oka C, Asagi M, et al. 1978. Detection of conjugative r-plasmids conferring chloramphenicol resistance in *Escherichia-coli* isolated from domestic and feral pigeons and crows. Zentralblatt für Bakteriologie Mikrobiologie und Hygiene Series A: Medical Microbiology Infectious Diseases Virology Parasitology, 241(4): 407-417.

Sjolund M, Bonnedahl J, Hernandez J, et al. 2008. Dissemination of multildrug-resistant bacteria into the arctic. Emerging Infectious Diseases, 14(1): 70-72.

Smith O M, Snyder W E, Owen J P. 2020. Are we overestimating risk of enteric pathogen spillover from wild birds to humans? Biological Reviews, 95(3): 652-679.

Smith S, Wang J, Fanning S, et al. 2014. Antimicrobial resistant bacteria in wild mammals and birds: A coincidence or cause for concern? Irish Veterinary Journal, 67: 8.

Soonthornchaikul N, Garelick H. 2009. Antimicrobial resistance of *Campylobacter* species isolated from edible bivalve molluscs purchased from Bangkok markets, Thailand. Foodborne Pathogens and Disease, 6(8): 947-951.

Swift B M C, Bennett M, Waller K, et al. 2019. Anthropogenic environmental drivers of antimicrobial resistance in wildlife. Science of the Total Environment, 649: 12-20.

Szmolka A, Nagy B. 2013. Multidrug resistant cornmensal *Escherichia coli* in animals and its impact for public health. Frontiers in Microbiology, 4: 258.

Tausova D, Dolejska M, Cizek A, et al. 2012. *Escherichia coli* with extended-spectrum *β*-lactamase and plasmid-mediated quinolone resistance genes in great cormorants and mallards in central Europe. Journal of Antimicrobial Chemotherapy, 67(5): 1103-1107.

Tian B, Fadhil N H, Powell J E, et al. 2012. Long-term exposure to antibiotics has caused accumulation of resistance determinants in the gut microbiota of honeybees. mBio, 3(6): e00377-12.

Tsukayama P, Boolchandani M, Patel S, et al. 2018. Characterization of wild and captive baboon gut microbiota and their antibiotic resistomes. Msystems, 3: e00016-18.

Vittecoq M, Godreuil S, Prugnolle F, et al. 2016. Antimicrobial resistance in wildlife. Journal of Applied Ecology, 53(2): 519-529.

Wang J, Ma Z B, Zeng Z L, et al. 2017. The role of wildlife (wild birds) in the global transmission of antimicrobial resistance genes. Zoological Research, 38(2): 55-80.

White F H, Forrester D J. 1979. Anti microbial resistant *Salmonella* spp. isolated from double-crested cormorants (*Phalacrocorax auritus*) and common loons (*Gavia immer*) in Florida. Journal of Wildlife Diseases, 15(2): 235-237.

Williams N J, Sherlock C, Jones T R, et al. 2011. The prevalence of antimicrobial-resistant *Escherichia coli* in sympatric wild rodents varies by season and host. Journal of Applied Microbiology, 110(4): 962-970.

Wright G D. 2010. Antibiotic resistance in the environment: A link to the clinic? Current Opinion in Microbiology, 13(5): 589-594.

Yong L H, Ambu S, Devi S, et al. 2008. Detection of protozoan and bacterial pathogens of public health importance in faeces of *Corvus* spp. (large-billed crow). Tropical Biomedicine, 25(2): 134-139.

Zhu D, Chen Q L, Li H, et al. 2018. Land use influences antibiotic resistance in the microbiome of soil collembolans *Orchesellides sinensis*. Environmental Science & Technology, 52(24): 14088-14098.

Zhu D, Xiang Q, Yang X-R, et al. 2019. Trophic transfer of antibiotic resistance genes in a soil detritus food chain. Environmental Science & Technology, 53(13): 7770-7781.

第七章 土壤中抗生素抗性基因及其传播

20 世纪 40 年代，微生物学家最早通过测试土壤微生物发现了一些微生物本身具备产生抗生素的能力，从而开启了大规模提取和利用抗生素的新时代（Lewis，2012）。由于多种天然抗生素来源于土壤微生物，因此土壤中必然有相应的抗生素抗性基因的存在（苏建强等，2013）。科学家在北极的冻土中提取到 3 万年前的古 DNA，从中发现了较高多样性的抗生素抗性基因，而且部分抗性蛋白的结构与现代的变体相似（D'Costa et al.，2011）。由此可见，土壤是抗生素抗性基因的重要发源地之一。此外，近年来抗生素在医疗和畜禽养殖业的大量使用导致土壤环境污染问题日趋严重，进入环境中的抗生素除了会造成化学污染外，还可能会诱导环境中抗性微生物和抗生素抗性基因的产生，加快抗生素抗性的传播。土壤环境中的微生物组成了一个巨大的抗生素抗性基因储存库，在抗生素抗性基因的传播和扩散方面起了非常重要的作用（Martinez，2008）。由于基因水平转移机制的存在，环境中的抗生素抗性往往难以去除，这一现象也被通俗地称为"来得容易，去得难"（easy-to-get，hard-to-lose）。造成这一现象的原因除了可能是环境中固有的抗性微生物携带的抗生素抗性基因之外，还可能是历史污染遗留的问题（Martinez，2009），即抗生素虽然消失了，但抗生素抗性基因仍继续持留在环境中（吴楠和乔敏，2010）。这些抗性微生物可能会通过直接或者间接接触（如污染食物链）等途径，从环境进入人体，增加人体的耐药性，从而给人类公共健康带来潜在的威胁。

因此本章将从土壤环境中抗生素抗性基因的来源、水平转移和扩散、研究方法和手段、削减措施等方面展开讨论。

第一节　土壤中抗生素抗性基因的来源

一、内在抗性

内在抗性（intrinsic resistance）是指存在于环境微生物的基因组上的抗生素抗性基因的原型、准抗生素抗性基因或未表达的抗生素抗性基因（Davies J and Davies D，2010）。微生物可通过随机突变或表达潜在抗生素抗性基因而获得抗性。一些微生物表现出来的内在抗性往往和微生物本身固有的结构或功能特点相关（图 7-1）。

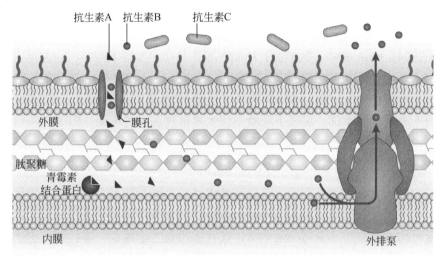

图 7-1　细菌内在抗性机制的示意图（Blair et al.，2015）

抗生素 A 可以通过膜孔蛋白进入细胞，与靶向青霉素结合蛋白（PBP）结合，从而抑制细菌的肽聚糖合成。抗生素 B 虽然也可以通过膜孔蛋白进入细胞，但它会被外排泵泵出细胞外从而被有效去除。而抗生素 C 不能跨越外膜，无法与靶向青霉素结合蛋白结合

过去通常认为微生物的抗性主要是由医用环境下频繁使用抗生素产生的抗生素污染选择压力所造成的，但近年来研究发现，即使在没有使用过某种抗生素的自然环境下，一些微生物也存在对该种抗生素的抗性，并且许多微生物具有多重药物抗性（multidrug resistance，MDR）。

研究表明，土壤中一些土著微生物本身就能够产生低浓度的抗生素，而其目的是帮助微生物更好地适应环境，在环境中生存，如产生的抗生素可以抑制竞争者的生长等（Martinez，2008）。另外，自然环境中产生的抗生素还可作为微生物种群间或种群内的信号分子，使各微生物种群产生表型和基因型上的适应性反应（Aminov，2009）。因此，这些固有的抗生素抗性微生物中普遍携带抗生素抗性基因。一些研究也证实了这点，在远离人类活动干扰的地区，如北极等地的冻土中也发现了多种抗生素抗性基因（Allen et al.，2009；D'Costa et al.，2011）。

虽然一些抗生素抗性微生物和抗生素抗性基因很早就存在于自然界中，但是人为活动的干扰会加速固有抗性微生物和抗生素抗性基因的扩散。例如，抗生素随畜禽粪便、污水、污泥等进入土壤，并在土壤中残留，对土壤微生物的耐药性产生选择压力，携带抗生素抗性基因的具有抗性的微生物存活下来并逐渐成为优

势微生物，并不断地将抗生素抗性基因传播给其他微生物。研究发现，抗生素使用量大或是受人为活动干扰多的环境中，抗生素抗性基因的丰度要显著高于抗生素使用量小或是受人类活动干扰少的环境中抗生素抗性基因的丰度（Pei et al.，2006），而抗生素抗性基因的存在往往与抗生素的使用存在一定的相关性（Smith et al.，2004；Peak et al.，2007）。Knapp 等（2010）发现1940～2008年，伴随着人类大规模使用抗生素的这60多年里，荷兰地区土壤环境中的一些抗生素抗性基因显著增加，部分抗生素抗性基因水平比20世纪70年代增加了15倍之多。这表明人类活动的干扰，加速了环境中抗生素抗性基因的传播（图7-2）。

二、外源输入

外源性输入是指由外源进入自然环境中的抗性微生物所携带的抗生素抗性基因。土壤环境中抗生素抗性基因的输入途径往往与抗生素进入土壤的途径紧密相关，常见的途径有：①畜禽粪便施肥；②污水及再生水灌溉；③污泥施肥；④抗生素生产过程中的废弃物排放等。其中，城市污水处理厂和集约化养殖场是最为关键和主要的传播途径。

畜禽粪便施肥是动物体内抗生素及抗性微生物进入土壤环境的主要途径。抗生素在养殖业除药用外，还常被作为促生长剂，长期以亚治疗剂量添加入饲料并投喂给动物，由于大部分抗生素不能被动物吸收，留在体内的抗生素会诱导动物胃肠道内抗性微生物的产生，这些抗性微生物会随粪便一起排出体外，并通过施肥等途径最终进入土壤（Chee-Sanford et al.，2009）。如 Schmitt 等（2006）检测了猪粪中，以及施用猪粪前后土壤中的四环素类抗性基因的丰度，结果表明，向土壤中施加猪粪的同时，猪粪中特有的抗生素抗性基因会传播到土壤环境中。其他研究也从动物粪便中分离出抗生素耐药细菌（如粪肠球菌、大肠杆菌等），并检测到这些耐药细菌所携带的抗生素抗性基因（Rizzotti et al.，2009；Kobashi et al.，2007）。

值得注意的是，对土壤施用有机肥，即使有机肥中不含有抗生素，也可能造成土壤中抗性微生物和抗生素抗性基因的增加。最近，科学家收集了从未使用过抗生素的牛的粪便，并将其多次施加到土壤中，结果发现施用过牛粪的土壤中的 β- 内酰胺类的抗性微生物数量比未施用过牛粪和单施无机肥的土壤中抗性微生物数量要高很多。这表明一些正常的农业活动可能会带来一些非预期的结果，因此要系统研究抗性微生物和抗生素抗性基因在土壤中的传播扩散，还需增加对整个农业生态系统的实践性分析（Udikovic-Kolic et al.，2014）。

另外，大量的抗生素和抗性微生物存在于畜禽养殖废水、医疗废水和生活废

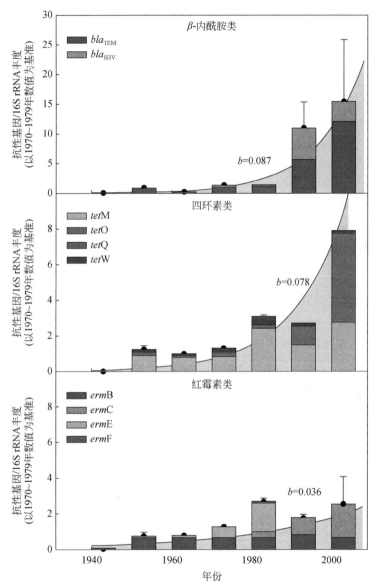

图 7-2 1940～2008 年荷兰地区的土壤环境中 β- 内酰胺类、四环素类和红霉素类抗生素抗性基因相对丰度的变化（Knapp et al., 2010）

水中，而这些废水未经处理或只是简单处理后就排放到土壤环境中，将极大地刺激土壤中抗生素抗性基因的传播和扩散。Liu 等（2012）研究了土霉素生产厂的废水与废渣中四环素抗性基因的分布，结果显示废水中的四环素抗性基因丰度比发酵过的废渣中高出 2 个数量级，且二者均显著高于普通城市污水处理厂中抗生素抗性基因的丰度。一些污水虽然能被收集进入污水处理系统做进一步处理，但抗生素和抗生素抗性基因在常规的污水处理过程中很难被有效去除（Michael et al.，2013），因此残留的抗生素和抗性微生物就随污水处理厂处理后的出水排入环境中。例如，城市污水处理厂的再生水回用（农田灌溉和城市景观用水等）会导致土壤中抗生素抗性基因的富集，从而危及公共健康。Wang 等（2014）在持续进行再生水灌溉的公园土壤中检测到编码多类抗生素抗性的 147 种抗生素抗性基因，且抗生素抗性基因富集程度远远高于（99 ~ 8655 倍）未受人类干扰的对照土壤。

此外，污水处理系统产生的污泥经填埋、露天堆放或堆肥农用后，抗生素抗性基因也会随污泥进入周围环境和土壤环境中。例如，研究发现经过堆肥处理的污泥依然残留有磺胺类和大环内酯类抗性基因，施用于农田土壤可能造成抗生素抗性基因的二次扩散（韦蓓等，2014）。

第二节　　土壤中抗生素抗性基因的传播和影响因素

近年来，滥用抗生素的现象日益严重，从而导致大量耐药性致病菌的出现，引起了人们对抗生素及其抗生素抗性基因的广泛关注。相比抗生素而言，抗生素抗性基因在环境中持久性残留，并能够在不同环境介质中传播扩散，对环境造成更大的危害。因此，人们不仅要关注抗生素在环境中的残留和归趋，更应将抗生素抗性基因在环境中的传播和影响因素及其对环境和人体健康的影响作为研究热点。

一、土壤中抗生素抗性基因的传播

如第二章第二节所述，土壤环境是抗生素残留最主要的累积场所之一，因此，抗生素在土壤中的长期残留可能会诱导土壤微生物抗生素抗性的产生与传播。这些土壤微生物抗性的诱导产生可通过多种途径获得，如可通过基因突变的方式表达潜在的耐药基因，也可通过水平基因转移机制在不同细菌中的传递获得抗性。此外，携带抗生素抗性基因的细菌其自身的代谢也是抗生素抗性基因转移的另一途径和方式。在土壤中，由于生物细胞的裂解和释放，携带抗性质粒的细菌死亡后，其体内的 DNA 分子可释放进入土壤环境中。而裸露的 DNA 可以吸附到土壤颗粒上，保护其避免受到脱氧核糖核酸酶的降解，在土壤中持留时间从数月到两年不等（Pruden et al.，2006）。在特定的条件和载体的协助下，这些裸露的 DNA 具有抗生素抗性基因水平转移的生态风险。抗生素抗性基因的水平转移过程主要是借助基因组中一些可移动遗传元件实现的。抗生素抗性基因可以整合到一些可移动遗传元件上，如质粒、转座子和插入序列等，进而能够在共生微生物之间，革兰氏阳性菌与革兰氏阴性菌之间，甚至致病菌与非致病菌之间相互传播（Pruden et al.，2006；Gogarten and Townsend，2005）。具体的抗生素抗性基因水平转移机制已在前文详细叙述过。

除了借助遗传因子传播扩散以外，外部环境也是土壤中抗生素抗性基因传播的重要因素。研究表明，抗生素抗性基因可通过物理驱动和生物驱动使其在土壤中传播扩散（Allen et al.，2010）（图7-3）。①物理驱动，这是土壤中抗生素耐药细菌和抗生素抗性基因能够广泛分布在土壤环境中重要的天然传播媒介，如风、河流等自然外力。早在抗生素被用于医疗之前，抗生素和抗生素抗性基因就已在环境中广泛传播。在美国科罗拉多州的不同水体中均检测到四环素抗性基因 tetW 和 tetO。②生物驱动，如野生动物（如鸟）等，是抗生素抗性基因传播的生物机制之一（Allen et al.，2010）。有研究发现，从英格兰农村老鼠和田鼠中分离到的细菌中，约有90%的细菌对 β- 内酰胺抗生素具有抗性（Gilliver et al.，1999）。相比之下，分离自芬兰野生动物的粪便大肠杆菌中几乎检测不到抗生素抗性（Österblad et al.，2001）。野生鸟类是抗生素抗性基因的储蓄库，尤其是迁徙鸟类，可从农田飞到偏僻的山区湖泊，并在迁徙过程中，传播抗生素抗性基因。③此外，人类活动对抗生素抗性基因的产生和传播起着尤为重要的作用。Pei 等（2006）通过对原始地区的河流沉积物、农田和城市土壤中的抗生素抗性基因进行调查发现，原始地区河流沉积物中抗生素抗性基因的种类和数量都明显低于农田和城市土壤。受人为活动干扰的环境中抗生素抗性基因的丰度要明显高于未受人类活动干扰地区的丰度。抗生素抗性基因不仅能在动物肠道的菌株间传播，还可通过粪便施肥传播给土壤土著微生物。Jensen 等（2001）研究了动物粪便施用前后土壤中假单胞菌（$Pseudomonas$ spp.）和蜡状芽孢杆菌（$Bacillus\ cereus$）抗性水平的变化，结果表明，动物粪便对土壤中的耐药细菌具有选择压力，施用动物粪便是耐药微生物及抗生素抗性基因进入土壤环境的主要途径之一。即使在偏僻的玻利维亚甚至是无人活动的阿拉斯加也检测到了耐药细菌和抗生素抗性基因（Pallecchi et al.，2007；Bartoloni et al.，2004）。综上所述，抗生素耐药细菌和抗生素抗性基因可借助以上多种途径在土壤环境中传播扩散。所以，进一步研究抗生素抗性基因在土壤中的传播和转移机制具有重要的意义。

二、土壤中抗生素抗性基因传播的影响因素

土壤中残留的抗生素及其选择压力是抗生素抗性基因转移扩散的主导因素。

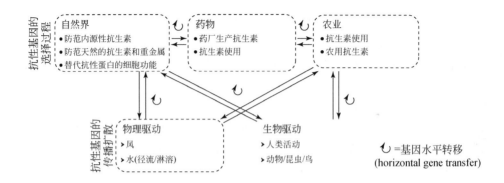

图 7-3　环境中抗生素抗性基因的来源及其传播过程

根据 Allen 等（2010）修改

抗生素的存在诱导了抗生素抗性基因的产生。研究表明，抗生素抗性基因与其抗生素的使用和浓度间存在一定的相关性。Zhu 等（2013）研究发现抗生素抗性基因的丰度与土霉素之间存在显著的正相关。Xu 等（2015）对北京城市污水处理厂进水和出水的受纳河流中的抗生素抗性基因检测结果表明，四环素类抗性基因 *tet*B 和 *tet*W 与四环素类抗生素之间存在显著相关。但抗生素抗性基因产生后并不依存于抗生素，有研究表明，即使在抗生素污染程度很低，甚至是没有污染的地区也有抗生素抗性基因的存在（Looft et al.，2012）。抗生素抗性基因可通过水平基因转移机制及其他途径传播扩散，同时土壤微生物群落结构的差异也会促使抗生素抗性基因丰度的变化（Frenk et al.，2014）。

此外，土壤环境因子，如土壤 pH、重金属、有机质及环境温度等，也影响着土壤中抗生素抗性基因的传播扩散过程。研究发现，环境温度和 pH 均显著影响了产生超广谱 β- 内酰胺酶的大肠杆菌耐药基因的水平转移过程（郭业彬等，2010）；而细菌的应急反应所导致的 DNA 损伤也可增强抗生素抗性基因的水平转移过程（Beaber et al.，2004）。Luo 等（2014）研究发现离子液体（ionic liquids）通过增加细菌细胞膜的通透性，协助位于 class I integron 上的磺胺类抗性基因的转移，促进了磺胺类抗性基因在环境中的传播扩散。环境中的重金属也会影响土壤中抗生素抗性基因的变化。Knapp 等（2011）研究了铜（Cu）、铬（Cr）、镍（Ni）等重金属浓度与 11 种抗生素抗性基因丰度之间的相关性，结果表明 8 种抗生素抗性基因的丰度与 Cu 含量呈正相关关系，其他重金属如 Cr、Ni 等也与某些特定的抗生素抗性基因呈正相关。Berg 等（2005）研究发现，施用含 Cu 肥料后，不仅增加了土著微生物对 Cu 的抗性，同时也间接诱导了土著微生物对抗生素的抗性。环境中复合污染物的存在可能会加速抗生素抗性基因的传播与扩散，但目前仍缺乏复合污染物对抗生素抗性基因水平转移机制影响的研究。

三、多抗性的共选择现象

抗生素抗性基因常与可移动遗传元件相关联，而这些基因元件往往还携带编码其他种类抗生素抗性基因，如抗重金属基因、抗杀虫剂基因等，这也意味着在一种污染物（如抗生素）压力胁迫下，除了对其编码相应污染物的抗性基因产生选择压力外，还可能会对处于同一个可移动遗传元件（如质粒、整合子、转座子）上的其他种类抗生素抗性基因、抗重金属基因、抗杀虫剂基因等产生共选择现象，从而诱发产生多抗性（Chee-Sanford et al., 2009）。例如，研究发现，一些微生物中所含有的多抗生素抗性的超级整合子（super integrons）上携带多种抗生素抗性基因，有的甚至超过100种，这可能会导致微生物产生多重抗生素抗性（multiple antibiotic resistance，MAR），同时也意味着一种抗生素的使用可能会引起微生物对其他多种抗生素的抗性（Pruden et al., 2006）。例如，Brenciani等（2007）在研究酿脓葡萄球菌（*Streptococcus pyogenes*）时发现其携带的大环内酯类抗性基因 *erm*B 和四环素类抗性基因 *tet*M 之间存在着连锁现象。另外，新近出现的一些超级细菌都携带多种耐药基因的质粒或整合子，能够抵御大多数抗生素的作用（Yong et al., 2009；Karthikeyan et al., 2010）。

除多重抗生素抗性外，目前研究较多的还有重金属和抗生素的共抗性。例如，在重金属污染环境中的微生物比非重金属污染环境中的微生物更容易呈现出对抗生素的抗性（Baker-Austin et al., 2006）。随着定量分析技术的发展，多个研究发现土壤中抗生素抗性基因与典型重金属含量（如 Cu、Zn 和 Hg）之间具有显著相关性（Zhu et al., 2013；Ji et al., 2012），如图7-4所示。

重金属与抗生素对抗生素抗性基因产生共抗性有以下几种机制（图7-5）（Baker-Austin et al., 2006）：①交叉抗性机制（cross-resistance），是指利用同一种抗性系统对抗生素和重金属同时产生抗性，如泵外排系统。TetL蛋白可以同时向外排出四环素（Tet）和重金属（Co^{2+}）（Nies，2003）。②协同抗性机制（co-resistance），是指重金属抗性基因和抗生素抗性基因位于同一个遗传元件上，如质粒、转座子或整合子等。如链霉素抗性基因（*str*B）和汞抗性基因（*mer*D、*mer*E）共同存在于pHCM1质粒上（Parkhill et al., 2001）。Rasmussen和 Sørensen（1998）从受汞污染的海底沉积物中分离出菌株，发现一些菌株所包含的接合质粒（conjugative plasmids）上同时携带四环素类抗性基因和抗汞基因。近来发现的一种新型四环素类抗性基因 *tet*A（41），就是从一条重金属污染严重的河流中分离出的菌株黏质沙雷氏菌（*Serratia marcescens*）中得到的（Thompson et al., 2007）。③协同调控机制（co-regulatory resistance），从转录水平上来说，多种调节系统是相互关联的，这就使得当细菌暴露于一种污染物时，会通过其他

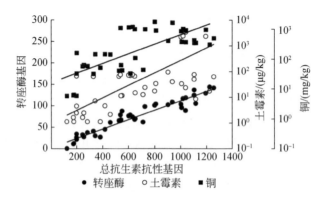

图 7-4　总抗生素抗性基因与转座酶基因、土霉素浓度和铜浓度之间的相关性

（Zhu et al.，2013）

图中总抗生素抗性基因和转座酶基因分别是每个样品中总抗生素抗性基因和转座酶基因 ΔΔCt 值的加和值。其中，Ct（cycle threshold）值是指定量 PCR 扩增中，扩增产物的荧光信号达到设定的荧光阈值时所对应的扩增循环数。以抗性基因为例

$$\Delta Ct(ARG)=Ct(ARG)-Ct(16S); \quad \Delta\Delta Ct(ARG)=\Delta Ct(ARG)(处理组)-\Delta Ct(ARG)(对照组)$$

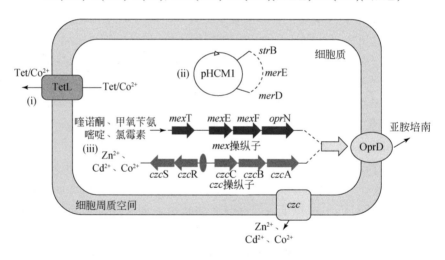

图 7-5　抗生素和重金属共选择抗性的分子机制

根据 Baker-Austin 等，2006 修改；（ⅰ）交叉抗性机制，TetL 蛋白可以同时向外排出四环素（Tet）和重金属（Co^{2+}）；（ⅱ）协同抗性机制，*Salmonella typhi* CT18 细菌 pHCM1 质粒含有链霉素抗性基因（*str*B）和汞抗性基因（*mer*D、*mer*E）；（ⅲ）协同调控机制，多重药物抗性 *mex* 操纵子、锌 / 镉 / 钴 *czc* 操纵子及双组分系统相互联系，从而调控重金属的排出及碳青霉烯类抗生素的抗性

未知的途径对其他污染物产生抗性。一系列对抗生素和重金属的转录和转化反应可相互链接形成对抗生素和重金属的共协调机制。如 *mex* 和 *czc* 操纵子的相互关联，可导致重金属的外排及对抗生素亚胺培南（imipenem）的抗性（Perron et al.，2004）。此外，生物膜形成诱导机制也是细菌重金属和抗生素共选择（co-selection）抗性机制的一个重要方面。细胞生物膜是工业、临床和环境生态系统中细菌的主要生长方式（季秀玲等，2010）。Zhang 和 Mah（2008）研究发现形成生物膜的绿脓假单胞菌（*P.aeruginosa*）含有多药外排泵 MexAB-OprM、Mex-CD-OprJ 和 NdvB 参与对抗生素的抗性，相比于未形成生物膜的绿脓假单胞菌（*P.aeruginosa*），其对铅和铜离子的耐受性可分别提高 2 倍和 600 倍。

第三节　土壤中抗生素抗性基因污染的模型预测

目前针对环境中抗生素抗性的研究有很多，但主要集中在局部小区域的抗生素抗性的定量表征，或是分析单变量对环境微生物耐药性的影响上。而定量分析环境变量对抗生素抗性基因的传播影响，以及对抗生素抗性基因在环境中的迁移和归趋模型研究还十分缺乏。Pruden 等（2012）尝试通过模型对南普拉特河流域内的抗生素抗性基因（*sul*I 和 *tet*W）和上游的人为污染源之间的关系进行研究，通过构建地理空间数据库来描述抗生素抗性基因随地表水的传播途径（从动物养殖场、污水处理厂、鱼类孵化饲养场等源头到河流监测点），根据一般线性回归模型的结果来分析环境变量与抗生素抗性基因传播之间的关系。在此基础上，Amos 等（2015）利用一系列模型评估污水处理厂（点源）的类型、大小、与采样点的距离，周边土地覆盖（扩散源），天气和时间的变化，以及水体化学等变量对泰晤士河流域的抗生素抗性水平（以 class I integron 和第三代头孢菌素耐药细菌为标志物）的影响。其中，模型 1 是个数学模型，依据污水处理厂的不同级别和复杂性建立。模型 2 和 3 根据统计学建立，模型 2 考虑污水处理厂、土地覆盖、天气和时间的变化，模型 3 考虑水质参数的变化（污染物、宏观和微观的营养水平）。该研究首次考虑了空间、时间、气候和水体化学的变量对抗生素抗性水平预测模型的影响。

但是针对土壤环境，目前还没有类似的抗生素抗性基因传播的预测模型，未来可以作为一个研究重点。通过收集原数据，对污染源头、生物和非生物活动等对土壤环境中抗生素抗性基因传播迁移的影响进行更精确的分析。需要注意的是：①模型通常假设土壤介质在空间上是均匀的，但实际情况要考虑土壤微观介质和微观界面结构中的非均相、非线性过程。②不仅要考虑土壤性质，内部的水、热、气等要素，还要考虑生物因子（多种微生物、动植物活动）、气候因子（如降水、蒸发、冻融），以及人工因素（如灌溉、耕作、施肥）等的综合作用。③土壤与地下水、大气等其他环境介质相连，构成了完整的多介质环境，未来可考虑抗生素抗性基因在多介质环境中的迁移模型。

第四节　土壤中抗生素抗性基因污染的削减对策

医学家很早就指出，抗生素的广泛使用导致了内源性感染和细菌耐药性的增加。通过宏基因组学的研究方法，科学家在人类肠道微生物菌群中发现了高丰度、高多样性的抗生素耐药基因。而抽样调查表明，中国人肠道菌群中的耐药基因的丰度远高于西班牙人和丹麦人，这可能与中国的抗生素滥用有关，但这些抗生素耐药基因如何进入人体肠道菌群并进行传播还有待进一步研究（Hu et al.，2013）。

目前虽然没有直接的证据表明环境中的抗生素抗性基因可进入人体中，但许多研究证实了抗生素抗性基因可以通过基因横向转移等机制在微生物之间传播，一旦这些抗生素抗性基因进入人类共生微生物和病原体中（Forsberg et al.，2012；Smillie et al.，2011），就会对人类健康造成潜在的危害。事实上在临床上所见的许多抗生素抗性问题来自我们周围环境中的非致病性细菌（Bonomo and Szabo，2006），因此还需努力减缓抗生素和抗生素耐药性在环境中的传播。

Pruden 等（2013）详细论述了减少向环境中释放抗生素和抗生素抗性基因的各种管理措施，从以下几个方面进行了讨论：①农业源头，包括抗生素的合理使用、选择抗生素替代品、控制畜禽粪便中的抗生素和抗性微生物等。②生活、医院和工业废水，包括废水处理技术的提升、废水的回收利用、医院和工业废物的处理等。可以考虑从抗生素及耐药基因在城市废水系统中的循环运输途径入手，进行有效的控制和干预（图7-6）。③水产养殖业的管理。

而从源头上控制，合理地使用抗生素（兽用和人用）被认为是最直接有效的方法之一（Zhang et al.，2009）。针对我国国情，应该着重从以下两方面进行源头控制：①在养殖业方面，禁止将抗生素作为饲料添加剂用以提高产量，严格区分人用与兽用抗生素，禁止交叉使用；②在医疗方面，提高医生的专业知识，力求对症下药，控制门诊患者抗生素的使用量。

另外，改变环境因素或改善工艺处理过程也能在一定程度上减少抗生素抗性基因的传播。相关研究表明光照、高温、厌氧等环境条件有利于抗生素抗性基因的降解。一项对大肠杆菌的研究表明，厌氧处理可有效提高细菌代谢负荷，从而限制它们参与基因水平转移的能力（Rysz et al.，2013）。另外，臭氧被发现可以杀灭抗性微生物和摧毁抗生素抗性基因（Dodd，2012）。Guan 等（2007）发现粪便堆肥过程中的高温条件能显著降低抗生素抗性基因与质粒的结合，进而减少抗生素抗性基因随质粒的转移扩散能力。Ma 等（2011）在研究不同温度条件

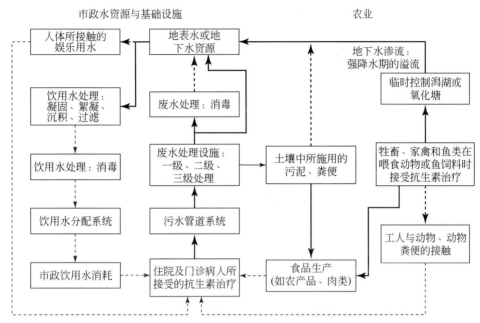

图 7-6　抗生素及抗生素抗性基因通过城市及城郊的水循环系统的传输路线（Dodd，2012）

箭头的粗细定量表明抗生素及抗生素抗性基因传输的"预期"浓度；虚线箭头表明传输途径的重要性还未知；废水的消毒通常只是季节性进行，在某些地方没有消毒这一步骤

下消化处理对污泥中微生物多样性的影响时，也发现高温有利于抗生素抗性基因或耐药细菌的抑制或削减。但值得注意的是，虽然抗生素抗性基因的含量在污泥堆肥过程的高温阶段呈下降趋势，但可能在随后的冷却及腐熟阶段显著反弹（韦蓓等，2014）。如将堆肥后的污泥施用于农田，则可能造成抗生素抗性基因的二次扩散。因此，未来还需要进一步探索环境中抗生素抗性基因的动态削减规律、削减机制和影响因素，从而找到减缓抗生素抗性基因传播和促进抗生素抗性基因降解的方法。

第五节　研究展望

（1）不同土壤环境中抗生素及抗生素抗性基因种类和含量都有较大差别，应进一步研究我国多种类型土壤环境中抗生素及抗生素抗性基因的分布，探求影响抗生素抗性基因含量及种类等与更多土壤因子之间的关系，了解抗生素抗性基因在土壤环境中的迁移转化规律，是否随灌溉水向下层土壤迁移，或进入地下水，或随径流进入水体，污染水生态系统。

（2）进一步研究土壤环境中存在的抗生素抗性基因的宿主菌范围，特别关注致病菌及条件致病菌所携带的抗生素抗性基因。探求土壤环境中的抗生素抗性基因是否通过一些途径直接进入人体，增加人体微生物的抗性。

（3）关注土壤环境中抗生素与多种污染物的复合型污染、多抗性及抗生素抗性基因组学的研究。利用宏基因组学等技术探讨环境中的新型抗生素抗性基因。结合宏转录组学、宏蛋白质组学或代谢组学等方法，深入探讨新型抗生素抗性基因的抗性机制。

（4）关注土壤环境中抗生素抗性基因的动态变化过程，深入研究抗生素抗性基因的水平转移机制，以及影响水平转移机制的各种因素，如各种环境因素的影响（温度、pH、盐度等），为遏制抗生素抗性基因的传播扩散提供新思路。

（5）加强抗生素使用的综合管理研究、抗生素废弃物的处理技术研究，削减和控制抗生素抗性基因在环境中的传播。

参 考 文 献

郭业彬, 舒为群, 常晓松, 等. 2010. 温度与 pH 值对长江水系产超广谱 β- 内酰胺酶大肠埃希菌耐药基因转移影响分析. 微生物学杂志, 30(5): 29-35.

季秀玲, 魏云林, 林连兵. 2010. 细菌抗生素和重金属协同选择抗性机制研究进展. 生物技术通报, (5): 65-69.

苏建强, 黄福义, 朱永官. 2013. 环境抗生素抗性基因研究进展. 生物多样性, 21(4): 481-487.

韦蓓, 黄福义, 李虎, 等. 2014. 污泥堆肥过程中磺胺类和大环内酯类抗性基因的残留. 应用与环境生物学报, 20(3): 395-400.

吴楠, 乔敏. 2010. 土壤环境中四环素类抗生素残留及抗性基因污染的研究进展. 生态毒理学报, 5(5): 618-627.

Allen H K, Donato J, Wang H H, et al. 2010. Call of the wild: Antibiotic resistance genes in natural environments. Nature Reviews Microbiology, 8(4): 251-259.

Allen H K, Moe L A, Rodbumrer J, et al. 2009. Functional metagenomics reveals diverse β-lactamases in a remote Alaskan soil. The ISME Journal, 3(2): 243-251.

Aminov R I. 2009. The role of antibiotics and antibiotic resistance in nature. Environmental Microbiology, 11(12): 2970-2988.

Amos G C A, Gozzard E, Carter C E, et al. 2015. Validated predictive modelling of the environmental resistome. The ISME Journal, 9: 1467-1476.

Baker-Austin C, Wright M S, Stepanauskas R, et al. 2006. Co-selection of antibiotic and metal resistance. Trends in Microbiology, 14(4): 176-182.

Bartoloni A, Bartalesi F, Mantella A, et al. 2004. High prevalence of acquired antimicrobial resistance unrelated to heavy antimicrobial consumption. The Journal of Infectious Diseases, 189(7): 1291-1294.

Beaber J W, Hochhut B, Waldor M K. 2004. SOS response promotes horizontal dissemination of antibiotic resistance genes. Nature, 427: 72-74.

Berg J, Tom-Petersen A, Nybroe O. 2005. Copper amendment of agricultural soil selects for bacterial antibiotic resistance in the field. Letters in Applied Microbiology, 40(2): 146-151.

Blair J M A, Webber M A, Baylay A J, et al. 2015. Molecular mechanisms of antibiotic resistance. Nature Reviews Microbiology, 13(1): 42-51.

Bonomo R A, Szabo D. 2006. Mechanisms of multidrug resistance in *Acinetobacter* species and *Pseudomonas aeruginosa*. Clinical Infectious Diseases, 43(2): S49-S56.

Brenciani A, Bacciaglia A, Vecchi M, et al. 2007. Genetic elements carrying *erm*(B) in *Streptococcus pyogenes* and association with *tet*(M) tetracycline resistance gene. Antimicrobial Agents and Chemotherapy, 51(4): 1209-1216.

Chee-Sanford J C, Mackie R I, Koike S, et al. 2009. Fate and transport of antibiotic residues and antibiotic resistance genes following land application of manure waste. Journal of Environmental Quality, 38(3): 1086-1108.

Davies J, Davies D. 2010. Origins and evolution of antibiotic resistance. Microbiology and Molecular Biology Reviews, 74(3): 417-433.

D'Costa V M, King C E, Kalan L, et al. 2011. Antibiotic resistance is ancient. Nature, 477: 457-461.

Dodd M C. 2012. Potential impacts of disinfection processes on elimination and deactivation of antibiotic resistance genes during water and wastewater treatment. Journal of Environmental Monitoring, 14(7): 1754-1771.

Forsberg K J, Reyes A, Wang B, et al. 2012. The shared antibiotic resistome of soil bacteria and human pathogens. Science, 337(6098): 1107-1111.

Frenk S, Hadar Y, Minz D. 2014. Resilience of soil bacterial community to irrigation with water of different qualities under Mediterranean climate. Environmental Microbiology, 16(2): 559-569.

Gilliver M A, Bennett M, Begon M, et al. 1999. Enterobacteria: Antibiotic resistance found in wild rodents. Nature, 401(6750): 233-234.

Gogarten J P, Townsend J P. 2005. Horizontal gene transfer genome innovation and evolution. Nature Reviews Microbiology, 3: 679-687.

Guan J, Wasty A, Grenier C, et al. 2007. Influence of temperature on survival and conjugative transfer of multiple antibiotic-resistant plasmids in chicken manure and compost microcosms. Poultry Science, 86(4): 610-613.

Hu Y F, Yang X, Qin J J, et al. 2013. Metagenome-wide analysis of antibiotic resistance genes in a large cohort of human gut microbiota. Nature Communications, 4(2): 2151-2249.

Jensen L B, Baloda S, Boye M, et al. 2001. Antimicrobial resistance among *Pseudomonas* spp. and the *Bacillus cereus* group isolated from Danish agricultural soil. Environment International, 26(7-8): 581-587.

Ji X L, Shen Q H, Liu F, et al. 2012. Antibiotic resistance gene abundances associated with antibiotics and heavy metals in animal manures and agricultural soils adjacent to feedlots in Shanghai；

China. Journal of Hazardous Materials, 235-236: 178-185.

Karthikeyan K, Tuhirunarayan M A, Krishnan P. 2010. Coexistence of bla_{OXA-23} with bla_{NDM-1} and *arm*A in clinical isolates of *Acinetobacter baumannii* from India. Journal of Antimicrobial Chemotherapy, 65(10): 2253-2270.

Knapp C W, Dolfing J, Ehlert P A I, et al. 2010. Evidence of increasing antibiotic resistance gene abundances in archived soils since 1940. Environmental Science & Technology, 44(2): 580-587.

Knapp C W, McCluskey S M, Singh B K, et al. 2011. Antibiotic resistance gene abundances correlate with metal and geochemical conditions in archived Scottish soils. PLoS One, 6(11): e27300.

Kobashi Y, Hasebe A, Nishio M, et al. 2007. Diversity of tetracycline resistance genes in bacteria isolated from various agricultural environments. Microbes and Environments, 22(1): 44-51.

Lewis K. 2012. Antibiotics: Recover the lost art of drug discovery. Nature, 485: 439-440.

Liu M M, Zhang Y, Yang M, et al. 2012. Abundance and distribution of tetracycline resistance genes and mobile elements in an oxytetracycline production wastewater treatment system. Environmental Science & Technology, 46(14): 7551-7557.

Looft T, Johnson T A, Allen H K, et al. 2012. In-feed antibiotic effects on the swine intestinal microbiome. Proceedings of the National Academy of Sciences of the United States of America, 109(5): 1691-1696.

Luo Y, Wang Q, Lu Q, et al. 2014. An ionic liquid facilitates the proliferation of antibiotic resistance genes mediated by class I integrons. Environmental Science & Technology Letters, 1(5): 266-270.

Ma Y J, Wilson C A, Novak J T, et al. 2011. Effect of various sludge digestion conditions on sulfonamide macrolide and tetracycline resistance genes and class I integrons. Environmental Science & Technology, 45(18): 7855-7861.

Martinez J L. 2008. Antibiotics and antibiotic resistance genes in natural environments. Science, 321(5887): 365-367.

Martinez J L. 2009. Environmental pollution by antibiotics and by antibiotic resistance determinants. Environmental Pollution, 157(11): 2893-2902.

Michael I, Rizzo L, McArdell C S, et al. 2013. Urban wastewater treatment plants as hotspots for the release of antibiotics in the environment: A review. Water Research, 47(3): 957-995.

Nies D H. 2003. Efflux-mediated heavy metal resistance in prokaryotes. FEMS Microbiology Reviews, 27(2-3): 313-339.

Österblad M, Norrdahl K, Korpimäki E, et al. 2001. Antibiotic resistance. How wild are wild mammals? Nature, 409(6816): 37-38.

Pallecchi L, Lucchetti C, Bartoloni A, et al. 2007. Population structure and resistance genes in antibiotic-resistant bacteria from a remote community with minimal antibiotic exposure. Antimicrobial Agents and Chemotherapy, 51(4): 1179-1184.

Parkhill J, Dougan G, James K D, et al. 2001. Complete genome sequence of a multiple drug resistant *Salmonella enterica* serovar Typhi CT18. Nature, 413(6858): 848-852.

Peak N, Knapp C W, Yang R K, et al. 2007. Abundance of six tetracycline resistance genes in wastewater lagoons at cattle feedlots with different antibiotic use strategies. Environmental Microbiology, 9(1): 143-151.

Pei R T, Kim S C, Carlson K H, et al. 2006. Effect of river landscape on the sediment concentrations of antibiotics and corresponding antibiotic resistance genes (ARG). Water Research, 40(12): 2427-2435.

Perron K, Caille O, Rossier C, et al. 2004. CzcR-CzcS a two-component system involved in heavy metal and carbapenem resistance in *Pseudomonas aeruginosa*. Journal of Biological Chemistry, 279(10): 8758-8761.

Pruden A, Arabi M, Storteboom H N. 2012. Correlation between upstream human activities and riverine antibiotic resistance genes. Environmental Science & Technology, 46(21): 11541-11549.

Pruden A, Larsson D G J, Amézquita A, et al. 2013. Management options for reducing the release of antibiotics and antibiotic resistance genes to the environment. Environmental Health Perspectives, 121(8): 878-885.

Pruden A, Pei R T, Storteboom H, et al. 2006. Antibiotic resistance genes as emerging contaminants: Studies in northern Colorado. Environmental Science & Technology, 40(23): 7445-7450.

Rasmussen L D, Sørensen S J. 1998. The effect of longterm exposure to mercury on the bacterial community in marine sediment. Current Microbiology, 36(5): 291-297.

Rizzotti L, Gioia F L, Dellaglio F, et al. 2009. Molecular diversity and transferability of the tetracycline resistance gene *tet*(M), carried on Tn916-1545 family transposons in enterococci from a total food chain. Antonie van Leeuwenhoek, 96(1): 43-52.

Rysz M, Mansfield W R, Fortner J D, et al. 2013. Tetracycline resistance gene maintenance under varying bacterial growth rate substrate and oxygen availability and tetracycline concentration. Environmental Science & Technology, 47(13): 6995-7001.

Schmitt H, Stoob K, Hamscher G, et al. 2006. Tetracyclines and tetracycline resistance in agricultural soils: Microcosm and field studies. Microbial Ecology, 51(3): 267-276.

Smillie C S, Smith M B, Friedman J, et al. 2011. Ecology drives a global network of gene exchange connecting the human microbiome. Nature, 480(7376): 241-244.

Smith M S, Yang R K, Knapp C W, et al. 2004. Quantification of tetracycline resistance genes in feedlot lagoons by real-time PCR. Applied and Environmental Microbiology, 70(12): 7372-7377.

Thompson S A, Maani E V, Lindell A H, et al. 2007. Novel tetracycline resistance determinant isolated from an environmental strain of *Serratia marcescens*. Applied and Environmental Microbiology, 73(7): 2199-2206.

Udikovic-Kolic N, Wichmann F, Broderick N A, et al. 2014. Bloom of resident antibiotic-resistant bacteria in soil following manure fertilization. Proceedings of the National Academy of Sciences of the United States of America, 111(42): 15202-15207.

Wang F H, Qiao M, Su J Q, et al. 2014. High throughput profiling of antibiotic resistance genes in urban park soils with reclaimed water irrigation. Environmental Science & Technology, 48(16): 9079-9085.

Xu J, Xu Y, Wang H M, et al. 2015. Occurrence of antibiotics and antibiotic resistance genes in a sewage treatment plant and its effluent-receiving river. Chemosphere, 119: 1379-1385.

Yong D, Toleman M A, Giske C G, et al. 2009. Characterization of a new metallo-β-lactamase gene, bla_{NDM-1}, and a novel erythromycin esterase gene carried on a unique genetic structure in *Klebsiella pneumoniae* sequence type 14 from India. Antimicrobial Agents and Chemotherapy, 53(12): 5046-5054.

Zhang L, Mah T F. 2008. Involvement of a novel efflux system in biofilm-specific resistance to antibiotics. Journal of Bacteriology, 190(13): 4447-4452.

Zhang X X, Zhang T, Fang H. 2009. Antibiotic resistance genes in water environment. Applied Microbiology and Biotechnology, 82(3): 397-414.

Zhu Y G, Johnson T A, Su J Q, et al. 2013. Diverse and abundant antibiotic resistance genes in Chinese swine farms. Proceedings of the National Academy of Sciences of the United States of America, 110(9): 3435-3440.

第八章　水环境中抗生素抗性基因及其传播

随着世界各国工业化进程的快速发展，越来越多的污染物进入环境造成河流、湖泊、海洋等原本洁净的自然水体受到污染，致使环境质量恶化。近年来由于抗生素在养殖业和畜牧业中的大量使用，其对水环境污染的问题日趋严重，由抗生素造成的水环境污染问题已成为当前国际上的研究热点之一。抗生素通常以原形排放到环境中，其残留形成的选择压力会诱导细菌体内产生抗生素抗性基因。目前在医疗废水、养殖废水、市政污水，甚至湖泊河流中都检出了携带抗生素抗性基因的细菌，它们有可能在水环境中进一步传播扩散，对食品、饮用水安全和公共健康构成威胁。

抗生素作为 20 世纪最重要的医学发现之一，对控制人类感染性疾病发挥了巨大的作用。目前，抗生素主要用于人类医疗和动物畜牧养殖业。由于抗生素能杀死细菌，自其被发现以来就在医疗领域得到了广泛的应用，在疾病的救治中也发挥了不可替代的作用。然而目前，在全球范围内，抗生素被滥用的情况十分严重。世界范围内，已有越来越多的抗生素被授权用于医疗。例如，在德国目前已有 5 万种药品被注册用作人类医疗，其中 2700 种已被大量使用，含有 900 种不同的药物活性物质。在英国，大约已授权 3000 种药物活性物质的生产许可。与此同时，兽药抗生素由于能促进动物生长和增产，在养殖业常以亚治疗剂量长期添加于动物饲料中。总体来说目前在全球范围内，几乎所有地区都采用抗生素来实现提高产量、经济效益的目的。由此可见，抗生素的污染不仅具有区域性，而且具有全球性的特点。

我国是抗生素使用及生产大国，面临的抗生素污染形势更为复杂和严峻。一方面，我国不同于欧美等发达国家，这些发达国家对抗生素的使用有着严格的管理；另一方面我国也不同于非洲等国家，由于经济原因，他们使用的多为低端的产品，而我国由于乡镇和城市中对低端和高档抗生素的滥用同时存在，这就更加剧了我国环境介质中抗生素污染的复杂性。同时，我国又是农业大国，畜禽和水产养殖业由分散式快速向集约化迈进，因此畜禽粪便和水产养殖的年产出量不断增长，由抗生素诱导产生的抗生素抗性基因对环境造成的污染可能比世界其他各国更为严重，加之我国药品生产和使用监管力度不足，抗生素在畜牧业和养殖业中滥用的情况十分严重，某养殖水体监测结果显示，其中抗生素浓度终年维持在毫克每升的水平，这种亚致死浓度的抗生素更加剧了动物体内耐药菌株和抗生素抗性基因的增殖与进化，对人体健康构成潜在威胁。

人类活动对抗生素抗性基因的迁移和扩散起到重要促进作用，主要集中在制药废水排放、生活污水排放、医疗卫生和畜牧养殖污废水排放等（Jiang H Y et al.，2013）。在畜禽养殖业，由于兽药抗生素具有防治动物疫病和促进生长的双重功效，因此兽药抗生素在畜牧业和养殖业的动物饲料添加剂中被大量使用，在养殖动物肠道中筛选出耐药细菌，其随粪便排泄后经雨水冲刷、地表径流和大气扩散等多种途径进入河流、海洋、沉积物、土壤、大气或渗入地下水中。迄今，已经有 16 种四环素类抗性基因、3 种磺胺类抗性基因、10 种 β- 内酰胺类抗性基因在废水、河流、海洋、灌溉渠、污水处理厂、饮用水等环境介质中被发现。抗生素抗性基因一旦传播到人致病菌上将引发恶性、突发性公共健康事件。携带抗生素抗性基因的耐药细菌一旦在全球范围传播，将造成严重的公共健康危害。迄今，全球范围内已暴发多起因携带抗生素抗性基因的超级细菌感染导致的公共健康事件，已造成多人死亡。2012 年卫生部发布《抗菌药物临床应用管理办法》，明确规定严格控制使用抗菌类药物。

本章在总结近几年有关抗生素抗性基因研究取得的前瞻性研究成果的基础上，重点阐述我国流域水环境抗生素抗性基因的来源与归趋，同时论述了抗生素抗性基因在环境中的传播机制及影响其在环境中传播的主要因素，在此基础上探讨了如何控制水环境中抗生素抗性基因的传播和扩散，这些对削减和控制抗生素抗性基因在环境中的污染具有重要的意义。

第一节　我国水环境中抗生素抗性基因污染现状

在 20 世纪 70 年代 Cohen 在未受污染和受污染的大西洋水样中发现了耐药细菌之后，研究人员在江河海口等多种水环境中相继检出了耐药细菌。随后在自然水体中，检测出多种抗生素抗性基因。水环境作为抗生素抗性基因的一个重要受体，在不同的抗生素使用模式下，检测出的抗生素抗性基因的种类和浓度也千差万别。2006 年美国科学家 Pruden 等（2006b）提出将抗生素抗性基因作为一种新型的环境污染物，并调查了美国科罗拉多州北部多种环境介质包括波德里河的沉积物、灌溉水渠、乳制品加工厂的水池、污水处理厂及自来水厂中的抗生素抗性基因，发现样品中四环素类抗性基因 $tetW$、$tetO$ 和磺胺类抗性基因 $sul\text{I}$、$sul\text{II}$ 含量较高，同时在污水处理厂和自来水厂的出水中也检测出四环素类抗性基因，因此给予我们有关基因污染物的新警示。

近年来，我国学者也逐渐关注环境中耐药细菌和抗生素抗性基因的污染问题，对环境介质中抗生素抗性基因的研究也日益增加。早期邹世春等（2009）对珠三角一些主要的水体（河流、养殖基塘及海湾等）环境中抗生素及北江河水中磺胺抗性基因的污染进行了研究，其定量结果远高于美国科罗拉多河流。随后，Luo等（2010）在天津海河流域发现了高水平编码的磺胺类抗性基因，磺胺类抗性基因（*sul* I 和 *sul* II）作为海河流域检出的主导抗性基因，在所有样品中的检出频率高达 100%（图 8-1），并进一步分析发现磺胺类抗性基因污染与该流域磺胺类抗生素残留具有相关性，这可能与该地区养殖业抗生素的大量使用密切相关（Dang et al.，2017）。Jiang L 等（2013）采集了黄浦江的水体样品，检测了 39种目的基因，结果表明有 11 种抗性基因被检出，主要包括磺胺类、四环素和卡那霉素，且磺胺类抗性基因的检出含量最高。张瑞泉等（2013）对我国南部地区

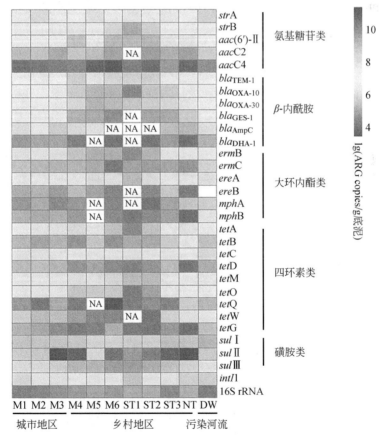

图 8-1 海河沉积物样品中 5 类抗生素抗性基因和 1 类整合酶基因的绝对丰度的热图（Dang et al.，2011）

M1（金刚桥）、M2（解放桥）、M3（富民桥）、M4（泥窝）、M5（赵北庄）、M6（袁家河与海交汇口）、ST1（洪泥河桥）、ST2（双洋渠桥）、ST3（东沽路桥）、NT（袁家河桥）、DW（大沽排污河）

东江流域的抗生素抗性基因进行了检测，同样发现磺胺类抗性基因 *sul* I 和 *sul* II
在水样和沉积物中的丰度水平最高，且随着微生物繁殖和新的污染源排放而不断
富集。此外在城市河流系统中也检测出了较高含量的喹诺酮类、四环素类及磺胺
类抗生素和抗性基因（Hu et al., 2008; Xu et al., 2016）。Zhang 等（2014）研究
发现环境中耐药细菌的不断产生可能与抗生素的大量使用有关，同时耐药细菌的
产生又可以作为抗生素抗性基因传播扩散的媒介，从而大大提高抗生素抗性基因
在水环境中的生态毒理效应。

　　近几年的研究发现，水环境中的抗生素抗性基因污染与污染排放密切相关。
Luo 等（2011）对海河干流四类抗生素药物，包括磺胺类 [磺胺嘧啶（SD）、
磺胺甲噁唑（SMZ）、磺胺二甲嘧啶（SM2）、磺胺氯哒嗪（SCP）、磺胺增效
剂甲氧苄啶（TMP）]、喹诺酮类 [环丙沙星（CIP）、恩诺沙星（ENR）、氧
氟沙星（VFX）]、四环素类 [四环素（TC）、土霉素（OTC）]、大环内酯类
[（红霉素（ERY）、罗红霉素（ROX）] 检测分析，结果发现 SMZ 最高浓度为
210 ~ 385 ng/ L。喹诺酮类药物，CIP 和 VFX 最高浓度分别为 180 ng/L 和 273 ng/L。
与磺胺类和喹诺酮类相比，四环素类和大环内酯类抗生素检测频率和浓度均明显
偏低（图 8-2），检出浓度水平与珠江和深圳河（中国）基本相当，明显高于易

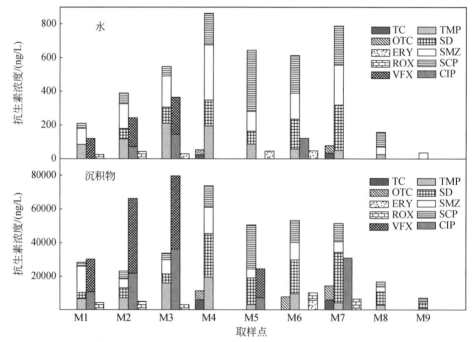

图 8-2　海河干流抗生素的空间分布（Luo et al., 2011）

M1~M3 位于人口较为密集的城区；M4~M7 位于农业影响区（鱼塘、养殖场等）；M8 和 M9 分别位于离渤海
8km 和 1km 处的海河河口附近

北河流域（德国）、埃布罗河（西班牙）、里奥格兰德河（美国）、灵山河（韩国）等地区，另外对该流域几种抗生素在水／沉积物界面的衰减特征研究，结果发现磺胺类抗生素在水中的衰减系数最小，主要原因是其与底泥的吸附作用最小，主要受水流的迁移作用影响，在排放源处磺胺类抗生素含量最高，随与排放源的距离增加呈现衰减趋势。Chen等（2013）对珠江和珠江口水环境样品中7种四环素类抗性基因检测分析，结果发现除了 *tet*A 和 *tet*H 在水体样本中未检出外，其他5种四环素类抗性基因在珠江和珠江口中均被大量检出，且四环素类抗性基因亚型的检出浓度和基因多样性随着水体从河流到河岸呈现增长的趋势，表明源排放是河流水体中抗生素抗性基因的重要来源。大量研究发现，水环境中抗生素抗性基因可能主要来源于养殖业的面源污染和污水处理厂的点源排放污染。

一、养殖业对水环境抗生素抗性基因的影响

目前，随着动物畜牧养殖业向集约化发展，兽用抗生素的使用和滥用甚至超过人用抗生素的使用。据报道，美国2000年共消耗16200 t抗生素，其中，70%用于兽药，30%用于人类医药（Amachawadi et al.，2010；Campagnolo et al.，2002）。由于缺乏科学的管理和相应制度上的制约，一些养殖业主盲目追求产量，长期在饲料中添加抗生素以促进养殖动物的生长，直接后果是养殖动物体内及周边环境诱导出耐药细菌。养殖场化粪池系统内的耐药细菌及抗生素抗性基因能够通过渗透、泄漏等途径进入地下水和地表水等水环境（Cheesanford et al.，2001；Koike et al.，2007；Peak et al.，2007）。Chee-Sanford 等（2001）在养猪场附近的化粪池内检测到8种四环素抗性基因，即 *tet*O、*tet*Q、*tet*W、*tet*M、*tet*B、*tet*S、*tet*T 和 *otr*A，这些抗性基因可渗滤到地下水中，在化粪池下游250 m处的地下水中仍能检测到（Cheesanford et al.，2001）。Koike 等（2007）于2000～2003年连续对化粪池及地下水中的四环素抗性基因进行检测，结果发现所有采样点均含有四环素抗性基因 *tet*M、*tet*O、*tet*Q、*tet*W、*tet*C、*tet*H、*tet*Z。Peak 等（2007）对美国中西部8个化粪池（分属于5个养牛场）内的6种四环素抗性基因进行了连续6个月的在线检测，结果表明，抗生素抗性基因的丰富度与抗生素的使用量有关，大量使用与混合使用的抗生素抗性基因含量显著高于不使用抗生素抗性基因的含量，而大量四环素抗性基因会对水质产生影响。由此可见，养殖场化粪池单元是养殖场抗生素抗性基因向水环境转移的重要储存库。

另外，养殖场内禽畜动物由于长期受到抗生素添加剂的影响，残留在生物体内和进入环境中的抗生素会在养殖动物的肠道细菌内和周边环境细菌内诱导产生携带抗性基因的耐药菌株。通过基因水平转移方式将抗生素抗性基因传播给同种

属或者不同种属细菌，造成抗生素抗性基因在水环境中的扩散。He 等（2014，2016）通过研究两种不同饲养方式（散养和室内养殖）的养鸡场环境中氯霉素、磺胺类和四环素类抗生素抗性基因的来源、数量和种类，发现在采集的养鸡场的粪便、土壤、底泥和水样中，五种氯霉素抗性基因 *cml*A、*flo*R、*fex*A、*cfr* 和 *fex*B 含量最高，氯霉素抗性基因和磺胺类抗性基因的含量均大于四环素类抗性基因，另外，值得特别关注的是在养殖废水灌溉的蔬菜及其周边土壤中发现更高浓度的抗生素和抗生素抗性基因，暗示养殖场粪便和废水回用中的细菌耐药问题可能对食品安全和人体健康形成潜在的威胁。

　　水产养殖也是抗生素抗性基因进入水环境的主要途径。水产养殖区的鱼体内、水体和底泥中均监测到抗生素抗性基因，表明抗生素在水产养殖业的大量使用可能使水产养殖区成为抗生素抗性基因的暂时存储库（Akinbowale et al.，2006）。抗生素不仅可直接投加到水体中，还可通过作为饲料的动物粪便（残留抗生素及抗性基因）间接进入水体。已有很多研究报道在水产养殖场的动物体内和环境中发现了多重抗药菌株的存在（Dang et al.，2006；Cesare et al.，2012；Liang et al.，2012）。Dang 等（2006）研究了中国北部城市大连某养殖场水体中耐药细菌和抗生素抗性基因的分布状况，在水体中检测出了可同时携带 *tet*A、*tet*B 和 *tet*D 三种基因亚型的四环素类耐药细菌的存在，研究还发现海洋假单胞菌属菌可能同时携带氯霉素 *cat* 抗性基因和氟氯霉素 *flo*R 抗性基因。Liang 等（2012）检测了鱼塘中的大肠杆菌菌群，结果发现其中 90% 以上的大肠杆菌都含有抗生素抗性基因，并且大于 80% 的大肠杆菌含有两种或两种以上的抗生素抗性基因。Rebouças 等（2011）在巴西的养虾场中也发现了抗四环素和氨苄西林的致病性弧菌的同时存在。高盼盼等（2011）采用定量 PCR 法对天津市郊 6 个水产养殖场采样，对其中的底泥和水的细菌进行磺胺甲噁唑和四环素药物的抗性研究，结果表明，底泥中的耐药细菌数量和耐药率都要大大高于水中的，而且对磺胺抗生素的耐药率远远大于四环素。水产环境中存在大量抗生素抗性基因，导致抗生素抗性基因很可能通过食物链进行垂直传递，最终进入动物或人的肠道中，也可能通过基因水平转移扩散到其他微生物体内。

二、污水处理厂对水环境抗生素抗性基因的影响

　　污水处理系统是抗生素抗性基因进入水环境的重要途径，同时也是城市水系环境的重要组成部分（图 8-3）。抗生素抗性基因随医疗废水、制药业废水和动物养殖场污水等进入污水处理系统后，由于现有的水处理技术对许多抗生素类物质没有明显的去除效果，污水出水中仍有相当浓度的抗生素抗性基因存在。研究发现，即使经过污水处理系统的多级处理工艺后，出水中仍然可以检出多种抗生

素抗性基因的存在，并排放至纳污水体造成流域抗生素抗性基因污染。大量研究均表明，污水处理厂的进水、出水及下游河流底泥中均含有相当浓度的耐药细菌或抗生素抗性基因（Chang et al., 2010；Li et al., 2009；Costa et al., 2006；Pei et al., 2006）。Munir 等（2011）对五个污水处理厂进行了研究，发现污水及剩余污泥中含有高浓度的抗生素抗性基因。翟文超等（2014）调查研究了我国典型抗生素制药企业的废水处理系统全流程中磺胺类、四环素类、β- 内酰胺类、大环内酯类和喹诺酮类 5 类共 26 种抗生素抗性基因的分布和归趋，结果表明除了喹诺酮类抗性基因型的检出频率较低外，其他 4 类抗性基因型在各废水处理厂中被广泛检出，其中 2 种磺胺类、4 种四环素类、3 种 β- 内酰胺类和 1 种大环内酯类抗性基因的检出频率是 100%，还有，四环素类抗性基因 tetM、tetS，β- 内酰胺类抗性基因 bla_{OXA-2} 与大环内酯类抗性基因 ermC 的检出频率也超过 83.33%。由此可见，污水处理厂已成为抗生素抗性基因的重要排放点源。

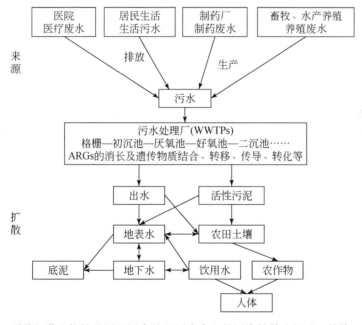

图 8-3　耐药细菌和抗性基因以污水处理厂为中心的污染扩散途径（于帅等，2013）

与污水相比，抗生素抗性基因更多地集中在好氧、厌氧生物处理单元的活性污泥中，这些处理单元往往含有高浓度的抗生素和耐药细菌，成为抗生素抗性基因污染的高发区域。Mao 等（2015）检测了中国北部两个污水处理厂活性污泥中的 30 种抗生素抗性基因，这些抗性基因主要是四环素类、磺胺类、喹诺酮类和大环内酯类，结果发现携带抗生素抗性基因的细菌在整个污水处理过程中始终存在，并且在经过加氯消毒之后耐药细菌的比例反而升高。因此目前一些二次物化处理无法有效去除抗生素抗性基因，这样直接排入河流或用于农业灌溉，将严重影响周边受纳环境。

影响抗生素抗性基因在污水处理系统中的产生、形成的因素有很多，一方面，由于污水处理系统的进水往往不是单一来源，组成复杂、种类繁多，城市污水处理系统进水中的细菌通常接触过居民生活中或是医院中使用的抗生素，其中有相当一部分已经成为耐药细菌，并且携带抗生素抗性基因。另一方面，污水中残留的抗生素构成筛选耐药细菌的环境选择压力。在环境中残留的抗生素会刺激微生物的新陈代谢，从而促进环境中抗性基因的产生和选择。目前许多研究发现环境中的抗生素残留与抗生素抗性基因之间具有一定的相关关系（Chen et al.，2013；Luo et al.，2010）。综上所述，污水处理厂是与抗生素抗性基因相关的耐药细菌繁殖的温床和点污染源，这就越来越值得我们思考是否有必要将污水重复利用和利用干污泥为土壤施肥。

现今的污水处理系统对抗生素的去除效果并不显著，出水仍含较高浓度的抗生素残留，对污水处理系统中的微生物菌群构成环境选择压力，造成抗生素抗性基因随出水排至纳污水体。此外，一些研究发现低浓度的抗生素也对耐药细菌和抗生素抗性基因的增殖扩散有促进作用（Golet et al.，2002；Karthikeyan and Meyer，2006；Mcardell et al.，2003）。这些结果说明污水中残留的抗生素及微生物菌群是造成污水处理系统抗生素抗性基因形成的重要机制。抗生素抗性基因在污水处理系统的来源及形成机制如图 8-3 所示，主要包括污水处理厂中含有耐药细菌和相关抗性基因的污水的来源，以及未完全去除时进入环境的再次扩散。这些抗性基因可能再次进入人类生活圈，通过食物链进入人体，危害人类健康。

此外，医疗废水中含有大量的病原细菌、病毒等，具有急性传染和潜伏性传染的特征，是危害群众健康的一个"源头"。世界各国生产和应用于医疗业的抗生素大约有 120 种，其中以青霉素类、头孢菌素类、四环素类、氨基糖苷类和大环内酯类最多，而相应的抗性基因也普遍存在于医疗卫生环境中。近期流行病研究结果表明，抗生素抗性基因在人体中的产生及传播扩散将会导致细菌疾病超额死亡率增加、临床疾病持续时间延长及入侵式传染性疾病暴发概率提高等负面影响。医用抗生素首先在人体内诱导出耐药菌株，这些抗性基因随粪便菌群排出体外，进入医疗废水。Heuer 等（2011）在比利时布鲁塞尔医院废水中发现编码 β-内酰胺类和庆大霉素的抗性基因。研究人员在美国和丹麦的医院废水中也均检测出了多重抗性的大肠杆菌，甚至携带致病基因的耐药细菌。Leclercq 等（2013）在美国一养老院医疗院废水出水受纳河流下游检测出大环内酯类抗性基因 ermB 和 mefA 及四环素类抗性基因 tetM。Kotzamanidis 等（2009）在希腊 16 家医院出水中检测出高水平万古霉素抗性基因。因此，医疗废水中的抗生素抗性基因是城市污水处理系统中耐药细菌及抗生素抗性基因的重要来源，需要我们高度关注。

第二节　抗生素抗性基因在水环境中的增殖扩散

一、抗生素抗性基因在水环境中的增殖

环境中的抗生素抗性基因对人类健康造成了潜在威胁，抗生素的环境选择压力一直被认为是抗生素抗性基因在环境中传播扩散的主要因素。例如，Peak 等（2007）在调查美国中西部养殖场废水时发现，大量使用抗生素的养殖废水中四环素抗性基因数量显著高于不使用抗生素的废水。在抗生素选择压力存在时，一些对抗生素敏感的细菌可以通过接合、转移、转导等方式获取周围环境中含有抗生素抗性基因的可移动遗传元件，从而获得抗生素抗性，成为耐药细菌，携带抗性基因的遗传元件可以在相同甚至不同属种细菌间相互传播（Szczepanowski et al., 2009）。尤其是在污水处理系统中，各类污水在处理系统中从进水到出水，一些传统的理化指标如化学需氧量、总氮、总磷等浓度大幅度降低，但抗生素抗性基因反而增加，暗示抗生素抗性基因可以在不同的细菌之间水平转移，从而在一定条件下加速抗生素抗性基因的扩散与传播。Liu 等（2012）发现相对于普通污水处理系统，抗生素生产废水处理系统出水中四环素抗性基因的含量更高，存在于细菌质粒上的 I 类整合子，被认为是微生物之间传递多种抗生素抗性的重要基因遗传元件。

Pruden 等（2006a）对人类活动影响水平进行了量化，然后通过相关分析发现抗生素抗性基因的含量与人类活动呈显著正相关。Chen 等（2013）发现珠江及其入海口的不同区域，受人类活动影响不同的采样点抗生素抗性基因污染状况表现出明显差异。Luo 等（2012）也发现海河流域城市密集地区抗生素抗性基因含量要明显高于郊区。另外，通过调查 1940 年来存档土壤中的抗生素抗性基因的含量发现，抗性基因含量水平是不断上升的，这也从侧面为人类活动影响抗生素抗性基因传播提供了更充分的证据。环境中抗生素抗性基因的增殖扩散导致耐药性不断增强，使得治疗费用增加、治疗周期延长、甚至疾病死亡率升高。现阶段新的抗生素品种开发进展十分缓慢，而新的多重耐药细菌却不断出现。环境中的抗生素抗性基因的传播扩散具有严重的健康风险。

二、水环境抗生素抗性基因的水平转移

抗生素抗性基因作为一类新型环境污染物，其在环境介质中的传播扩散可能

比抗生素本身的环境危害更大。其中,水平基因转移是抗生素抗性基因传播的重要方式,是造成抗生素抗性基因环境污染日益严重的原因之一。抗生素抗性基因在环境中发生水平转移的主要分子传播元件及其影响因素对于正确揭示抗生素抗性基因的分子传播机制具有重要意义。

1. 抗生素抗性基因发生水平转移的分子传播元件

抗生素抗性基因水平转移是基因组中可移动遗传元件(质粒、转座子、整合子等)通过接合、转化、转导等方式从一种菌株转移到另一菌株中,从而使后者获得该抗生素抗性的过程。抗生素抗性基因的水平转移是细菌在抗生素药物的选择压力下长期进化的结果,也是细菌适应抗生素的主要分子机制之一。

质粒是一种普遍存在于细菌细胞内的共价闭合环状的 DNA 分子,是独立的、可自我复制的遗传元件,其中大质粒需要更多能量以满足其正常生理活动,与小质粒相比,其更容易发生丢失或转移。质粒是多种抗生素抗性基因的携带载体,大部分抗生素抗性基因位于质粒上,少数位于染色体上。而且,定位于染色体上的抗生素抗性基因大多是通过垂直基因转移传播给子代的,位于质粒上的抗性基因主要是通过接合、转导和转化等方式在同种属和不同种属的菌株之间进行水平基因转移的。可见,质粒在细菌间抗生素抗性基因的水平转移中起着非常重要的作用。

整合子作为基因捕获系统,位于质粒和染色体上,也是抗生素抗性基因水平转移的重要分子元件。相同的整合子可携带不同种类的抗生素抗性基因,同种抗生素抗性基因也可出现在不同的整合子上。整合子本身并不具有转移功能,但它可存在于染色体上传给子代,也可通过质粒或作为转座子的一部分在细菌间传递,即整合子捕获的抗生素抗性基因随其在细菌间转移扩散。由此可见,整合子在抗生素抗性基因水平转移中也发挥着重要的作用。

此外,转座子也是一种较重要的分子传播元件,可携带其他功能的外源性基因,如抗生素抗性基因、重金属抗性基因及编码产生毒素的功能基因等,其中以携带抗生素抗性基因最为常见。细菌中携带抗生素抗性基因的质粒、整合子及转座子等可在同种属菌株间和不同种属的菌株之间发生水平转移,这进一步加速了抗生素抗性基因在环境中的转移扩散。

2. 抗生素抗性基因发生水平转移的主要方式

目前已知的抗生素抗性基因水平转移的分子转移机制主要包括接合、转导和转化 3 种(图 8-4)。接合是供体菌和受体菌通过耐药细菌毛相互连接形成通道,携带抗生素抗性基因的 DNA 由供体菌进入受体菌的过程。接合转移的载体主要有可自主转移的质粒和接合性转座子；Ash 和 Iverson（2004）调查发现，在所有检测的美国自然河流中均发现了抗磺胺嘧啶和磺胺甲噁唑 – 甲氧苄啶的细菌，且超过 40% 的耐药细菌均含有整合序列，并可使一组基因信息被一起传递。此外，一些高拷贝的小质粒缺少转移基因（*tra*），不能自主转移，但由于含有与 F 质粒类似的 *bom*（或 *nic*）位点或诱动基因 *mob*，因而能被带有 *tra* 基因的转移性质粒诱动而发生转移。携带抗生素抗性基因的质粒 DNA 通过接合作用不但可完成同一种属细菌之间的基因转移，而且可完成在不同种属细菌间相互传递，甚至发生在细菌和真菌之间。抗生素抗性基因的接合转移十分普遍，可视为抗生素抗性基因水平转移的主要方式（Sunde and Norström，2006）。抗生素抗性质粒的接合转移是一个受调控的分子转移机制，受多种因素影响。

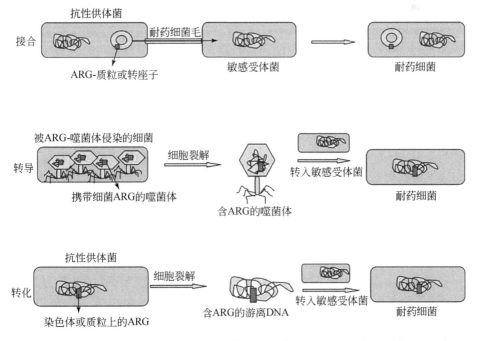

图 8-4　水平基因转移的 3 种主要方式的分子机制（Dodd，2012；杨凤霞等，2013）

　　转化是抗性供体菌释放出的裸露抗性基因被处于感受态的受体菌摄入体内，并在受体菌内整合表达，使其获得抗性的过程。感受态细菌和胞外游离 DNA 的存在是发生转化的先决条件。不过，由于胞外 DNA 稳定性差及具有天然转化能力的细菌所占比例并不大等原因，转化只是部分菌种获得抗性基因的主要方式。但当环境选择压力存在时，转化效率会提高许多倍（Qiu et al.，2012），因此仍然需要引起足够的重视。目前，大量热激或者电激下的转化用来得到新菌株以进行实验室模拟。

　　转导是借助于噬菌体将抗生素抗性基因由供体菌转移给受体菌的过程，即噬菌体在耐药细菌中进行组装子代噬菌体时错误地将菌体内抗生素抗性基因包装在自身 DNA 上，释放出的携带抗生素抗性基因的子代噬菌体侵染其他细菌时，将抗生素抗性基因一同注入整合到该细菌 DNA 中，从而使该菌表现出抗性（Bal-cazar，2014；Dixon et al.，2014）。但由于噬菌体的特异性，抗药性的转导现象仅能发生在同种细菌内，且通常仅能传递对一种抗生素的耐药性。Donato 等（2010）通过宏基因组学的研究方法发现土壤中非致病菌中大部分的抗生素抗性基因和人类致病菌体内的抗生素抗性基因具有同源核苷酸，这说明在这些生物体内发生了由噬菌体介导的抗生素抗性基因的水平转移。

　　最近的研究发现，环境中的重金属污染对抗生素抗性基因的筛选及其水平转移有促进作用。目前认为重金属与抗生素抗性基因的协同筛选机制主要有 4 种，即协同抗性、协同调控、交叉抗性、生物膜诱导，然而，目前仍缺乏有关重金属促进抗生素抗性基因水平转移扩散机制的研究。重金属对抗生素抗性基因的促进作用，还可能与某些金属离子能改变细胞膜的通透性有关，使细菌细胞呈现"感受态"特性，这一特性可能促进抗生素抗性基因从环境到细菌体内的转化。总之，重金属对抗生素抗性基因的协同筛选已经为抗生素的使用带来了巨大挑战。随着科技的发展，不断有新的污染物涌现并进入环境，人们对这些物质对抗生素抗性基因水平转移的影响机制目前还缺少了解。因此，加强对重金属等其他环境污染物与抗生素抗性基因相互作用的研究，重新评价重金属等环境污染物的环境效应，对进一步揭示抗生素抗性基因的水平转移的分子传播机制至关重要。

　　3. 环境中抗生素抗性基因发生水平转移的影响因素

　　细菌对抗生素的抗性一般表现为内在抗性和获得性抗性。内在抗性是指细菌天然对某些抗生素不敏感。获得性抗性涉及细菌遗传背景的改变。细菌可通过随机突变，或表达潜在抗生素抗性基因获得抗性，也可通过抗生素抗性基因水平转移获得抗性。细菌可移动遗传元件如接合性质粒、转座子、整合子及基因组岛等可以在同种甚至不同种菌株间发生水平转移，这大大加速了抗生素抗性基因的传播扩散，其中主要包括医用抗生素与饲用抗生素诱导出的抗生素抗性基因污染源在水环境介质中的传播和扩散。环境中的土著菌获得抗生素抗性基因，养殖动物性食品和植物性食品中的抗生素抗性基因可能随食物链进入人体，危害其健康。

　　抗生素抗性基因的水平转移是在开放的自然环境中进行的，这就意味着影响抗生素抗性基因发生水平转移的因素很复杂。如环境中的受体菌是否处于感受态，Ca^{2+} 或 Mg^{2+} 浓度是否适宜、环境温度及菌体所处环境的 pH 是否满足要求等都可以在一定程度上影响抗生素抗性基因的水平转移。

抗生素抗性基因的水平转移与抗生素的广泛使用有直接关系，抗生素自身在环境中的迁移、转化及归趋等环境行为与其所诱导的抗生素抗性基因的广泛传播具有一致性和相似性，因此环境中残留的抗生素对抗生素抗性基因的保持及水平转移也起着至关重要的作用。大量研究已经证明，环境中抗生素类药物残留对抗生素抗性基因的筛选、水平转移和传播扩散起到促进作用（Sørensen et al.，2005；Theophilus et al.，1985；Zhang et al.，2011）。研究发现，即使是人为影响很小的环境中也存在着多种对抗生素具有抗性甚至以抗生素为唯一碳源的细菌，其所携带的抗生素抗性基因与临床上致病菌所携带的抗生素抗性基因具有高度一致性，这种现象很可能是抗生素抗性基因之间发生水平基因转移的结果。另外，环境中重金属、消毒剂、洗涤剂等污染物，对抗生素抗性基因的筛选和水平转移都有不同程度的促进作用。有研究测试了从土壤中分离出来的 79 株绿脓假单胞菌对 14 种抗生素和 12 种重金属的抗性，发现其中的 4 株菌对多种抗生素和重金属都具有抗性，并认为这些抗性基因可能位于同一遗传因子上。

除了抗生素对抗性基因的筛选作用外，其他环境选择性压力如重金属、消毒剂、洗涤剂、生物杀灭剂和纳米材料等都可以通过增强水平转移来促进抗生素抗性基因在环境中的传播（Collard et al.，1994；Docherty，2005）。Qiu 等（2012）在研究纳米氧化铝对多重耐药质粒 RP4 接合转移的影响及其规律中发现，纳米氧化铝可以促进 RP4 的接合转移。Wang 等（2015a）研究了离子液体是否可以通过促进细菌的水平转移而增强抗生素抗性基因的传播和扩散，他们构建了微宇宙环境水样体系，考察了离子液体 1- 丁基 -3- 甲基咪唑六氟磷酸盐（[BMIm][PF6]）作为一种环境选择性压力能否促进抗生素抗性基因在水环境中的传播扩散，结果表明离子液体 [BMIm][PF6] 的暴露显著地促进了 *intI*1、*sul* I 和 *sul* II 基因含量的升高，并且含量都随离子液体 [BMIm][PF6] 浓度（0.001 ~ 0.5g/L）的增加而增加，同时体系中细菌总数未受到影响，这说明 [BMIm][PF6] 不是通过体系中的总菌数改变 *sul* I 和 *intI*1 的含量的（Luo et al.，2014）。在以上研究的基础上，Wang 等（2015b）进一步通过建立微宇宙环境水样体系，考察了离子液体 [BMIm][PF6] 对抗生素抗性基因和相关的 I 类整合子的传播与扩散的影响，通过筛选环境水样中的 *intI*1- 阳性供体菌和受体菌构建环境水样土著菌的水平转移体系，考察了离子液体 [BMIm][PF6] 促进抗生素抗性基因在环境中传播扩散的机理（图 8-5）。研究结果发现，在质粒 RP4 水平转移体系研究中，水环境中水平转移的频率一般都很低，研究中对照组（0 g/L [BMIm][PF6]）中质粒 RP4 水平转移频率只有（5.10±0.71）× 10^{-5}。水平转移频率随离子液体 [BMIm][PF6] 浓度的增加而增加，特别是 1.0 g/L [BMIm][PF6] 比对照组（0 g/L [BMIm][PF6]）的质粒 RP4 的水平转移频率增强约 60 倍（图 8-6），此结果说明了可通过促进细菌质粒的水平转移增强抗生素抗性基因的传播和扩散。

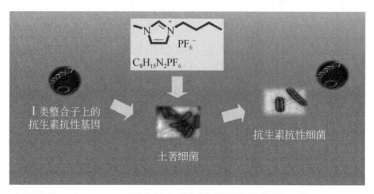

图 8-5　离子液体 [BMIm][PF6] 影响抗生素抗性基因传播的机理（Wang et al.，2015）

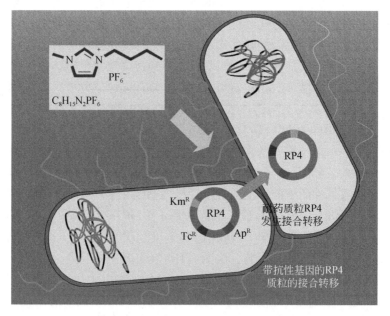

图 8-6　离子液体促进质粒 RP4 水平转移体系（Wang et al.，2015）

其他研究还发现了一些生物杀灭剂，包括酚类、表面活性剂、季铵盐类等，这类物质在环境中的残留作为环境选择压力能有效促进抗生素抗性基因传播（Alonso et al.，2001；Lv et al.，2015）。例如，金黄色葡萄球菌对季铵盐类的抗性是由 *qac*A~G 等一系列基因决定的，这些基因所编码的依赖于质子的外排蛋白和四环素外排蛋白高度一致。Kay 等（2005）研究发现，多个受杀菌剂三氯生

筛选的菌株中 *smeDEF* 基因过度表达，而该基因与抗生素的外排直接相关。此外，部分抗生素抗性基因和生物杀灭剂的抗性基因位于同一遗传因子上，微生物对抗生素和生物杀灭剂抗性的调控元件部分重合，这都使得生物杀灭剂能影响抗生素抗性基因的筛选。

此外，Mao 等（2014）研究发现河流底泥有机质的胞外 DNA 中会蓄积大量的抗生素抗性基因，并发现胞外 DNA 的浓度与有机质的含量呈现很好的相关性，这说明底泥中的有机质会蓄积大量的胞外 DNA，并且会增加抗生素抗性基因通过水平分子扩散的方式在环境中增殖的可能性。

第三节　水环境中抗生素抗性基因削减对策

目前，抗生素滥用在欧美等发达国家已经引起了足够的重视，有些种类的抗生素在养殖业已经严格禁止。我国在抗生素的管理上尽管与欧美国家存在差距，但我国管理部门也意识到了抗生素滥用造成的危害，最近也相继出台了一系列的举措限制或减少部分抗生素在养殖业的使用。抗生素抗性基因所引起的生态环境和人类生命健康问题已经引起了高度重视，环境中抗生素抗性基因的水平转移成为抗生素抗性基因传播的重要方式。为了遏制环境中抗生素抗性基因的水平转移，必须多措并举，防止抗生素抗性基因污染的进一步蔓延和恶化。

现在发达国家对细菌抗药性不断增强的问题及抗生素抗性基因的迁移、扩散的问题高度重视，但在我国还未引起足够的重视，抗性致病菌的增加和扩散，乃至超级细菌的出现，给人类细菌感染性疾病的医治带来了极大的挑战，建议从以下三方面考虑以有效遏制环境中抗生素抗性基因的污染。

一、加强水环境中抗生素的降解研究

微生物降解是把双刃剑，由微生物降解引起细菌耐药水平升高可能造成更大风险。相关研究显示，微生物降解可有效去除土壤中的残留抗生素，经常翻晒粪便可有效降解其中残留的抗生素，而光解和微生物降解在去除水体中的抗生素方面均具重要作用。此外，混合菌堆肥是一种理想的处理抗生素的方法。堆肥物料中有高浓度的有机酸，且微生物多数是具有发酵能力的细菌，能快速分解易降解的有机物。在抗生素生物降解研究中，研究发现混合培养菌的降解效果明显高于单株培养菌。这种具有协同降解作用的混合菌群称为同生菌群。美国 Biotrol 公司使用明尼苏达大学的专利技术，用以黄杆菌（*Flavobacterium*）为主的同生菌作为强化菌剂，成功地处理了五氯酚钠（PCP）污染的土壤（Grosser et al.，

1991；牛俊玲等，2007）。因此在堆肥抗生素的降解研究中，要充分利用微生物的共代谢作用，加强对同生菌群的分离筛选和构建方面的研究。目前的发展趋势应是根据混合菌群之间的协同关系有目的地组合功能菌和伴生菌，构建分解效率高、优势强和效果稳定的微生物组合，并对其在复杂堆肥环境中的适应能力和功能发挥进行深入的研究，这对推进我国抗生素降解具有重要的现实意义和较高的理论价值。今后应充分利用分子生物学方法在细菌种或属的水平上跟踪堆肥过程中所有重要菌群的变化、演替规律，以便全面深入认识堆肥过程的本质，为堆肥技术和工艺的研究提供理论基础。另外，实现堆肥产品无害化，防止出现二次污染。

此外，由于污水和制药废水抗生素的高残留浓度，在制药废水处理工艺上考虑更多的预处理工艺，如在原液中进行抗生素大分子阻断，通过对抗生素的预降解减少其进入污水处理系统中的残留浓度，从而减少抗生素抗性基因的出水排放。目前广泛应用生物法作为处理污废水的主要工艺。但较多研究表明，生物处理法可部分去除废水中的四环素、磺胺类等其他抗生素，但是效果不佳，但若同时与 Fenton 试剂等其他氧化技术联合处理，则可达到较好的抗生素降解效果（Ramaswamy et al.，2010；Rysz and Alvarez，2004）。在研究活性污泥缺氧 – 好氧膜生物反应器（A/O-MBR）对含有抗生素污水的处理效果时，发现在较长的污泥龄条件下，A/O-MBR 处理工艺对四环素、金霉素、磺胺甲噁唑、氨苄西林等 6 种典型的抗生素去除率可达 84.4% 以上，当污泥龄减小到 3 天时，这 6 种抗生素的去除率明显下降。因此，在污水处理工艺中适当延长污泥龄可有效去除污水中残留的抗生素。部分抗生素如青霉素和磺胺类抗生素等主要是通过微生物降解进行消除的，研究发现在系统中添加专门选择性的有益降解菌剂会有助于抗生素残留药物的降解与去除。因此，在抗生素天然降解的同时，不断进行污水处理工艺的改进，如外源性地添加一些可降解抗生素的有益菌剂、适当延长污泥龄等，会更有效地去除废水中残留的抗生素、减少抗生素的对外排放、降低抗生素的污染，进而遏制其对抗生素抗性基因的诱导筛选及传播扩散。

二、加强污水处理系统处理工艺的改进

污水处理厂接收医院、工厂、农业和城镇用水等混合污水，再次将多种类型的抗生素抗性基因混合、转移和传播，导致抗生素抗性基因在污水和污泥中广泛分布，污水处理厂是抗生素抗性基因的重要储存库，同时也是削减和控制抗生素抗性基因的重要途径。不同污水处理系统对抗生素抗性基因均有一定的削减，但去除效果差异较大。

在污水处理厂各种工艺段处理中，膜生物反应器对于削减抗生素抗性基因显

现出良好的效果。Martinez（2009）对膜生物反应器、传统工艺（包括活性污泥、氧化沟和生物转盘）和多种污泥处理工艺（脱水、重力浓缩、厌氧消化和石灰石稳定法）出水中抗生素抗性基因数量进行了比较，发现膜生物反应器设备出水中的四环素类抗性基因（*tet*W 和 *tet*O）比传统处理工艺（活性污泥、氧化沟和生物转盘）减少了 1 ~ 3 个数量级；与传统活性污泥法相比，膜生物反应器对耐药细菌和抗生素抗性基因有更好的去除效果。

另外，消毒工艺可降低污水中耐药细菌的数量，对污水中抗生素抗性基因的去除有十分重要的作用。消毒削减抗性基因的机制主要与微生物量的减少有关，Zhang 等（2011）发现次氯酸钠消毒不但可以降低出水细菌总量，还可以消灭携带 *tet*A 和 *tet*C 的细菌，显著降低出水中的 *tet*A 和 *tet*C。紫外和氯消毒均可通过提高消毒剂量提升对尾水中抗生素抗性基因的削减能力，而臭氧消毒在低剂量的投加量情况下对抗生素抗性基因和耐药菌具有较好的去除效果，但提高投加剂量并不能明显提升削减抗性基因的能力。在今后的研究中应加强运行参数的优化研究，对抗性基因的形成进行深入研究。

三、加强管理兽药抗生素的使用

应加强环境管理，限制抗生素的使用，并通过控制重金属污染来遏制抗生素抗性基因在环境中的传播扩散。一方面亟待通过国家立法出台医疗业、制药企业和畜牧养殖业有关抗生素的排放标准，以减少抗生素向受纳环境介质的排放，遏制抗生素抗性基因的传播扩散。抗生素工业生产废水废料排出前必须先进行一定的预处理，达到一定的排放标准才允许外排。在医药领域，严格限制医用抗生素的使用范围和剂量。在疾病治疗中，选用其他替代药物进行治疗，以减少抗生素引起的细菌耐药问题。同时，在污水处理系统中，要不断提高污废水的处理效果，减少抗生素抗性基因向环境中的排放。目前许多国家已意识到滥用抗生素对人类身体健康和生态环境平衡造成的危害，并已经开始通过立法手段明确限制抗生素在畜禽养殖中的使用。另一方面是通过直接减少和控制抗生素抗性基因向环境中的排放，来遏制其在环境中的传播扩散。

将上述这些方法同时结合使用，才可能更快更有效地解决环境中的抗生素抗性基因污染问题。尽管如此，在对抗生素抗性基因水平转移的遏制上，还存在一系列难题，如加快环境中残留抗生素降解的技术难题、从事抗生素抗性基因监测的专业人员和资金短缺问题。相信只要有关抗生素抗性基因引起的环境污染问题得到应有的重视，这些发展中的问题，必然会在发展中得到解决。

参 考 文 献

高盼盼, 罗义, 毛大庆. 2011. 天津水产业磺胺类耐药细菌及其分布. 生态毒理学报, 6(1): 74-79.

牛俊玲, 高军侠, 李彦明, 等. 2007. 堆肥过程中的微生物研究进展. 中国生态农业学报, 15(6): 185-189.

杨凤霞, 毛大庆, 罗义, 等. 2013. 环境中抗生素抗性基因的水平传播扩散. 应用生态学报, 24(10): 2993-3002.

于帅, 李锦, 毛大庆, 等. 2013. 抗生素抗性基因在废 (污) 水处理系统的来源、传播扩散、归趋以及污染控制研究进展. 环境化学, 32(11): 2059-2071.

翟文超, 罗义, 赵静, 等. 2014. 抗生素抗性基因在典型行业和市政污水中的污染特征及消减研究进展. 环境化学, 33(2): 206-216.

张瑞泉, 应光国, 丁永祯, 等. 2013. 广东西枝江 – 东江流域抗生素抗性基因污染特征研究. 农业环境科学学报, 32(12): 2471-2479.

邹世春, 朱春敬, 贺竹梅, 等. 2009. 北江河水中抗生素抗性基因污染初步研究. 生态毒理学报, 4(5): 655-660.

Akinbowale O L, Peng H, Barton M D. 2006. Antimicrobial resistance in bacteria isolated from aquaculture sources in Australia. Journal of Applied Microbiology,100(5): 1103-1113.

Alonso A, Sánchez P, Martínez J L. 2001. Environmental selection of antibiotic resistance genes. Environmental Microbiology, 3(1): 1-9.

Amachawadi R G, Shelton N W, Jacob M E, et al. 2010. Occurrence of *tcr*B, a transferable copper resistance gene, in fecal enterococci of swine. Foodborne Pathogens and Disease, 7(9): 1089.

Ash R J, Iverson J L. 2004. Antibiotic and Disinfectant Resistant Bacteria in Rivers of the United States. Minneapolis, USA: Proceedings of the 4th International Conference on Pharmaceuticals and Endocrine Disrupting Chemicals in Water.

Balcazar J L. 2014. Bacteriophages as vehicles for antibiotic resistance genes in the environment. PLoS Pathogens, 10(7): 295.

Campagnolo E R, Johnson K R, Karpati A, et al. 2002. Antimicrobial residues in animal waste and water resources proximal to large-scale swine and poultry feeding operations. Science of the Total Environment, 299(1-3): 89-95.

Cesare A D, Vignaroli C, Luna G M, et al. 2012. Antibiotic-resistant enterococci in seawater and sediments from a coastal fish farm. Microbial Drug Resistance, 18(5): 502-509.

Chang X S, Meyer M T, Liu X Y, et al. 2010. Determination of antibiotics in sewage from hospitals, nursery and slaughter house, wastewater treatment plant and source water in Chongqing region of Three Gorge Reservoir in China. Environmental Pollution, 158(5): 1444-1450.

Chee-Sanford J C, Aminov R I, Krapac I J, et al. 2001. Occurrence and diversity of tetracycline resistance genes in lagoons and groundwater underlying two swine production facilities. Applied and Environmental Microbiology, 67(4): 1494-1502.

Chen B W, Liang X M, Huang X P, et al. 2013. Differentiating anthropogenic impacts on ARGs in the Pearl River Estuary by using suitable gene indicators. Water Research, 47(8): 2811-2820.

Collard J M, Corbisier P, Diels L, et al. 1994. Plasmids for heavy metal resistance in *Alcaligenes eutrophus* CH34: Mechanisms and applications. FEMS Microbiology Reviews, 14(4): 405-414.

Costa P M D, Vaz-Pires P, Bernardo F. 2006. Antimicrobial resistance in *Enterococcus* spp. isolated in inflow, effluent and sludge from municipal sewage water treatment plants. Water Research, 40(8): 1735-1740.

Dang B J, Mao D Q, Xu Y, et al. 2017. Conjugative multi-resistant plasmids in Haihe River and their impacts on the abundance and spatial distribution of antibiotic resistance genes. Water Research, 111: 81-91.

Dang H Y, Song L S, Chen M N, et al. 2006. Concurrence of cat and tet genes in multiple antibiotic-resistant bacteria isolated from a sea cucumber and sea urchin mariculture farm in China. Microbial Ecology, 52(4): 634-643.

Dixon D V, Hosseinidoust Z, Tufenkji N. 2014. Effects of environmental and clinical interferents on the host capture efficiency of immobilized bacteriophages. Langmuir, 30(11): 3184-3190.

Docherty K M. 2005.Toxicity and antimicrobial activity of imidazolium and pyridinium ionic liquids. Green Chemistry, 7(4): 185-189.

Dodd M C. 2012. Potential impacts of disinfection processes on elimination and deactivation of antibiotic resistance genes during water and wastewater treatment. Journal of Environmental Monitoring, 14: 1754-1771.

Donato J J, Moe L A, Converse B J, et al. 2010. Metagenomic analysis of apple orchard soil reveals antibiotic resistance genes encoding predicted bifunctional proteins. Applied and Environmental Microbiology, 76(13): 4396-4401.

Golet E M, Alder A C, Giger W. 2002. Environmental exposure and risk assessment of fluoroquinolone antibacterial agents in wastewater and river water of the Glatt Valley Watershed, Switzerland. Environmental Science & Technology, 36(17): 3645-3651.

Grosser R J, Warshawsky D, Vestal J R. 1991. Indigenous and enhanced mineralization of pyrene, benzo a pyrene, and carbazole in soils. Applied and Environmental Microbiology, 57(12): 3462-3469.

He L Y, Liu Y S, Su H C, et al. 2014. Dissemination of antibiotic resistance genes in representative broiler feedlots environments: Identification of indicator ARGs and correlations with environmental variables. Environmental Science & Technology, 48(22): 13120-13129.

He L Y, Ying G G, Liu Y S, et al. 2016. Discharge of swine wastes risks water quality and food safety: Antibiotics and antibiotic resistance genes, from swine sources to the receiving environments. Environment International, 92-93: 210-219.

Heuer H, Schmitt H, Smalla K. 2011.Antibiotic resistance gene spread due to manure application on agricultural fields. Current Opinion in Microbiology, 14(3): 236-243.

Hong B K, Wang M H, Park C H, et al. 2009. *oqx*AB encoding a multidrug efflux pump in human clinical isolates of enterobacteriaceae. Antimicrobial Agents and Chemotherapy, 53(8): 3582-3584.

Hu J Y, Shi J C, Chang H, et al. 2008. Phenotyping and genotyping of antibiotic-resistant *Escherichia coli* isolated from a natural river basin. Environmental Science & Technology, 42(9): 3415-3420.

Jiang H Y, Zhang D D, Xiao S C, et al. 2013. Occurrence and sources of antibiotics and their metabolites in river water, WWTPs, and swine wastewater in Jiulongjiang River basin, south China. Environmental Science and Pollution Research, 20(12): 9075-9083.

Jiang L, Hu X L, Xu T, et al. 2013. Prevalence of antibiotic resistance genes and their relationship with antibiotics in the Huangpu River and the drinking water sources, Shanghai, China. Science of the Total Environment, 458-460: 267-272.

Karthikeyan K G, Meyer M T. 2006. Occurrence of antibiotics in wastewater treatment facilities in Wisconsin, USA. Science of the Total Environment, 361(1-3): 196-207.

Kay P, Blackwell P A, Boxall A B A. 2005. Transport of veterinary antibiotics in overland flow following the application of slurry to arable land. Chemosphere, 59(7): 951-959.

Koike S, Krapac I G, Oliver H, et al. 2007. Monitoring and source tracking of tetracycline resistance genes in lagoons and groundwater adjacent to swine production facilities over a 3-Year period. Applied and Environmental Microbiology, 73(15): 4813-4823.

Kotzamanidis C, Zdragas A, Kourelis A, et al. 2009. Characterization of *vanA*-type *Enterococcus faecium* isolates from urban and hospital wastewater and pigs. Journal of Applied Microbiology, 107(3): 997.

Leclercq R, Oberlé K, Galopin S, et al. 2013. Changes in enterococcal populations and related antibiotic resistance along a medical center-wastewater treatment plant-river continuum. Applied and Environmental Microbiology, 79(7): 2428-2434.

Li B, Zhang T, Xu Z Y, et al. 2009. Rapid analysis of 21 antibiotics of multiple classes in municipal wastewater using ultra performance liquid chromatography-tandem mass spectrometry. Analytica Chimica Acta, 645(1-2): 64-72.

Liang S S, Li J Q, Shi L, et al. 2012. Detection and analysis of antibiotic resistance genes and integron of *Escherichia coli* isolated from fish pond ecological constellation by mutiplex PCR. Science & Technology of Food Industry, 33(23): 202-205,210.

Liu M M, Zhang Y, Yang M, et al. 2012. Abundance and distribution of tetracycline resistance genes and mobile elements in an oxytetracycline production wastewater treatment system. Environmental Science & Technology, 46(14): 7551-7557.

Luo Y, Mao D Q, Rysz M, et al. 2010. Trends in antibiotic resistance genes occurrence in the Haihe River, China. Environmental Science & Technology, 44(19): 7220-7225.

Luo Y, Wang Q, Lu Q, et al. 2014. An ionic liquid facilitates the proliferation of antibiotic resistance genes mediated by class I integrons. Environmental Science & Technology Letters, 1(5): 266-270.

Luo Y, Xu L, Rysz M, et al. 2011. Occurrence and transport of tetracycline, sulfonamide, quinolone, and macrolide antibiotics in the Haihe River Basin, China. Environmental Science & Technology, 45(5): 1827-1833.

Lv L, Yu X, Xu Q, et al. 2015. Induction of bacterial antibiotic resistance by mutagenic halogenated nitrogenous disinfection byproducts. Environmental Pollution, 205: 291-298.

Mao D Q, Luo Y, Mathieu J, et al. 2014. Persistence of extracellular DNA in river sediment facilitates antibiotic resistance gene propagation. Environmental Science & Technology, 48(1): 71-78.

Mao D Q, Yu S, Rysz M, et al. 2015. Prevalence and proliferation of antibiotic resistance genes in two municipal wastewater treatment plants. Water Research, 85: 458-466.

Martinez J L. 2009. Environmental pollution by antibiotics and by antibiotic resistance determinants. Environmental Pollution, 157(11): 2893-2902.

Mcardell C S, Molnar E, Suter M J F, et al. 2003. Occurrence and fate of macrolide antibiotics in wastewater treatment plants and in the Glatt Valley watershed, Switzerland. Environmental Science & Technology, 37(24): 5479-5486.

Munir M, Wong K, Xagoraraki I. 2011. Release of antibiotic resistant bacteria and genes in the effluent and biosolids of five wastewater utilities in Michigan. Water Research, 45(2): 681-693.

Peak N, Knapp C W, Yang R, et al. 2007. Abundance of six tetracycline resistance genes in wastewater lagoons at cattle feedlots with different antibiotic use strategies. Environmental Microbiology, 9(1): 143-151.

Pei R T, Kim S C, Carlson K H, et al. 2006. Effect of River Landscape on the sediment concentrations of antibiotics and corresponding antibiotic resistance genes (ARG). Water Research, 40(12): 2427-2435.

Phuong Hoa P T, Nonaka L, Viet P H, et al. 2008. Detection of the *sul*1, *sul*2, and *sul*3 genes in sulfonamide-resistant bacteria from wastewater and shrimp ponds of north Vietnam. Science of the Total Environment, 405(1-3): 377-384.

Pruden A, Arabi M, Storteboom H N. 2006a. Correlation between upstream human activities and riverine antibiotic resistance genes. Environmental Science & Technology, 46(21): 11541-11549.

Pruden A, Pei R T, Storteboom H, et al. 2006b. Antibiotic resistance genes as emerging contaminants: Studies in northern Colorado. Environmental Science & Technology, 40(23): 7445-7450.

Qiu Z G, Yu Y M, Chen Z L, et al. 2012. Nanoalumina promotes the horizontal transfer of multiresistance genes mediated by plasmids across genera. Proceedings of the National Academy of Sciences of the United States of America, 109(13): 4944-4949.

Ramaswamy J, Prasher S O, Patel R M, et al. 2010. The effect of composting on the degradation of a veterinary pharmaceutical. Bioresource Technology, 101(7): 2294-2299.

Rebouças R H, de Sousa O V, Lima A S, et al. 2011. Antimicrobial resistance profile of *Vibrio* species isolated from marine shrimp farming environments (*Litopenaeus vannamei*) at Ceará, Brazil. Environmental Research, 111(1): 21-24.

Rysz M, Alvarez P J J. 2004. Amplification and attenuation of tetracycline resistance in soil bacteria: Aquifer column experiments. Water Research, 38(17): 3705-3712.

Selvam A, Xu D L, Zhao Z Y, et al. 2012. Fate of tetracycline, sulfonamide and fluoroquinolone resistance genes and the changes in bacterial diversity during composting of swine manure. Bioresource Technology, 126: 383-390.

Sørensen S J, Bailey M, Hansen L H, et al. 2005. Studying plasmid horizontal transfer in situ: A critical review. Nature Reviews Microbiology, 3: 700-710.

Sun K, Wang H L, Zhang M, et al. 2009. Genetic mechanisms of multi-antimicrobial resistance in a pathogenic *Edwardsiella tarda* strain. Aquaculture, 289(1-2): 134-139.

Sunde M, Norström M. 2006. The prevalence of, associations between and conjugal transfer of antibiotic resistance genes in *Escherichia coli* isolated from Norwegian meat and meat products. Journal of Antimicrobial Chemotherapy, 58(4): 741-747.

Szczepanowski R, Linke B, Irene K, et al. 2009. Detection of 140 clinically relevant antibiotic-resistance genes in the plasmid metagenome of wastewater treatment plant bacteria showing reduced susceptibility to selected antibiotics. Microbiology, 155(Pt7): 2306-2319.

Theophilus B D M, Cross M A, Smith C A, et al. 1985. Regulation of the *trfA* and *trfB* promoters of broad host range plasmid RK2: Identification of sequences essential for regulation by *trfB/korA/korD*. Nucleic Acids Research, 13(22): 8129-8142.

Vries J D, Wackernagel W. 2005. Microbial horizontal gene transfer and the DNA release from transgenic crop plants. Plant and Soil, 266(1/2): 91-104.

Wang Q, Lu Q, Mao D Q, et al. 2015a. The horizontal transfer of antibiotic resistance genes is enhanced by ionic liquid with different structure of varying alkyl chain length. Frontiers in Microbiology, 6: 864.

Wang Q, Mao D Q, Luo Y. 2015b. Ionic liquid facilitates the conjugative transfer of antibiotic restance genes mediated by plasmid RP4. Environmental Science & Technology, 49(14): 8731-8740.

Warnes S L, Highmore C J, Keevil C W. 2012. Horizontal transfer of antibiotic resistance genes on abiotic touch surfaces: Implications for public health. mBio, 3(6): e00489-12.

Xu Y, Guo C S, Luo Y, et al. 2016. Occurrence and distribution of antibiotics, antibiotic resistance genes in the urban rivers in Beijing, China. Environmental Pollution, 213: 833-840.

Zhang Q Q, Jia A, Wan Y, et al. 2014. Occurrences of three classes of antibiotics in a natural river basin: Association with antibiotic-resistant *Escherichia coli*. Environmental Science & Technology, 48(24): 14317-14325.

Zhang T, Zhang X X, Ye L. 2011. Plasmid metagenome reveals high levels of antibiotic resistance genes and mobile genetic elements in activated sludge. PLoS One, 6(10): e26041.

Zhang X X, Zhang T. 2011.Occurrence, abundance, and diversity of tetracycline resistance genes in 15 sewage treatment plants across China and other global locations. Environmental Science & Technology, 45(7): 2598-2604.

Zhang Y L, Marrs C F, Simon C, et al. 2009.Wastewater treatment contributes to selective increase of antibiotic resistance among *Acinetobacter* spp. Science of the Total Environment, 407(12): 3702-3706.

第九章　空气中抗生素抗性基因和传播

19 世纪 80 年代起，空气中微生物的研究就已经开始被报道。1880 年 *Science* 上一篇名为 *Bacteria in the Air* 的文章报道了 M. Miquel 成功地从空气中培养和计数了细菌菌落，证实了 M. Pasteur 关于空气中持续存在细菌的这一结论（Anonymous，1880）。1928 年英国科学家弗莱明发现了青霉素，为治疗细菌感染带来了福音，由此人类开始了对抗生素的发展与创新，也开始了与抗生素抗性的抗争（Fleming，1929）。

空气中存在的微生物可以附着在空气中的颗粒物上，通过气溶胶的方式进行远距离传播感染造成疾病。例如，通过生物气溶胶传播，结核分枝杆菌（*Mycobacterium tuberculosis*）感染会造成结核病，肺炎军团菌（*Legionella pneumophila*）会导致被称为军团病的严重肺炎（Stetzenbach，2010）。其他常见空气传播的革兰氏阴性菌有大肠杆菌（*Escherichia coli*）、假单胞菌属（*Pseudomonas* spp.）和不动杆菌属（*Acinetobacter* spp.）等（Zucker et al.，2000）；空气传播的革兰氏阳性菌主要有葡萄球菌属（*Staphylococcus* spp.）和微球菌属（*Micrococcus* spp.），通常经人的皮肤、口腔和鼻腔表面以及头发传播（Favero et al.，1966）。治疗细菌感染的有效方法就是抗生素干预，但是抗生素抗性的出现，将大大影响抗生素治疗的效果，带来更加严重的疾病负担。值得注意的是，近年来，在养殖场、医院、污水处理厂和城市住宅区等空气中的抗生素耐药细菌和抗性基因也不断被发现，空气污染物也会影响抗生素抗性基因的水平基因转移。空气中带有抗生素抗性基因的微生物的感染、传播和扩散，可能会加剧这一情况，造成更加严峻的公共卫生安全问题。

自 2006 年抗生素抗性基因被认为是一种新型环境污染物以来（Pruden et al.，2006），抗生素抗性基因在环境中的分布就受到了广泛关注。截至 2021 年 6 月 2 日，在 Web of Science 核心合集上以"water and antibiotic resistance genes"、"soil and antibiotic resistance genes"和"air and antibiotic resistance genes"为关键词搜索到的文章发表数量分别为 4646 篇、2449 篇和 239 篇。这说明了抗生素抗性基因是环境领域研究的热点之一，也说明了空气中的抗生素抗性基因有一定的研究，但是还不够充分，空气中抗生素抗性基因的来源、分布、传播和风险特征还有很多知识盲区。空气作为与人体最直接的暴露介质之一，空气中的抗生素抗性基因的扩散对公共安全可能存在更大的健康风险，值得更深入的研究、讨论和总结。

因此，本章将基于有限的文献数据从空气中抗生素抗性基因的来源和分布、扩散和传播影响因素、暴露风险等方面展开讨论。

第一节　空气中抗生素抗性基因的来源和分布

抗生素抗性基因作为一种环境污染物，首先需要探明污染物的来源和分布特征。近年来，已有部分研究报道了不同空气环境中的抗生素抗性基因数量和丰度，但是对于空气中抗生素抗性基因的来源和分布还不够清晰。因此，现阶段不仅需要解析空气中抗生素抗性基因的主要来源，还需要揭示空气中抗生素抗性基因结构分布特征，对控制抗生素抗性基因的传播具有重要的现实意义。

一、空气中抗生素抗性基因的来源

1. 室内空气中抗生素抗性基因来源

微生物是抗生素抗性基因的携带者，空气中微生物的来源在一定程度上就是抗生素抗性基因的来源，室内空气中微生物和抗性基因的来源主要是一些外源输入。研究已经确定了室内环境中空气传播的微生物的八大类来源（图 9-1）：人类，宠物，植物，管道系统，供暖、通风和空调系统，发霉物，灰尘，室外

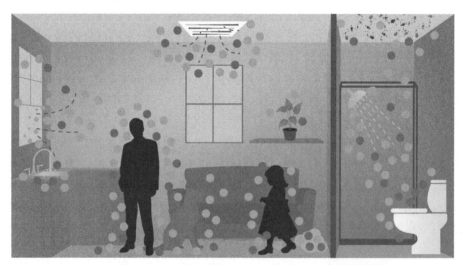

图 9-1　室内环境中微生物生物气溶胶的可能来源（Prussin and Marr，2015）

浅灰点和深灰点分别代表可能对人类健康有益和有害的微生物（Tim Skiles 作图）

环境。抗生素抗性基因也可能由微生物携带传播至室内空气环境中（Prussin and Marr，2015）。

人体是空气微生物和抗性基因的传播来源，包括从呼吸系统和皮肤释放的微生物和抗生素抗性基因。人体上存在着丰富的抗生素抗性基因，与大多数环境相比，人类微生物组具有更高的抗生素抗性基因丰度（Pal et al.，2016）。Zhou 等（2018）利用高通量实时荧光定量 PCR 技术发现来自人体粪便、呼吸道痰液和皮肤中的抗性基因数量分别为 234 种、203 种和 150 种，抗性基因绝对丰度在粪便中为 5×10^5 ~ 4.5×10^{12} copies/g，在呼吸道痰液中为 7.4×10^9 ~ 5.0×10^{11} copies/mL，在皮肤上为 1.3×10^3 ~ 1.3×10^6 copies/cm^2（Zhou et al.，2018，2021c），从数量和丰度上说明了人体是抗生素抗性基因的潜在存储库。Qian 等（2012）对人体上的微生物排放率进行了量化，发现每人每小时排放到空气中的细菌和真菌基因组分别为 3.7×10^7 copies 和 7.3×10^6 copies。这些结果证实了人体是室内微生物和抗生素抗性基因的来源之一。

宠物对室内微生物群落也具有一定的作用。研究人员发现，不同的宠物对空气中微生物的影响不同，在养狗和养猫的家庭中，分别有 56 种 和 24 种细菌属明显更多（Barberán et al.，2015）。此外，健康宠物的粪便可能是抗生素抗性基因的储存库，研究人员在来自宠物肠道的 144 株大肠杆菌中发现近 20% 显示出四环素抗性，分别有 12% 和 15% 显示出氨苄西林和链霉素抗性（Costa et al.，2008），宠物也可能是超广谱 β- 内酰胺酶抗生素抗性基因的携带和传播者（Melo et al.，2018）。现阶段，宠物上的抗生素抗性基因组研究还不够充分，需要进一步利用宏基因组和高通量实时荧光定量 PCR 技术探究宠物上的抗生素抗性基因对环境和人体的影响。

植物微生物组是室内微生物组的重要来源（Berg et al.，2014），浇水或强气流等搅动会导致空气传播的微生物水平升高（Burge et al.，1982）。研究人员发现有机生菜中抗生素抗性基因组的丰度大约是传统生产生菜的 8 倍（Zhu et al.，2017）。与植物相关的微生物可能会通过食物链和直接接触等进行抗生素抗性的环境传播（Chen et al.，2019）。植物微生物组中的许多抗生素抗性基因与周围环境的抗生素抗性基因组明显重叠，表明这些抗生素抗性基因可以被转移和获得（Chen et al.，2017）。这也说明了植物抗生素抗性基因组也可能是室内空气中抗生素抗性基因的来源之一，但是植物抗生素抗性基因组对空气环境中的抗生素抗性基因组具体显著的影响还未知。

管道系统的使用是室内气溶胶的主要产生源之一。美国环境保护署（USEPA）估计，美国四口之家平均每天使用 1500 L 水，其中 60% 的水用于厕所、淋浴间和水龙头（Prussin and Marr，2015）。Xu 等（2016）发现饮用水管网和龙头水中都存在着丰富的抗生素抗性基因。Zhou 等（2021b）利用宏基因组在家庭龙头水和净水器中分别检测到了 88 种和 80 种抗生素抗性基因。当使用这些装置时，它们会产生数百万个气溶胶，其中一些含有微生物和抗性基因的气溶胶会传播至空气环境，因此，管道系统可能是室内空气中微生物和抗生素抗性基因的主要贡献者之一。

供暖、通风和空调系统通常在送风口提供室外空气和再循环室内空气，但由于污染，系统本身可能是空气传播微生物和抗生素抗性基因的来源（Prussin and Marr，2015）。Li 等（2021）利用宏基因组对医院空调过滤器上的抗生素抗性基因组进行分析，发现医院空调会随着时间的推移积累抗生素抗性基因组和病原体。研究人员也注意到，通过定期维护和清洁，暴露的风险大大降低，可以在一定程度上控制供暖、通风和空调系统空气传播微生物和抗生素抗性基因。

发霉产生的微生物已经被证实可以传播到室内空气中，因此其也可能是抗生素抗性基因的来源，但是关于发霉物中抗生素抗性基因的数量和丰度及其对环境的影响还知之甚少。研究人员检查了 400 多个家庭的生物气溶胶样品，发现发霉会将环境中微生物的含量提高 50%（Dales et al.，1997）。在存在发霉现象的房屋中，生物气溶胶的产生可以得到控制，而且通常可以完全消除，为了生长，微生物需要水分，因此简单地控制水分含量（如使用除湿机）在大多数情况下就可以限制发霉的产生。

灰尘是室内空气中颗粒物的主要来源，据估计重悬浮的灰尘占室内空气中总颗粒物的 60%（Alshitawi and Awbi，2011；Ocak et al.，2012）。平均每个家庭每年产生多达 18 kg 的灰尘，灰尘接触会影响人体健康和微生态平衡，包括过敏和肠道微生物组变化（Fujimura et al.，2014；Konya et al.，2014；Roberts and Dickey，1995）。家中几乎随处可见灰尘，包括地板、衣服、床垫和家具等表面。室内灰尘中微生物的浓度变化很大，浓度可以为 0 ~ 109 个 /g（Rintala et al.，2012）。灰尘中也包含了丰富的微生物和抗生素抗性基因，研究人员在城市灰尘中共分离鉴定出 80 株抗生素耐药细菌，在医院灰尘中鉴定到的抗生素抗性基因数量在 95 ~ 151 种，养殖场灰尘中也发现了多种抗生素抗性基因且超过动物粪便抗生素抗性基因（Luiken et al.，2020）。这些结果说明灰尘可能是室内空气抗生素抗性基因的重要来源。

室外空气是室内空气微生物群和抗性基因变化的主要驱动力。Nazaroff（2016）在对室内生物气溶胶的综述中写到在自然通风的室内环境中，生物气溶胶的渗透效率接近 100%，这意味着生物气溶胶通过建筑物中的缝隙和开口都会到达室内。室外空气中也包含着丰富的抗生素抗性基因，研究人员在室外空气的 $PM_{2.5}$ 中鉴定到抗生素抗性基因的相对丰度（约 0.1 copies/16S rRNA）显著高于污水处理系统出水、饮用水、地表水、土壤和底泥中的抗生素抗性基因相对丰度（Xie J et al., 2019）。

2. 室外空气中抗生素抗性基因来源

室外空气传播微生物的来源可以分为自然来源和人类活动来源，见图9-2（Després et al., 2012; Ruiz-Gil et al., 2020）。

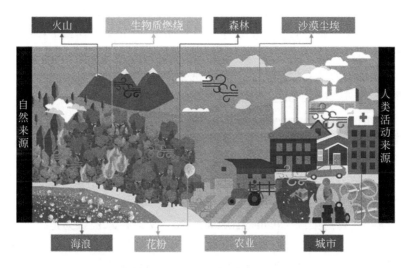

图 9-2　空气传播微生物的不同来源（Ruiz-Gil et al., 2020）
自然和人类活动的环境中存在的各种来源

1）自然来源

沙尘携带生物颗粒（如植物碎片、花粉、微生物），以及土壤和矿物颗粒，可以远距离传播，这些颗粒在生物和大气之间的联系在生物圈中发挥着重要作用（Gat et al., 2017）。在沙尘事件期间，微生物浓度会增加1个数量级，且空气中的抗生素抗性基因的主要来源就是沙尘中的微生物。火山灰被视为一种天然的大气污染物，在高 SO_2 暴露的无菌新鲜火山灰中，铁氧化细菌（具有高固碳和固氮活性）是最先定植的微生物，火山灰对空气中微生物的来源影响之一就是在大气沉降或降水时，上灰层的细菌相对丰度较高，而下灰层的细菌多样性更高（Kerfahi et al., 2017），但是其对抗生素抗性基因的来源贡献现阶段还不够清晰。植物叶面和土壤通常被认为是生物气溶胶的来源，植物在根际和叶际上叶存在着丰富的抗生素抗性基因，并且与土壤抗生素抗性基因组存在一定的联系（Burge et al., 1982; Chen et al., 2019, 2017; Zhu et al., 2017），但关于自然生态系统（如森林和草原）和农业生态系统（如牧场、农田、果园）中空气传播的微生物和抗生素抗性基因的组成与植被之间的关系还知之甚少。此外，在植物的花粉中也存在多种微生物组，其中最丰富的细菌门是变形杆菌（如假单胞菌和根瘤菌），其次是厚壁菌门（如芽孢杆菌和乳球菌）和放线菌（Manirajan et al.，2018），这些微生物携带的抗生素抗性基因也可能是空气中抗生素抗性基因的来源之一。海浪也是空气中气溶胶颗粒最大排放源之一，生物气溶胶是由海水中的波浪破裂和气泡破裂产生的，使微生物能够从海洋转移到附近的其他陆地或水生环境（Ruiz-Gil et al.，2020）。Nathani 等（2019）在 Khambhat 湾四个远洋沉积物微生物中鉴定了 2354 种独特类型的抗生素抗性基因，Lu 等（2019）在我国渤海和黄海的海水检测出的抗生素抗性基因绝对丰度在 $21.1 \times 10^3 \sim 8.00 \times 10^3$ copies/mL，海洋也被认为是新型抗生素和相应抗生素抗性基因的大型储存库，并且产生的气溶胶可能是空气中抗生素抗性基因的自然来源之一。

　　2）人类活动来源

　　人类活动被认为是环境中抗生素抗性基因的主要来源之一。城市活动（如医院、住宅、宠物粪便、建筑和运输）、农业活动（畜牧业和农业）和废物处理设施（如堆肥、垃圾填埋场和废水）构成了生物气溶胶的重要来源（Amato et al.，2017；Wéry et al.，2017）。医院是抗生素临床使用的主要场所，也是抗生素抗性基因的重要污染源（Paulshus et al.，2019）。污水被认为是抗生素抗性基因的储存库之一，同时也被认为是基因水平传播的热点区域（Karkman et al.，2018），城市污水处理过程中产生的生物气溶胶对抗生素抗性基因具有排放和扩散作用（Gaviria-Figueroa et al.，2019）。城市固体废物处理系统也会增加环境空气传播细菌和抗生素抗性基因（Li et al.，2020）。养殖场散发的气溶胶颗粒也会增加下风口空气环境中的抗生素抗性基因丰度（Ling et al.，2013）。气溶胶化与上述活动产生的气溶胶密切相关，例如，强风能够加速雾化粪便中的颗粒（Bowers et al.，2013），污水处理厂的曝气和搅拌系统空气中的细菌浓度较高（Yang et al.，2019）。值得注意的是，空气传播的微生物和抗生素抗性基因来源的重要性不仅取决于地理位置，还取决于其他因素，如季节性和不断变化的大气条件，这些因素可能有助于微生物在当地或全球层面的扩散（Bowers et al.，2013）。下一节将重点讨论这些因素。

二、空气中抗生素抗性基因的分布

　　不同人类活动会产生不同的空气微生物和抗生素抗性基因，明确空气中抗生素抗性基因在不同环境中的分布特征，有助于准确评估气源抗生素抗性基因的热点区域和传播规律。

1. 养殖场空气中抗生素抗性基因的分布特征

养殖场是抗生素使用的重灾区，也已经被认为是抗生素抗性基因的热点区域。集约型养殖场空气中的 16S rRNA、tetX 和 tetW 基因浓度比其他环境高 10 ~ 100 倍，并且气溶胶中细菌浓度增加与空气中抗生素抗性基因浓度增加相关（Ling et al., 2013）。在家禽集中饲养场中，大多数情况下，tetW 和 tetL 基因的浓度随空气颗粒物粒径的增加而增加（4.7 ~ 5.8 μm）（Gao et al., 2017）。Song 等（2021）利用实时荧光定量 PCR 检测了养猪场空气中的四环素类抗性基因（tetM、tetG 和 tetO）、磺胺类抗性基因（sul Ⅰ 和 sul Ⅱ）、喹诺酮类抗性基因（qnrA）、大环内酯类抗性基因（ermA 和 ermB）和氨基糖苷类抗性基因（strA），发现 tetM 是丰度最高的抗生素抗性基因，绝对丰度为（6.3±1.2）lg copies/m³。刘菲等（2019）在肉鸡集中饲养场 PM$_{2.5}$ 中检测了 6 种类型的 19 个抗生素抗性基因，其中，磺胺类抗性基因和大环内酯类抗性基因丰度较高，分别达到（8.9±1.9）× 10^7 copies/m³ 和（5.6±3.1）× 10^7 copies/m³。

2. 污水处理厂空气中抗生素抗性基因的分布特征

污水处理过程所产生的气溶胶中也存在着丰富的抗生素抗性基因。在不同处理工艺区域的空气中抗生素抗性基因的丰度存在显著差异，例如，在曝气池和污泥脱水区域中 sul Ⅰ、sul Ⅱ、tetG 和 tetX 的定量分析结果表明，以上 4 种基因的相对浓度在 10^2 ~ 10^5 copies/ng DNA，污水处理厂核心工艺单元（厌氧池、缺氧池、好氧池）区域空气样品抗性基因相对浓度高于其他区域，其中，缺氧池的 sul Ⅰ、sul Ⅱ 浓度分别达到 4.81×10^4 copies/ng DNA、5.0×10^4 copies/ng DNA，好氧池的 tetX 浓度达到了 6.93×10^3 copies/ng DNA（高新磊等，2015）。污水处理厂空气的总悬浮颗粒物中也发现了多重抗性和杆菌肽抗生素抗性基因，且比其他环境更丰富（Yang et al., 2018）。Gaviria-Figueroa 等（2019）在污水处理厂气溶胶中检测了 44 种抗生素抗性基因，气源抗生素抗性基因在污水处理厂格栅工艺区域为 6.2×10^4 copies/m³，在污水处理厂污泥浓缩机工艺区域为 1.1×10^5 copies/m³，其中，$β$- 内酰胺抗性基因是最常检测到的抗生素抗性基因。

3. 医院空气中抗生素抗性基因的分布特征

研究人员利用实时荧光定量 PCR 在医院空气检测到了 18 个抗生素抗性基因，总丰度为 7.2×10^4 copies/m³（Gaviria-Figueroa et al., 2019）。He 等（2020）利用宏基因组测序在医院 PM$_{2.5}$ 和 PM$_{10}$ 共确定了 643 个抗生素抗性基因，总

丰度在 $2.28 \times 10^{-5} \sim 6.6 \times 10^{-1}$ copies/16S rRNA，其中，多重抗性基因（1.0×10^{-1} copies/16S rRNA）、氨基糖苷类抗性基因（9.2×10^{-2} copies/16S rRNA）和大环内酯 – 林可酰胺 – 链霉素抗性基因（7.4×10^{-2} copies/16S rRNA）的丰度较高，医院空气中抗生素抗性基因丰度和多样性比附近社区更高（He et al.，2020）。Li 等（2019）使用高通量实时荧光定量 PCR 表征了来自不同环境的空调过滤器中的抗生素抗性基因，共确定了 177 种抗生素抗性基因，医院中 ARGs 的可检测数量和相对丰度显著高于城市和乡村住宅，医院空气中 β- 内酰胺抗性基因显著高于其他环境，*bl3_cpha* 是医院样本中最丰富的抗性基因亚型，丰度为 2.01×10^{-4} copies/16S rRNA。研究人员也观察到了城市医院空气中颗粒物、灰尘和人体呼吸道中抗生素抗性基因和微生物群的传播，医院室内灰尘中存在更多种类的抗生素抗性基因（平均为 129 种），而 PM_{10} 和 $PM_{2.5}$ 中抗生素抗性基因丰度更高，医院室内 PM_{10} 中的抗生素抗性基因丰度最高为 5.4 copies/16S rRNA，根据 SourceTracker 分析，人体气道中的抗生素抗性基因 $4.0\% \sim 5.5\%$ 来源于空气颗粒中的抗生素抗性基因（Zhou et al.，2021c）。结果说明了医院空气可能是抗生素抗性基因的热点区域之一。

4. 城市空气中抗生素抗性基因分布特征

城市空气中抗生素抗性基因的丰度和数量存在显著差异。城市空气中抗生素抗性基因的丰度一般都高于其他环境，例如，城市空气 $PM_{2.5}$ 中抗生素抗性基因的平均丰度高于自然环境（底泥、土壤和河流）和部分工程处理系统（饮用水、活性污泥和生物滤池、厌氧消化和污水处理厂出水）（图 9-3）。Pal 等（2016）发现雾霾环境具有较高的抗生素抗性基因丰富度（大约 64 种不同的抗生素抗性基因类型），以及较高的细菌丰富度，且相对丰度与人类肠道和废水 / 污泥处于同一水平（0.3 copies/16S rRNA）。Sun 等（2020）对中国东北城市空气中抗生素抗性基因研究发现，抗生素抗性基因和 *intI*1 的绝对丰度为 $0.01 \sim 1000$ copies/m^3，其中，*sul*I、*intI*1、*aadd* 和 *qnr*S 的丰度较高，比 bla_{CTX-M1}、*mex*F、*erm*G、*tet*W 和 *erm*B 高出 1~3 个数量级（Sun et al.，2020）。Li 等（2018）在全球 19 个城市的总颗粒物中分析了对 7 种常见抗生素（喹诺酮类、β- 内酰胺类、大环内酯类、四环素类、磺胺类、氨基糖苷类和万古霉素）有抗性的 30 个抗生素抗性基因的相对丰度，城市空气中 β- 内酰胺抗性基因 bla_{TEM} 最为丰富，其次是喹诺酮抗性基因 *qep*A；在地理上，检测到的抗生素抗性基因在不同城市的丰度变化差异近 100 倍，例如，印度尼西亚万隆为 0.07 copies/16S rRNA，美国旧金山为 5.6 copies/16S rRNA（Li et al.，2018）。

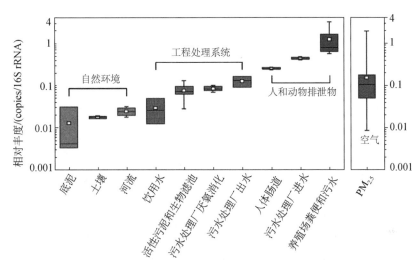

图 9-3　不同环境中抗生素抗性基因的相对丰度（Xie J et al.，2019）

其他不同空气环境中的抗生素抗性基因也存在显著差异。研究人员对 44 种抗生素抗性基因检测后，发现气源抗生素抗性基因在室外雾霾中的总浓度为 9×10^5 copies/m³，浴室区域为 4.2×10^4 copies/m³，实验室区域为 2.8×10^5 copies/m³（Gaviria-Figueroa et al.，2019）。城郊地区 *ermB* 的相对丰度在 10^{-3} ～ 1 copies/16S rRNA，*tetW* 为 10^{-2} ～ 10^{-1} copies/16S rRNA，*qnrS* 为 10^{-3} ～ 10^{-2} copies/16S rRNA（Xie et al.，2018）。森林 PM_{10} 中 *tetX* 的相对丰度为 6×10^{-3} copies/16S rRNA（Ling et al.，2013）。此外，Gao 等（2018）使用数字 PCR 技术对堆肥厂的总悬浮颗粒物中的 22 种抗生素抗性基因进行了鉴定，发现在包装和堆肥区的空气中检测到四环素、磺胺和红霉素抗性基因的浓度约在 10^3 copies/m³，其中，四环素抗性基因的相对丰度约为 10^{-2} copies/16S rRNA，在 7 个 *β*- 内酰胺抗性基因亚型中，最高浓度为包装区的 bla_{PSE}[（1.16 ± 1.05）$\times 10^3$ copies/m³]（Gao et al.，2018）。

第二节　空气中抗生素抗性基因扩散和传播的影响因素

抗生素抗性基因作为一种环境污染物，解析空气中抗生素抗性基因扩散的影响因素，明确抗生素抗性基因的传播机制，对控制日益严峻的抗生素抗性具有重要的意义。因此，首先需要探明空气中对抗生素抗性基因丰度变化和扩散具有影响的因素，其次揭示对抗生素抗性基因在水平基因转移传播层面具有影响的因素和机制。

一、空气中抗生素抗性基因扩散的影响因素

空气中微生物群落对抗生素抗性基因具有一定的影响。温度、相对湿度和风速已被确定为影响空气细菌群落的主要气象因素，而主要的物理化学因素为颗粒大小、浓度和化学成分（Bertolini et al., 2013；Bowers et al., 2011）。这些因素在影响空气微生物群落的同时也会影响空气抗生素抗性基因。大多数气源抗生素抗性基因和大多数细菌之间存在显著的正相关，表明抗生素抗性基因和微生物之间存在共存关系（Xie J et al., 2019）。Lin 和 Marr（2020）观察到三种菌株的相对活力普遍随着相对湿度的降低而降低，但在高相对湿度（≥ 80%）下几乎没有变化。Gao 等（2016）发现 SO_2 和 NO_2 分别与早晨/傍晚和中午的气溶胶中可培养微生物浓度呈正相关和负相关，气溶胶中可培养微生物浓度的变化可能与空气中抗生素抗性基因的变化相关。

季节的变化通常被认为是在不同环境中显著影响微生物群落和抗生素抗性基因的一个因素。医院和城市社区空气中的抗生素抗性基因丰度在夏季最高，而郊区社区的抗生素抗性基因在冬季最丰富，且在医院及其周边城市社区中发现了类似的抗生素抗性基因季节性波动模式，这也意味着医院与相邻社区之间存在相关性（He et al., 2020）。抗生素抗性基因（*tet*W 和 *erm*B）的季节性在农村地区最为明显，抗性基因丰度在冬季急剧下降，而在次年春季恢复，城市和工业地区则没有明显季节趋势，在人口稠密的城市和工业区，人为活动的增多可能是导致城市和工业地区的抗生素抗性基因波动的主要因素，因此弱化了季节变化对抗生素抗性基因的影响（Xie et al., 2018）。

短时间内气象和空气污染的变化也会显著影响空气中的抗生素抗性基因。在沙尘暴期间，研究人员观察到空气中抗生素抗性基因的相对丰度较低（Mazar et al., 2016），这表明抗生素抗性基因通常不通过沙尘暴传播，这个结果并不奇怪，因为沙尘暴来源的沙漠土壤较少接触抗生素，并且含有比其他土壤类型更少的抗生素抗性基因（Fierer et al., 2012），沙尘活动对空气中生物质的影响显著，空气中的抗生素抗性基因也可以受其影响。受雾霾污染天气的室内和室外空气环境中细菌浓度都显著高于非污染天气（Mao et al., 2019），大气颗粒污染也会促进病原菌和抗生素抗性基因的传播和交换，受空气污染日检测到的抗生素抗性基因数量比非雾霾日检测到的抗生素抗性基因类型较多（Sun et al., 2020），并且不同颗粒物粒径上的抗生素抗性基因也存在显著差异（Gao et al., 2017）。Zhang T 等（2019）观察到空气中抗生素抗性基因的相对丰度在白天和晚上有很

大差异（差异高达 3 倍），抗生素抗性基因相对丰度从 2 月 6 日 16:00 的 0.077 copies/16S rRNA 上升到 2 月 6 日 24:00 的 0.2863 copies/16S rRNA，抗生素抗性基因的数量变化为从 12 个 到 28 个。降雨过程也会显著影响空气中抗生素抗性基因的丰度和数量，降雨期间检测到的所有抗生素抗性基因的丰度比降雨前一天观察到的丰度低约 22%，降雨后 1 天抗生素抗性基因的平均丰度增加了 9.7%，但仍低于降雨前的丰度（Ouyang et al., 2020）。

人类活动是显著影响空气中的抗生素抗性基因的因素之一，例如，医院（He et al., 2020）、污水处理（高新磊等，2015）、养殖（McEachran et al., 2015）、固体废弃物处理（Li et al., 2020）、堆肥（Gao et al., 2018）等排放的含有抗生素抗性基因的气溶胶将显著影响周围空气中的抗生素抗性基因。养殖场空气中的大气颗粒物会促进几种兽用抗生素和含有抗生素抗性基因的微生物群落的扩散，在养殖场顺风处收集的大气颗粒物中四环素抗生素抗性基因的丰度显著高于逆风处的抗生素抗性基因（McEachran et al., 2015）。室内灰尘是空气中抗生素抗性基因的来源，日光暴露会影响与家庭灰尘相关的细菌群落，进而影响抗生素抗性基因（Fahimipour et al., 2018）。此外，研究人员也发现了抗生素抗性基因的相对丰度较高与室内灰尘中较高浓度的抗菌化学物质相关，例如，编码外排泵的两个基因 [*tet*K 和 *vga*A] 的相对丰度与三氯生浓度相关，而 *cmr* 外排泵基因的相对丰度与对羟基苯甲酸甲酯的浓度相关（Hartmann et al., 2016），因此室内抗菌化学物质的使用也可能间接或直接影响空气中的抗生素抗性基因。

二、空气污染物对抗生素抗性基因水平转移的影响

环境中影响抗生素抗性基因水平转移的因素有很多，但是关于空气污染物对抗生素抗性基因水平转移的影响还鲜有报道。质粒是抗生素抗性基因水平转移的主要可移动遗传元件之一，空气中带有抗生素抗性基因的质粒可能对抗生素抗性在空气中的扩散具有较大的贡献，研究人员使用接合转移实验和纳米孔测序在医院空气的可吸入颗粒物中发现和鉴定了具有接合转移能力的携带抗生素抗性基因的质粒，例如，质粒pTAir-3 包含 26 个水平基因转移元件和 10 个抗生素抗性基因；更重要的是，质粒 pTAir-5 含有碳青霉烯抗性基因（bla_{OXA}），该基因与人类和猪共生细菌的质粒具有同源性，表明可吸入颗粒物可能是抗生素抗性质粒传播的媒介之一（Zhou et al., 2021a）。

此外，在一定浓度下，来自医院的 $PM_{2.5}$ 和 PM_{10} 对细菌间的接合转移具有促进作用，在 125 mg/mL $PM_{2.5}$ 和 PM_{10} 暴露下，细菌中的抗生素抗性基因质粒 RP4 的接合转移效率分别显著提高了 110% 和 30%。不同城市的 $PM_{2.5}$ 对抗性质

粒的接合效率也存在不同的影响，研究人员发现从上海收集的 $PM_{2.5}$ 比从西安和石家庄收集的 $PM_{2.5}$ 对接合转移有更高的促进作用，并且 $PM_{2.5}$ 样本中金属（Zn、Cr 和 Cu）的浓度大小为上海＞西安＞石家庄，这与促进抗性基因接合转移能力的趋势一致（Xie S et al.，2019）。通过 RNA 转录组测序鉴定发现了细菌在 $PM_{2.5}$ 和 PM_{10} 暴露下，其活性氧（ROS）、应激反应（SOS）、细胞膜通透性、菌毛生成和转座相关基因的表达水平上调，这些基因的上调可能会影响细菌抗性质粒接合转移的发生和效率，图 9-4 绘制了细菌 RP4 质粒在 PM_{10} 和 $PM_{2.5}$ 暴露下影响接合转移提高的可能机制（Zhou et al.，2021a）。

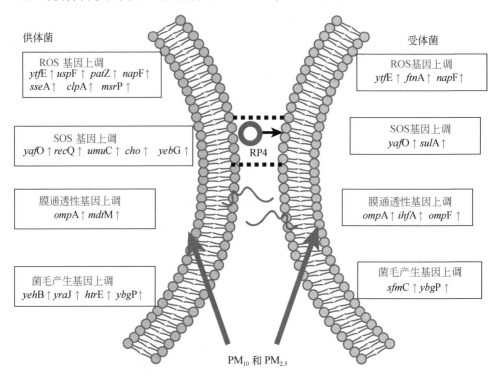

图 9-4　细菌 RP4 质粒在 PM_{10} 和 $PM_{2.5}$ 暴露下影响接合转移提高的可能机制（Zhou et al.，2021a）

　　研究人员也发现了 CO_2 可以促进携带氨苄西林抗性基因的 pUC19 质粒向大肠杆菌的转化，用 CO_2 处理 E. coli HB101 和 E. coli DH5a 4h 后，转化效率分别增加了 1.5 ~ 5.5 倍和 1.4 ~ 4.5 倍，机理研究表明，CO_2 增强了Ⅱ型分泌系统、Ⅳ型菌毛和其他分泌系统，提高了菌毛捕获 DNA，细胞孔径变大，细胞膜通道增多，还增加了活性氧的产生，提高了 SOS 反应和细胞膜损伤。此外，CO_2 诱

导的细胞内 Fe^{2+} 和 Mg^{2+} 浓度的变化分别对细胞膜和分泌系统造成更大的损害（图 9-5）（Liao et al.，2019）。O_3 广泛存在于大气环境中，在饮用水处理过程中 O_3 作为一种强力消毒剂，可以破坏细菌细胞膜和 DNA 片段，已经在水处理过程中被广泛应用，但是研究人员也发现了 O_3/Cl_2 联合消毒显著增加了抗生素抗性基因和可移动遗传元件的相对丰度（Zhang H et al.，2019），虽然空气中的 O_3 对抗生素抗性基因水平转移的具体影响还未知，但是考虑 O_3 对微生物膜通透性具有显著影响这一特征，O_3 对抗生素抗性基因的水平转移影响需要进一步关注。

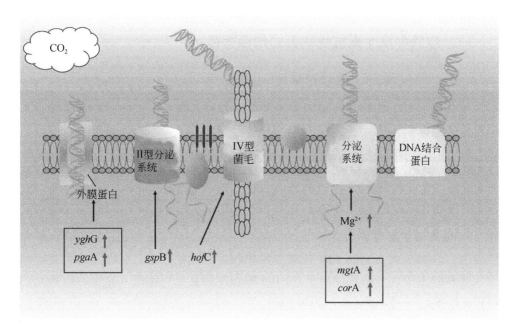

图 9-5　CO_2 与 II 型分泌系统、IV 型菌毛和其他分泌系统相关的潜在机制（Liao et al.，2019）

空气中的汽车尾气颗粒也可能对细菌的水平基因转移具有促进作用。研究人员对 4 种具有代表性的汽油和柴油尾气颗粒进行调查，发现 97 辛烷汽油、93 辛烷汽油、轻柴油和船用重柴油这四种代表性类型的纳米级颗粒可以提高大肠杆菌间抗性基因的接合转移速率，与对照相比，浓度为 5 ~ 160 mg/L 时，接合转移效率分别增加了 2.2 ~ 5.3、1.4 ~ 2.0、2.0 ~ 5.1 和 1.2 ~ 2.4 倍，还确定了抗生素抗性基因加速转移所涉及的潜在机制，包括 ROS 的产生和随之而来的氧化应激、SOS 反应、细胞形态变化和膜通透性相关 mRNA 表达的改变（Zhang et al.，2018）。

第三节 空气中抗生素抗性基因的暴露

呼吸暴露是人类摄入环境抗生素抗性基因和宿主细菌最主要的途径之一。为了确定环境抗生素抗性基因带来的风险，必须确定各个途径对人类总暴露量的相对贡献，需要量化相关抗生素抗性基因和病原宿主的摄入量，这对阐明人体吸入和摄入的抗生素抗性基因的归宿以及这些环境抗生素抗性基因组对临床抗生素抗性的潜在影响至关重要。

一、空气中抗生素抗性基因的传播途径

1. 空气中不同粒径的悬浮颗粒物

空气中的微生物和抗性基因会附着在悬浮颗粒物上，因此首先需要认识不同粒径的悬浮颗粒物，主要为三类：总悬浮颗粒物（total suspended particulate，TSP）、可吸入颗粒物（inhalable particles，如 PM_{10}）和细颗粒物（fine particulate matter，如 $PM_{2.5}$）。TSP 是指悬浮在空气中的固态和液态颗粒物的总称，空气动力学直径介于 $0.1 \sim 100\ \mu m$，有些颗粒物因粒径大或颜色黑可以为肉眼所见，如烟尘。PM_{10} 是空气动力学直径在 $10\ \mu m$ 以下的颗粒物，$PM_{2.5}$ 是空气动力学直径在 $2.5\ \mu m$ 以下的颗粒物。空气动力学直径为 $2.5 \sim 100\ \mu m$ 的颗粒物主要沉积在气管上，直径小于 $2.5\ \mu m$ 的颗粒物会带来较为严重的问题，可以深入到终末细支气管和肺泡中，一些直径小于 $0.1\ \mu m$ 的颗粒物甚至可能进入血液，影响其他器官（图9-6）（Yang et al.，2020）。

2. 空气中抗生素抗性基因的传播过程

医院、养殖场、污水处理厂等产生的抗生素抗性基因可以通过风、水分蒸发和粉尘输送从陆地表层土壤和水生态系统排放到大气中，并通过湿或干沉降再次返回地面（图9-7）。研究人员通过评估降雨事件对抗生素抗性基因（tetA、ermB、bla$_{CTXM}$、sulⅡ 和 qnrS）在流域中的丰度和分布影响，发现抗生素抗性基因丰度在降雨事件期间全部增加，降雨期间抗生素抗性基因丰度增加了 24 倍，同时伴随着总磷、$N-NH_4$ 和微生物的增加，结果表明适度降雨对抗生素抗性基因丰度变化有显著的影响，在研究抗生素抗性基因的传播和扩散时需要考虑降雨对地区的影响（Di Cesare et al.，2017）。冬季这些抗生素抗性基因主要通过降雪沉积返回地表，使人类、动物和其他病原微生物更容易再次接触到它，抗生素抗

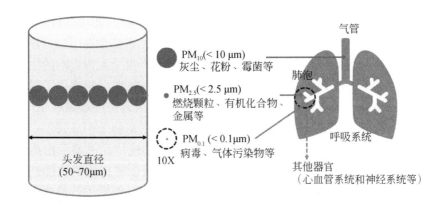

图 9-6 颗粒物的大小、主要成分及其在肺中的沉积位置（Yang et al., 2020）

人类头发的平均直径为 60 μm，大约相当于 6 倍可吸入颗粒物（PM_{10}，直径 <10 μm），或 24 倍细颗粒物（$PM_{2.5}$，直径 <2.5 μm）或 600 倍超细颗粒物（$PM_{0.1}$，直径 <0.1 μm）。10X：虚线环中的东西被放大了十倍

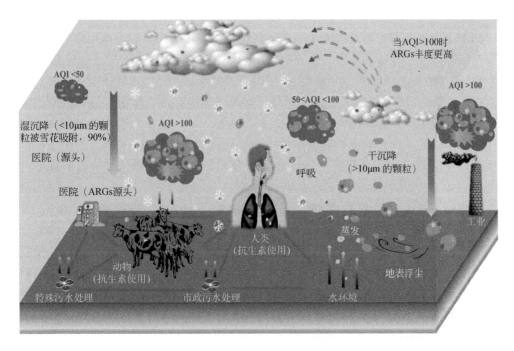

图 9-7 抗生素抗性基因环境循环示意图（Zhu et al., 2021）

小点代表各种抗生素抗性基因；灰色不规则圆圈代表颗粒物；AQI 表示空气质量指数

性基因在大气、陆地和水生生态系统之间的循环将提高生物体对抗生素抗性基因暴露的连续性（Zhu et al., 2021）。研究人员对来自中国主要城市的 44 个新雪样本、北美 3 个新雪样本和欧洲 1 个新雪样本中的抗生素抗性基因和可移动遗传元件进行了表征，这些样本跨越了从原始生态系统到严重受人为影响的生态系统的梯度。抗生素抗性基因和可移动遗传元件的高通量 qPCR 分析提供了强有力的证据，城市新雪样本子集中共检测到 205 个不同的抗生素抗性基因和 10 个可移动遗传元件，分别为 $1.55 \times 10^4 \sim 3.83 \times 10^7$ copies/L 雪水和 $2.07 \times 10^3 \sim 7.38 \times 10^6$ copies/L 雪水，检测到的抗生素抗性基因和可移动遗传元件显示出高度的时间和空间异质性，空气中颗粒物（PM）的增加将显著促进抗生素抗性基因的传播和扩散，表明空气污染可能会加剧抗生素抗性基因在新鲜雪中的传播，降雪可以有效地将点源抗生素抗性基因传播到地球表面（Zhu et al.，2021）。

二、空气中抗生素抗性基因的吸入暴露量

Xie 等（2018）首次进行了气源抗生素抗性基因的每日吸入暴露量计算，每日人体的呼吸吸入量参考美国环境保护署的 20 m^3/d 来进行计算（USEPA，1989）。对于中国成年人根据《中国居民膳食指南（2016）》，饮用水、水产养殖产品和蔬菜的每日人体摄入量分别为 1.6 L/d（1.5 ～ 1.7 L/d）、57.5 g/d（40 ～ 75 g/d）和 400 g/d（300 ～ 500 g/d）（中国营养学会，2016），对于美国成年人，根据 USEPA，饮用水和水产养殖产品（有鳍鱼）的每日人体摄入量被分别设定为 2 L/d 和 12 g/d（USEPA，1989）。结果显示，不同的抗生素抗性基因在不同介质中存在的丰度差异会导致不同的抗生素抗性基因暴露量，图 9-8 显示了抗生素抗性基因每日呼吸暴露量、饮用水暴露量和每日食物暴露量。来自室外空气 $PM_{2.5}$ 中的抗生素抗性基因 erm（A/B）的吸入量与来自饮用水和农业土壤的摄入量相似，在 $10^3 \sim 10^4$ copies/d，而 $PM_{2.5}$ 中 tet（A/G/M）的吸入量（$10^2 \sim 10^3$ copies/d）显著低于饮用水和农业土壤的摄入量（$10^5 \sim 10^6$ copies/d）（Xie et al.，2018）。此外，除了长江三角洲地区饮用水和 $PM_{2.5}$ 的 ermB 和 bla_{TEM} 暴露量水平相当之外，通过摄入饮用水和水产品的肠道的抗生素抗性基因量在大多数情况下超过了吸入暴露量，表明不同的暴露途径人类暴露的抗生素抗性基因具有不一样的丰度（Xie J et al.，2019）。抗生素抗性基因暴露量计算公式（Xie J et al.，2019）如下：

气源 ARGs 浓度 (copies/m^3)=16S rRNA 绝对丰度 (copies/m^3)

$$\times ARGs \text{ 相对丰度 (copies/16S rRNA)} \qquad (9.1)$$

水源 ARGs 浓度 (copies/L)=16S rRNA 绝对丰度 (copies/L)

$$\times ARGs\ 相对丰度\ (copies/16S\ rRNA)\qquad(9.2)$$

食物源 ARGs 浓度 (copies/g)=16S rRNA 绝对丰度 (copies/g)

$$\times ARGs\ 相对丰度\ (copies/16S\ rRNA)\qquad(9.3)$$

ARGs 每日吸入暴露量 (copies/d)= 气源 ARGs 浓度 (copies/m^3)

$$\times\ 吸入量（m^3/d）\qquad(9.4)$$

ARGs 每日饮用水暴露量 (copies/d)= 水源 ARGs 浓度 (copies/L)

$$\times\ 摄入量（L/d）\qquad(9.5)$$

ARGs 每日食物暴露量 (copies/d)= 食物源 ARGs 浓度 (copies/g)

$$\times\ 摄入量（g/d）\qquad(9.6)$$

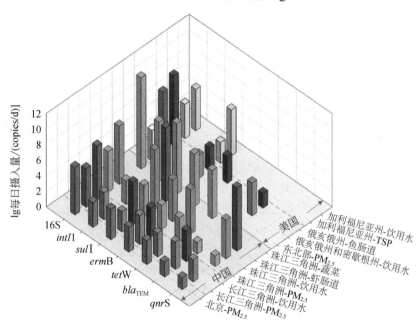

图 9-8　人类每天吸入和摄入抗生素抗性基因和 16S rRNA 基因的区域比较（Xie J et al., 2019）

计算基于式（9.4）～式（9.6）。长江三角洲和珠江三角洲地区饮用水中抗生素抗性基因浓度的原始数据分别来自 Shi 等（2013）和 Su 等（2018a）。珠江三角洲地区虾肠道和蔬菜样品的原始数据来自 Su 等（2018b）和 He 等（2016）。美国相关数据来自 Hospodsky 等（2012）、Xi 等（2009）、Huang（2014）和 Echeverria-Palencia 等（2017）

　　Zhao 等（2021）研究了室内宿舍、室内办公室和室外校园的空气传播细菌和相关抗生素抗性基因的每日摄入量，结果表明，16 个与病原菌存在相关性的抗生素抗性基因（如 $catB3$、$sulⅡ$ 和 bla_{IMP-02}）的每日吸入量大小为室内宿舍 > 室内办公室 > 室外校园，室内 16S rRNA 绝对丰度基因、潜在致病或条件致病菌和抗生素抗性基因的每日吸入负担分别比室外气溶胶高出 2 ~ 3 个数量级、1 ~ 4 个数量级和 1 ~ 3 个数量级。结果说明通过呼吸道吸入室内气溶胶中潜在或机会病原体携带的空气中抗生素抗性基因的暴露风险高于室外的暴露风险。细菌每日吸入暴露量计算公式如下（Zhao et al.，2021）：

$$细菌每日暴露量 (copies/d) = 16S\ rRNA\ 绝对丰度\ (copies/m^3)$$
$$× 细菌相对丰度 (\%) × 摄入量（m^3/d） \qquad (9.7)$$

Li 等（2020）研究发现城市固体废物处理系统可以增加环境空气传播细菌和抗生素抗性基因。城市生活垃圾焚烧处抗生素抗性基因吸入量（$2.49 × 10^{21}$ copies/d）高于垃圾填埋处（$1.62 × 10^{20}$ copies/d），与胃肠道中水源性和食源性抗生素抗性基因相比，通过呼吸系统吸入的颗粒物相关抗生素抗性基因可能具有不同的命运，还需通过不同的方式比较目标基因的每日摄入量，对人类暴露于目标基因的不同暴露途径进行综合分析。城市固体废物处理系统区域，通过颗粒物吸入的抗生素抗性基因的每日摄入负担水平与通过摄入饮用水的水平相当，但低于通过摄入生蔬菜的水平，特别是 $β-$ 内酰胺酶抗性基因 bla_{TEM-1} 通过吸入（10^6 ~ 10^7 copies/d）的每日摄入量超过了通过饮用水摄入量（10^4 ~ 10^5 copies/d），这可能会增加 $β-$ 内酰胺酶耐药细菌感染的疾病负担（Li et al.，2020b）。

Wang 等（2019）引入暴露频率（d/a）、呼吸速率（m^3/d）、时间（a）、人体体重（kg）、平均预期寿命（d）等因素对经呼吸摄入的平均抗生素抗性基因量进行计算，并进一步对经皮肤、饮用水和食物摄入的平均抗生素抗性基因量进行了计算，人体通过食物摄入抗生素抗性基因为 10^3 ~ 10^5 copies/（d·kg），饮水为 10^1 ~ 10^4 copies/（d·kg），呼吸为 10^2 ~ 10^4 copies/（d·kg）。室外雾霾中的吸入暴露和皮肤暴露的剂量比污水处理厂格栅工艺区域、污水处理厂污泥浓缩机工艺区域、浴室、医院和实验室区域更高。儿童、成年男性和成年女性通过呼吸道途径暴露于空气中的抗生素抗性基因的暴露剂量由大到小。19 种空气传播的抗生素抗性基因经呼吸途径的暴露剂量远高于经皮肤接触途径的暴露剂量。$β-$ 内酰胺酶抗性基因 bla_{TEM-1} 在室外空气中呼吸暴露量为 $7.8 × 10^5$ copies/(d·kg)，高于饮用水的摄入暴露量 [$7.6 × 10^3$ copies/（d·kg）]。结果说明呼吸吸入是空气中抗生素抗性基因的主要暴露途径，大气环境中抗生素抗性基因的潜在风险不容忽视。不同暴露途径的抗生素抗性基因摄入量计算公式如下（Wang et al.，2019）：

$$经呼吸摄入的平均 ARGs 量 [copies/(d·kg)]=$$

$$\frac{\text{气源 ARGs 浓度 (copies/m}^3\text{)} \times \text{频率 (d/a)} \times \text{呼吸速率（m}^3\text{/d）} \times \text{时间 (a)}}{\text{人体体重 (kg)} \times \text{平均预期寿命 (d)}} \tag{9.8}$$

$$经皮肤摄入的平均 ARGs 量 [copies/(d·kg)]=$$

$$\frac{\text{气源 ARGs 浓度 (copies/m}^3\text{)} \times \text{频率 (d/a)} \times \text{时间 (a)} \times \text{皮肤面积（m}^2\text{）} \times \text{渗透性 (m/h)} \times 24}{\text{人体体重 (kg)} \times \text{平均预期寿命 (d)}} \tag{9.9}$$

$$经饮用水摄入的平均 ARGs 量 [copies/(d·kg)]=$$

$$\frac{\text{饮用水 ARGs 浓度 (copies/mL)} \times \text{饮用水摄入量 (mL/d)} \times \text{频率 (d/a)} \times \text{时间 (a)}}{\text{人体体重 (kg)} \times \text{平均预期寿命 (d)}} \tag{9.10}$$

$$经食物摄入的平均 ARGs 量 [copies/(d·kg)]=$$

$$\frac{\text{食物 ARGs 浓度 (copies/g)} \times \text{食物摄入量 (g/d)} \times \text{频率 (d/a)} \times \text{时间 (a)}}{\text{人体体重 (kg)} \times \text{平均预期寿命 (d)}} \tag{9.11}$$

需要强调的是，与未经任何事先处理直接吸入空气相关细菌和抗生素抗性基因相比，饮用水（在中国通常是煮沸的）和食物（在世界各地通常煮熟）的加工可能会进一步降低抗生素抗性基因摄入量，而且通过呼吸道吸入的细菌和相关的抗生素抗性基因可能与通过胃肠道传播摄入的命运不同，这些外部摄取的抗生素抗性基因是否会最终影响生物体内的抗生素抗性，值得在未来进行更系统的研究。

第四节　总结与展望

（1）空气中抗生素抗性基因的来源多样且与微生物息息相关，大部分研究阐明了空气中微生物的来源，因此这部分也可能是空气中抗生素抗性基因的来源，但是明确证实空气中抗生素抗性基因来源的研究还鲜有报道，还需要利用高通量实时荧光定量PCR和宏基因组等技术定量证实气源抗生素抗性基因的来源特征。

（2）各个环境的空气中都分布着抗生素抗性基因，总体来说，自然空气中抗生素抗性基因的丰度较低，而养殖场、医院和污水处理厂区域空气中的抗生素抗性基因丰度较高，它们可能是气源抗生素抗性的热点区域。

（3）气象因素、空气污染和人类活动等都会影响空气中抗生素抗性基因的分布，但是影响大气中抗生素抗性基因的因素有很多，需要更多的研究去探明影响空气中抗生素抗性基因分布的主要因素和贡献程度。

（4）抗生素抗性基因的水平转移可能会受到空气污染物的影响，如 PM_{10}、$PM_{2.5}$ 和 CO_2 等，但是这部分的研究显然是不够充分的，还需要深入探究更多的气源污染物对抗生素抗性基因水平转移的影响和机制，甚至还需要关注空气环境对抗生素抗性基因演化过程的影响。

（5）空气中抗生素抗性基因吸附于不同的颗粒物会导致不同的传播途径和暴露风险。相比饮用水和食物摄入，气源抗生素抗性基因的呼吸摄入可能会有更大的风险。此外，现阶段空气中抗生素抗性基因的吸入暴露量基本都使用了长期的呼吸速率，但是在部分空气抗生素抗性基因的热点区域中短期暴露可能是主要的一个途径，因此这部分还需要更多的关注。

参 考 文 献

高新磊, 邵明非, 贺小萌, 等. 2015. 污水处理厂空气介质抗生素抗性基因的分布. 生态毒理学报, 10: 89-94.

刘菲, 许霞, 屠博文, 等. 2019. 某集约化肉鸡饲养场 $PM_{2.5}$ 中抗生素抗性基因的分布特征环境科学, 40(2): 567-572.

中国营养学会. 2016. 中国居民膳食指南 (2016). 北京: 人民卫生出版社.

Alshitawi M S, Awbi H B. 2011. Measurement and prediction of the effect of students' activities on airborne particulate concentration in a classroom. HVAC&R Research, 17: 446-464.

Amato P, Brisebois E, Draghi M, et al. 2017. Main biological aerosols, specificities, abundance, and diversity//Delort A M, Amat O P. Microbiology of Aerosols. New York: John Wiley & Sons: 1-21.

Anonymous. 1880. Bacteria in the air. Science, 1: 77.

Barberán A, Dunn R R, Reich B J, et al. 2015. The ecology of microscopic life in household dust. Proceedings of the Royal Society B: Biological Sciences, 282(1814): 1-8.

Berg G, Mahnert A, Moissl-Eichinger C. 2014. Beneficial effects of plant-associated microbes on indoor microbiomes and human health? Frontiers in Microbiology, 5: 1-5.

Bertolini V, Gandolfi I, Ambrosini R, et al. 2013. Temporal variability and effect of environmental variables on airborne bacterial communities in an urban area of Northern Italy. Applied Microbiology and Biotechnology, 97: 6561-6570.

Bowers R M, Clements N, Emerson J B, et al. 2013. Seasonal variability in bacterial and fungal diversity of the near-surface atmosphere. Environmental Science & Technology, 47: 12097-12106.

Bowers R M, McLetchie S, Knight R, et al. 2011. Spatial variability in airborne bacterial communities across land-use types and their relationship to the bacterial communities of potential source environments. The ISME Journal, 5: 601-612.

Burge H A, Solomon W R, Muilenberg M L. 1982. Evaluation of indoor plantings as allergen exposure sources. Journal of Allergy and Clinical Immunology, 70: 101-108.

Chen Q L, An X L, Zhu Y G. 2017. Application of struvite alters the antibiotic resistome in soil, rhizosphere, and phyllosphere. Environmental Science & Technology, 51: 8149-8157.

Chen Q L, Cui H L, Su J Q, et al. 2019. Antibiotic resistomes in plant microbiomes. Trends in Plant Science, 24: 530-541.

Costa D, Poeta P, Sáenz Y, et al. 2008. Prevalence of antimicrobial resistance and resistance genes in faecal *Escherichia coli* isolates recovered from healthy pets. Veterinary Microbiology, 127: 97-105.

Dales R E, Miller D, McMullen E. 1997. Indoor air quality and health: Validity and determinants of reported home dampness and moulds. International Journal of Epidemiology, 26: 120-125.

Després V, Huffman J A, Burrows S M, et al. 2012. Primary biological aerosol particles in the atmosphere: A review. Tellus B: Chemical and Physical Meteorology, 64: 15598.

Di Cesare A, Eckert E M, Rogora M, et al. 2017. Rainfall increases the abundance of antibiotic resistance genes within a riverine microbial community. Environmental Pollution, 226: 473-478.

Echeverria-Palencia C M, Thulsiraj V, Tran N, et al. 2017. Disparate antibiotic resistance gene quantities revealed across 4 major cities in California: A survey in drinking water, air, and soil at 24 public parks. ACS Omega, 2: 2255-2263.

Fahimipour A K, Hartmann E M, Siemens A, et al. 2018. Daylight exposure modulates bacterial communities associated with household dust. Microbiome, 6: 175.

Favero M S, Puleo J R, Marshall J H, et al. 1966. Comparative levels and types of microbial contamination detected in industrial clean rooms. Applied Microbiology, 14: 539-551.

Fierer N, Leff J W, Adams B J, et al. 2012. Cross-biome metagenomic analyses of soil microbial communities and their functional attributes. Proceedings of the National Academy of Sciences of the United States of America, 109: 21390-21395.

Fleming A. 1929. On the antibacterial action of cultures of a penicillium, with special reference to their use in the isolation of *B. influenzae*. British Journal of Experimental Pathology, 2: 226-236.

Fujimura K E, Demoor T, Rauch M, et al. 2014. House dust exposure mediates gut microbiome *Lactobacillus* enrichment and airway immune defense against allergens and virus infection. Proceedings of the National Academy of Sciences of the United States of America, 111: 805-810.

Gao M, Jia R Z, Qiu T L, et al. 2017. Size-related bacterial diversity and tetracycline resistance gene abundance in the air of concentrated poultry feeding operations. Environmental Pollution, 220: 1342-1348.

Gao M, Qiu T, Sun Y, et al. 2018. The abundance and diversity of antibiotic resistance genes in the atmospheric environment of composting plants. Environment International, 116: 229-238.

Gao M, Yan X, Qiu T, et al. 2016. Variation of correlations between factors and culturable airborne bacteria and fungi. Atmospheric Environment, 128: 10-19.

Gat D, Mazar Y, Cytryn E, et al. 2017. Origin-dependent variations in the atmospheric microbiome community in eastern mediterranean dust storms. Environmental Science & Technology, 51: 6709-6718.

Gaviria-Figueroa A, Preisner E C, Hoque S, et al. 2019. Emission and dispersal of antibiotic resistance genes through bioaerosols generated during the treatment of municipal sewage. Science of the Total Environment, 686: 402-412.

Hartmann E M, Hickey R, Hsu T, et al. 2016. Antimicrobial chemicals are associated with elevated antibiotic resistance genes in the indoor dust microbiome. Environmental Science & Technology, 50: 9807-9815.

He L Y, Ying G G, Liu Y S, et al. 2016. Discharge of swine wastes risks water quality and food safety: Antibiotics and antibiotic resistance genes from swine sources to the receiving environments. Environment International, 92-93: 210-219.

He P, Wu Y, Huang W, et al. 2020. Characteristics of and variation in airborne ARGs among urban hospitals and adjacent urban and suburban communities: A metagenomic approach. Environment International, 139: 105625.

Hospodsky D, Qian J, Nazaroff W W, et al. 2012. Human occupancy as a source of indoor airborne bacteria. PLoS One, 7: e34867.

Huang Y. 2014. Antibiotic Resistance in Aquaculture Production. Columbus, USA: The Ohio State University.

Karkman A, Do T T, Walsh F, et al. 2018. Antibiotic-resistance genes in waste water. Trends in Microbiology, 26: 220-228.

Kerfahi D, Tateno R, Takahashi K, et al. 2017. Development of soil bacterial communities in volcanic ash microcosms in a range of climates. Microbial Ecology, 73: 775-790.

Konya T, Koster B, Maughan H, et al. 2014. Associations between bacterial communities of house dust and infant gut. Environmental Research, 131: 25-30.

Li J, Cao J, Zhu Y, et al. 2018. Global survey of antibiotic resistance genes in air. Environmental Science & Technology, 52: 10975-10984.

Li L, Wang Q, Bi W, et al. 2020. Municipal solid waste treatment system increases ambient airborne bacteria and antibiotic resistance genes. Environmental Science & Technology, 54: 3900-3908.

Li X, Wu Z, Dang C, et al. 2021. A metagenomic-based method to study hospital air dust resistome. Chemical Engineering Journal, 406: 126854.

Li Y, Liao H, Yao H. 2019. Prevalence of antibiotic resistance genes in air-conditioning systems in hospitals, farms, and residences. International Journal of Environmental Research and Public Health, 16: 683.

Liao J, Chen Y, Huang H. 2019. Effects of CO_2 on the transformation of antibiotic resistance genes via increasing cell membrane channels. Environmental Pollution, 254: 113045.

Lin K, Marr L C. 2020. Humidity-dependent decay of viruses, but not bacteria, in aerosols and droplets follows disinfection kinetics. Environmental Science & Technology, 54: 1024-1032.

Ling A L, Pace N R, Hernandez M T, et al. 2013. Tetracycline resistance and class 1 integron genes associated with indoor and outdoor aerosols. Environmental Science & Technology, 47: 4046-4052.

Lu J, Zhang Y, Wu J, et al. 2019. Occurrence and spatial distribution of antibiotic resistance genes in the Bohai Sea and Yellow Sea areas, China. Environmental Pollution, 252: 450-460.

Luiken R E C, Van Gompel L, Bossers A, et al. 2020. Farm dust resistomes and bacterial microbiomes in European poultry and pig farms. Environment International, 143: 105971.

Manirajan B A, Maisinger C, Ratering S, et al. 2018. Diversity, specificity, co-occurrence and hub taxa of the bacterial-fungal pollen microbiome. FEMS Microbiology Ecology, 94: 112.

Mao Y, Ding P, Wang Y, et al. 2019. Comparison of culturable antibiotic-resistant bacteria in polluted and non-polluted air in Beijing, China. Environment International, 131: 104936.

Mazar Y, Cytryn E, Erel Y, et al. 2016. Effect of dust storms on the atmospheric microbiome in the eastern Mediterranean. Environmental Science & Technology, 50: 4194-4202.

McEachran A D, Blackwell B R, Hanson J D, et al. 2015. Antibiotics, bacteria, and antibiotic resistance genes: Aerial transport from cattle feed yards via particulate matter. Environmental Health Perspectives, 123: 337-343.

Melo L C, Oresco C, Leigue L, et al. 2018. Prevalence and molecular features of ESBL/pAmpC-producing Enterobacteriaceae in healthy and diseased companion animals in Brazil. Veterinary Microbiology, 221: 59-66.

Nathani N M, Mootapally C, Dave B P. 2019. Antibiotic resistance genes allied to the pelagic sediment microbiome in the Gulf of Khambhat and Arabian Sea. Science of the Total Environment, 653: 446-454.

Nazaroff W W. 2016. Indoor bioaerosol dynamics. Indoor Air, 26: 61-78.

Ocak Y, Kılıçvuran A, Eren A B, et al. 2012. Exposure to particulate matter in a mosque. Atmospheric Environment, 56: 169-176.

Ouyang W, Gao B, Cheng H, et al. 2020. Airborne bacterial communities and antibiotic resistance gene dynamics in $PM_{2.5}$ during rainfall. Environment International, 134: 105318.

Pal C, Bengtsson-Palme J, Kristiansson E, et al. 2016. The structure and diversity of human, animal and environmental resistomes. Microbiome, 4: 54.

Paulshus E, Kühn I, Möllby R, et al. 2019. Diversity and antibiotic resistance among *Escherichia coli* populations in hospital and community wastewater compared to wastewater at the receiving urban treatment plant. Water Research, 161: 232-241.

Pruden A, Pei R, Storteboom H, et al. 2006. Antibiotic resistance genes as emerging contaminants: Studies in Northern Colorado. Environmental Science & Technology, 40: 7445.

Prussin A J, Marr L C. 2015. Sources of airborne microorganisms in the built environment. Microbiome, 3: 78.

Qian J, Hospodsky D, Yamamoto N, et al. 2012. Size-resolved emission rates of airborne bacteria and fungi in an occupied classroom. Indoor Air, 22: 339-351.

Rintala H, Pitkäranta M, Täubel M. 2012. Microbial communities associated with house dust//Laskin A I, Sariaslani S, Gadd G M. Advances in Applied Microbiology. Pittsburgh: Academic Press: 75-120.

Roberts J W, Dickey P. 1995. Exposure of children to pollutants in house dust and indoor air//Ware G W. Reviews of Environmental Contamination and Toxicology: Continuation of Residue Reviews. New York: Springer: 59-78.

Ruiz-Gil T, Acuña J J, Fujiyoshi S, et al. 2020. Airborne bacterial communities of outdoor environments and their associated influencing factors. Environment International, 145: 106156.

Shi P, Jia S, Zhang X X, et al. 2013. Metagenomic insights into chlorination effects on microbial antibiotic resistance in drinking water. Water Research, 47: 111.

Song L, Wang C, Jiang G, et al. 2021. Bioaerosol is an important transmission route of antibiotic resistance genes in pig farms. Environment International, 154: 106559.

Stetzenbach L D. 2010. Airborne Bacteria. New York: John Wiley & Sons.

Su H C, Hu X, Xu Y, et al. 2018b. Persistence and spatial variation of antibiotic resistance genes and bacterial populations change in reared shrimp in South China. Environment International, 119: 327-333.

Su H C, Liu Y S, Pan C G, et al. 2018a. Persistence of antibiotic resistance genes and bacterial community changes in drinking water treatment system: From drinking water source to tap water. Science of the Total Environment, 616-617: 453-461.

Sun X, Li D, Li B, et al. 2020. Exploring the disparity of inhalable bacterial communities and antibiotic resistance genes between hazy days and non-hazy days in a cold megacity in Northeast China. Journal of Hazardous Materials, 398: 122984.

USEPA. 1989. Risk Assessment Guidance for Superfund. Volume I: Human Health Evaluation Manual (Part A). Washington DC: United States Environmental Protection Agency.

Wang Y, Wang C, Song L. 2019. Distribution of antibiotic resistance genes and bacteria from six atmospheric environments: Exposure risk to human. Science of the Total Environment, 694: 133750.

Wéry N, Galès A, Brunet Y. 2017. Bioaerosol sources//Delort A M, Amato P. Microbiology of Aerosols. New York: John Wiley & Sons: 115-135.

Xi C, Zhang Y, Marrs C F, et al. 2009. Prevalence of antibiotic resistance in drinking water treatment and distribution systems. Applied and Environmental Microbiology, 75: 5714-5718.

Xie J, Jin L, He T, et al. 2019. Bacteria and antibiotic resistance genes (ARGs) in $PM_{2.5}$ from China: Implications for human exposure. Environmental Science & Technology, 53: 963-972.

Xie J, Jin L, Luo X, et al. 2018. Seasonal disparities in airborne bacteria and associated antibiotic resistance genes in $PM_{2.5}$ between urban and rural sites. Environmental Science & Technology Letters, 5: 74-79.

Xie S, Gu A Z, Cen T, et al. 2019. The effect and mechanism of urban fine particulate matter ($PM_{2.5}$) on horizontal transfer of plasmid-mediated antimicrobial resistance genes. Science of the Total Environment, 683: 116-123.

Xu L K, Ouyang W Y, Qian Y Y, et al. 2016. High-throughput profiling of antibiotic resistance genes in drinking water treatment plants and distribution systems. Environmental Pollution, 213: 119-

126.

Yang K, Li L, Wang Y, et al. 2019. Airborne bacteria in a wastewater treatment plant: Emission characterization, source analysis and health risk assessment. Water Research, 149: 596-606.

Yang L, Li C, Tang X. 2020. The impact of $PM_{2.5}$ on the host defense of respiratory system. Frontiers in Cell and Developmental Biology, 8: 1-9.

Yang Y, Zhou R, Chen B, et al. 2018. Characterization of airborne antibiotic resistance genes from typical bioaerosol emission sources in the urban environment using metagenomic approach. Chemosphere, 213: 463-471.

Zhang H, Chang F, Shi P, et al. 2019. Antibiotic resistome alteration by different disinfection strategies in a full-scale drinking water treatment plant deciphered by metagenomic assembly. Environmental Science & Technology, 53: 2141-2150.

Zhang T, Li X, Wang M, et al. 2019. Time-resolved spread of antibiotic resistance genes in highly polluted air. Environment International, 127: 333-339.

Zhang Y, Gu A Z, Cen T, et al. 2018. Petrol and diesel exhaust particles accelerate the horizontal transfer of plasmid-mediated antimicrobial resistance genes. Environment International, 114: 280-287.

Zhao Y, Wang Q, Chen Z, et al. 2021. Significant higher airborne antibiotic resistance genes and the associated inhalation risk in the indoor than the outdoor. Environmental Pollution, 268: 115620.

Zhou Z C, Feng W Q, Han Y, et al. 2018. Prevalence and transmission of antibiotic resistance and microbiota between humans and water environments. Environment International, 121: 1155-1161.

Zhou Z C, Liu Y, Lin Z J, et al. 2021c. Spread of antibiotic resistance genes and microbiota in airborne particulate matter, dust, and human airways in the urban hospital. Environment International, 153: 106501.

Zhou Z C, Shuai X Y, Lin Z J, et al. 2021a. Prevalence of multi-resistant plasmids in hospital inhalable particulate matter (PM) and its impact on horizontal gene transfer. Environmental Pollution, 270: 116296.

Zhou Z C, Xu L, Zhu L, et al. 2021b. Metagenomic analysis of microbiota and antibiotic resistome in household activated carbon drinking water purifiers. Environment International, 148: 106394.

Zhu B K, Chen Q L, Chen S C, et al. 2017. Does organically produced lettuce harbor higher abundance of antibiotic resistance genes than conventionally produced? Environment International, 98: 152-159.

Zhu G, Wang X, Yang T, et al. 2021. Air pollution could drive global dissemination of antibiotic resistance genes. The ISME Journal, 15: 270-281.

Zucker B A, Trojan S, Müller W. 2000. Airborne gram-negative bacterial flora in animal houses. Journal of Veterinary Medicine B, Infectious Diseases and Veterinary Public Health, 47: 37-46.

第十章　环境中抗生素抗性的研究方法

第一节　基于表型的环境抗生素抗性研究方法

抗生素抗性是具有特定基因型的微生物在一定环境条件下的一种表型，包括基因的产物（如 RNA 和蛋白质）、各种形态特征和生理生化特征等，最初反映在生物分子水平上，然后逐步在个体和群落水平显现出来。因此可以从微生物表型的变化对抗生素抗性进行研究（Su et al.，2017）。

一、微生物的分子水平——转录组和蛋白质组

（1）转录组（transcriptomics）：转录组是某一时刻细胞或者组织中所有 mRNA 的集合（Hegde et al.，2003）。生物体的信息编码在基因组的 DNA 中通过转录表达，因此转录组学可以从 RNA 水平研究基因的表达情况。对 12 个污水处理厂的进水口、出水口、硝化池和反硝化池中的抗性基因进行了转录组水平的研究，发现出水口中抗性基因和 I 类整合子整合酶基因（*intI*1）的丰度都要高于进水口（Ju et al.，2018）。

（2）蛋白质组（proteomics）：与转录组相对应，蛋白质组是某一时刻细胞或者组织中所有蛋白质的集合，即所有 mRNA 经翻译修饰后的蛋白产物，目前已被用于研究细菌基因表达分析（Fouhy et al.，2015），如对具有不同耐药表型的细菌的总细胞蛋白质组进行比较，以识别与耐药表型相关的蛋白质。Coldham 和 Woodward（2004）通过对鼠伤寒沙门氏菌的蛋白质组进行分析，发现 AcrA、TolC 和 OmpF 等蛋白与该菌的多重耐药性相关；Xu 等（2006）对大肠杆菌的外膜蛋白进行研究，首次提出 LamB、Tsx、YfiO、OmpW 和 NlpB 等蛋白是与抗生素抗性相关的蛋白；Yun 等（2008）研究了鲍曼不动杆菌 DU202 在四环素胁迫条件下蛋白的表达情况，发现 OmpA38、CarO 和 OmpW 等外膜蛋白分泌量显著增加。而且，进一步的研究表明：这种调节是在翻译水平上进行的（转录水平没有明显变化），因此进行蛋白水平上的研究是十分重要的（Fouhy et al.，2015）。

二、微生物个体水平

最常见的微生物抗生素抗性表征方法是抗菌剂敏感性实验（antimicrobial susceptibility test，AST）。该方法以细菌的分离培养为基础，通过药敏实验检测常见病原体中可能的耐药性。目前广泛使用的商业化方法有：①微量稀释法，其优点是可以测定最小抑菌浓度，重现性高，方便快捷；主要缺点是可以检测的微生物类型有限，灵活性低。②自动化仪器法，操作简单、检测快速准确，但是购买仪器一次投入过大，不利于普及。尚未商业化的方法主要有：①纸片扩散法，简单易行，不需要任何特殊设备，灵活性高并且在所有方法中成本最低，缺点是没有实现机械化和自动化，人工成本高。② E- 实验，省时省力、判读方便、精确度高，能分辨出可能的杂菌污染，结果可靠，与经典的试管法相比，符合率高，重复性好，缺点是试纸价格昂贵。抗菌剂敏感性实验可以准确检测常见微生物的抗性类型，并从易感、中等和耐药三个等级进行定性评估，但是仅有部分方法可以提供定量数据（如微量稀释法提供最小抑菌浓度）；同时，对于较新的或正在出现的新型耐药机制，在进行耐药性检测时应加以注意（Reller et al.，2009）。

三、微生物群落水平

抗生素都有相应的靶标微生物，当抗生素抑制特定靶标微生物后，可影响群落中其他微生物的生长，从而对微生物群落结构和功能产生深远的影响。Westergaard 等（2001）在土培条件下研究了泰乐菌素对土壤群落功能和结构的影响，在整个培养期内泰乐菌素耐药细菌数量均高于对照，培养 10 天后泰乐菌素处理土壤的原生动物和真菌数量均显著高于对照，泰乐菌素杀死部分细菌后，降低了其他微生物对土壤中能源的竞争，从而使原生动物和真菌大量繁殖，破坏了原土壤中土著微生物的群落结构。根据微生物 DGGE 结果，泰乐菌素处理组的 DGGE 条带少于对照组，说明泰乐菌素抑制了土壤中某些靶标细菌类群的生长。不同浓度的抗生素产生的毒性效应不同，相对较低浓度的恩诺沙星残留对土壤微生物群落多样性的影响不明显，而相对较高浓度的恩诺沙星残留则降低了其微生物群落的多样性，即药物浓度越高，则土壤微生物多样性就越低。

抗生素生态毒性中最特殊的效应就是诱导环境中微生物耐药性的发展，其中群落诱导抗性（pollution induced community tolerance，PICT）（Blanck et al.，1988）已成为抗生素生态毒理学的研究热点。群落诱导抗性是指土壤微生物群落为了在抗生素污染环境中继续生存，通过生理生化与遗传特征的改变或以抗性类群微生物代替敏感性类群，从而使整个群落抗性产生并不断提高。已有研究表明，抗生素污染不一定导致微生物群落结构或者生理生化指标发生变化，但其抗性可能发生显著变化，因此 PICT 可以灵敏地检测出抗生素污染对整个微生物群落的毒性效应（Schmitt et al.，2004）。

第二节　基于基因型的环境抗生素抗性研究方法

表型是由基因型决定的，在有抗生素胁迫的条件下，生物表型的变化可能代表着其基因型的改变。抗生素抗性基因是存在于微生物基因组中，使得其可以在抗生素压力下存活的一种遗传物质。随着现代分子生物技术的快速发展，相关技术的分析能力与通量已经大大提升，目前已经可以采用多种技术对抗生素抗性基因进行研究。

一、DNA 杂交

DNA 杂交技术用于检测特定抗生素抗性基因已有近 30 年的历史，并且在探针设计和合成方面还在不断改进完善中，一些研究现在仍利用核酸杂交技术区分同一家族不同种类的抗生素抗性基因，并进行系统命名，或识别特定环境中存在的抗生素抗性基因（Zhang et al.，2009）。如 Agersø 和 Sandvang（2005）利用该技术证实了四环素类抗性基因和 class Ⅰ integron 可从土壤分离菌株中共转移到大肠杆菌和 / 或恶臭假单胞菌（*Pseudomonas putida*）中。另外作为一种重要的非放射性标记方法，荧光原位杂交（fluorescence *in situ* hybridization，FISH）技术也已经成功用于医学上检测抗生素抗性微生物，但关于其用于环境样品中抗性微生物的研究却鲜有报道（Zhang et al.，2009）。

二、PCR 方法

PCR 方法目前被广泛应用于纯菌株和环境样品中抗生素抗性基因的检测，如检测肥料中和施肥后土壤中的抗生素抗性基因（Schmitt et al.，2006）。但由于 PCR 检测中可能会有假阳性结果的出现，因此常常还需配合 DNA 测序的方法来识别特定的抗性基因。为了节省更多的时间和精力，有些研究采用多重 PCR 方法，即应用多对引物在同一个 PCR 反应体系内，扩增多个不同的抗性基因片段。但这种方法也存在一些缺点，如可能出现假阴性结果、引物间配对造成对反应的干扰、导致特异性差等。尽管如此，多重 PCR 仍被认为是一种快速简捷检测多种抗性基因的方法（Zhang et al.，2009）。Ng 等（2001）

就利用多重 PCR 的方法，分 4 组检测了 14 种四环素类抗性基因。

近年来，越来越多的研究采用实时荧光定量 PCR 技术作为研究手段，从数量上更为直观地探讨环境中抗性基因的变化，而且由于这种方法不依赖于微生物培养，因此也能检测不可培养微生物所携带的抗性基因，使最终得到的量化结果更为全面和可信（Smith et al.，2004）。目前使用较多的是基于 SYBR Green 荧光染料的定量 PCR 方法，已被用于多种环境中的抗生素抗性基因的定量，如畜禽粪便（Yu et al.，2005）、土壤（吴楠等，2009）、地下水（Mackie et al.，2006）、底泥沉积物（Pei et al.，2006）、污水处理厂等（Auerbach et al.，2007；Zhang et al.，2009）；另外一种基于 Taqman 荧光探针的定量 PCR 方法也是常用的方法，如用于畜禽养殖场污水池中抗生素抗性基因的定量（Peak et al.，2007；Smith et al.，2004）。

然而传统的实时荧光定量 PCR 方法一般每次只能对几种或几十种抗生素抗性基因进行定量分析，这在一定程度上限制了人们对环境中抗性基因分布的更深入的认识。新近发展的高通量实时荧光定量 PCR 技术突破了这种局限性，可同时对多达上百种抗性基因或多个样品进行定量分析，提高了对抗性基因定量分析的效率。如 Zhu 等（2013）利用高通量实时荧光定量 PCR 技术对我国大型养猪场及周边地区的猪粪、猪粪堆肥和施用堆肥的土壤样品中可能存在的 244 种抗生素抗性基因进行了检测和定量，共检测到 149 种抗性基因，基本涵盖了目前已知的主要抗性基因类型。Wang 等（2014）也利用该技术研究再生水灌溉对公园土壤中抗生素抗性基因的影响，结果在所选取的公园土壤中，共检测到 147 种抗性基因，再生水灌溉土壤中的抗性基因丰度显著高于对照土壤（99.3～8655.3 倍），其中氨基糖苷类和 β- 内酰胺类抗性基因在所有土壤样品中所占的比例最大（图 10-1）。

2000 年被 Notomi 等（2000）首次发明报道的环介导等温扩增技术（loop-mediated isothermal amplification，LAMP）是一种快速、准确、经济的新型核酸扩增技术，目前也已被广泛用于细菌、病毒、植物病原真菌和抗生素抗性基因的检测（胡小然，2018）。林岭海等（2017）采用改良的 LAMP 技术对常见药物抗性基因 SNP 进行了检测，结果表明与金标准巢式 PCR 相比，改良 LAMP 具有更好的反应速率、特异性和敏感性。OprD2 抗生素抗性基因的早期检测有助于临床抗菌药物的选用，而王欢（2013）针对铜绿假单胞菌 OprL、OprD2 基因，成功设计了 LAMP 引物并构建和优化 LAMP 反应体系，建立了一种简单、快速的现场检测方法。

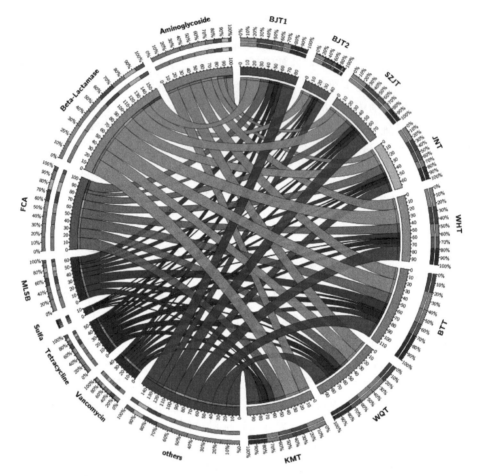

图 10-1　抗生素抗性基因类型在 8 个再生水浇灌的公园样品中的分布（Wang et al.，2014）

这些抗生素包括氨基糖苷类、β- 内酰胺类、酰胺醇类（FCA）、编码大环内酯类 – 林可胺类 – 链霉杀阳菌素 B（MLSB）、磺胺类、四环素类、万古霉素类及其他类型抗生素。最外圈长方形条的长度代表某一类抗性基因在该样品所有抗性基因中所占有的比例

三、DNA 芯片

作为新一代基因诊断技术，DNA 芯片（DNA microarray）的突出特点在于快速、高效及自动化等，在一块芯片上，就可同时检测出大量基因的存在与否，目前广泛应用于医学研究，检测人类致病菌中的抗生素抗性基因（Zhang et al.，2009）。但 DNA 芯片技术用于检测环境样品中抗性基因的报道较少，这主要是由于环境样品基质复杂，一些污染物的存在可能会干扰目标基因的检测，因此样品在检测前还需要进行复杂的前处理（Call，2005）。另外，由于该技术的检出限较低，因此在分析环境样品中抗性基因时，往往还要配合 PCR 检测方法（Zhang et al.，2009）。Patterson 等（2007）利用 DNA 芯片技术，在欧洲不同国家的土壤和动物粪便样品中检测出 23 种四环素类抗性基因和 10 种红霉素抗性基因。

四、宏基因组学

利用宏基因组学方法可以研究环境微生物的抗生素抗性组。抗生素抗性组是指微生物中所有抗生素抗性基因的集合（D'Costa et al.，2006）。抗生素抗性组包括所有的抗生素抗性基因（图 10-2），如致病菌和抗生素产生菌体内的抗性基因、隐藏在细菌染色体上通常不表达或低表达的抗性基因，以及具有较低抗性或与抗生素密切相关、有可能进化为抗性基因的抗性基因前体（Wright，2007）。

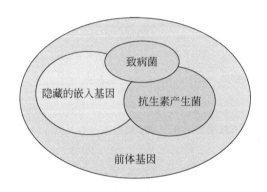

图 10-2　抗生素抗性组所包括的抗生素抗性基因（苏建强等，2013）

图 10-3 描述了宏基因组方法用于研究环境中抗生素抗性基因的简要流程（Monier et al.，2011）：①从土壤中直接提取基因组 DNA；②待细菌细胞复苏后间接提取宏基因组 DNA；③在 DNA 提取前，通过标记和分类细菌细胞（如 FISH 技术或流式细胞仪方法）来选择目标种群，从而实现单细胞全基因组测序或降低所获基因组的复杂性；④通过合成特定培养基来分离菌株，为研究细胞的生理学及常规的分子和化学检测提供基础；⑤利用 PCR 方法从土壤基因组中直接筛选感兴趣的基因；⑥克隆到载体并转化到宿主细胞，获得宏基因组文库，通过削减杂交或捕获特定的 DNA 片段获得目标宏基因组；⑦对文库进行生物活性筛选、生物活性化合物的表征、目标基因的检测，但可能存在异源表达方面的缺陷；⑧基因组 DNA 的测序为完善抗性基因数据库提供支持；⑨利用宏转录组学（RNA）、宏蛋白质组学（蛋白质）或代谢组学（代谢产物）等手段，作为宏基因组学的互补研究方法。

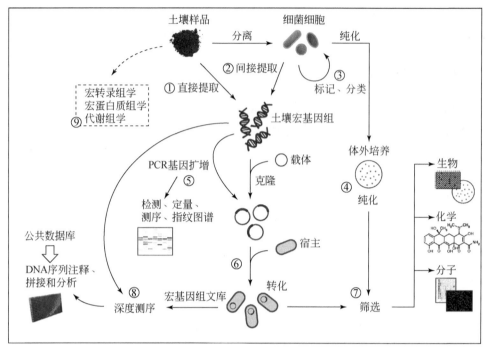

图 10-3　宏基因组方法用于研究土壤中抗生素抗性基因（Monier et al.，2011）

　　近几年，一些研究开始利用宏基因组学的方法探索受人类活动干扰环境中和远离人类干扰的自然环境中的抗生素抗性基因的分布及多样性（Allen et al.，2009; Forsberg et al.，2012; McGarvey et al.，2012; Su et al.，2014）。Fang 等（2014）利用宏基因组方法研究鸡粪和长期施用鸡粪的大棚土壤中抗生素抗性基因、人类致病菌（HBP）及其携带的抗性基因。在样品中检测到 156.2 ~ 5001.4 μg/kg 的抗生素残留、22 种抗生素抗性基因、32 种人类致病菌及 46 种由致病菌所携带的抗性基因。在鸡粪中，四环素抗性基因的相对丰度最高，主要致病菌和所携带的抗性基因分别为炭疽芽孢杆菌、百日咳杆菌及 *sul*Ⅰ 基因（炭疽芽孢杆菌携带）；在大棚土壤中，多重耐药基因的相对丰度最高，主要致病菌为结核分枝杆菌和溃疡分枝杆菌，携带的主要抗性基因为大环内酯类 – 林可胺类 – 链阳性菌素抗性基因（结核分枝杆菌）和 *sul*Ⅰ 基因（炭疽芽孢杆菌）。对比大田土壤样品，施肥的大棚土壤中含有更高丰度的抗生素抗性基因和人类致病菌，并且其相对丰度随着大棚种植年限的延长而增加（Fang et al.，2014）。Su 等（2014）利用功能基因组学的方法，筛选了土壤样品中多种抗生素抗性基因，同已知的抗生素抗性基因相比，发现氨基酸水平上只有 2% 的抗性基因的相似性在 90% 以上，而 67% 以上抗性基因的相似性低于 60%，表明环境中还有很多尚未被认识的抗性基因。

宏基因组学的方法不仅可以发掘环境中的新型抗性基因，还能为研究环境微生物和致病菌之间的抗性基因水平转移提供有力的技术支持。

第三节　抗生素抗性基因研究的新方法
——单细胞测序技术

抗生素耐药细菌的出现和广泛分布已引起人们对环境和公共卫生潜在风险的关注。在复杂的环境中，对抗生素耐药细菌进行非培养的原位快速鉴定可以帮助解析细菌耐药性的机理，甚至可以在不形成菌落的情况下鉴定致病菌（Song et al.，2017）。单细胞测序技术正是这样一项技术，其本质是在单细胞水平上进行高通量测序分析，不仅可以对不可培养或难以培养的微生物进行基因组分析，而且可以分析相同表型细胞的遗传异质性和检测到更低的基因拷贝数（与宏基因组学和 HT-qPCR 相比），这对于揭示单细胞水平上的抗性差异具有重要意义（Su et al.，2017）。

一、单细胞测序技术的主要流程

单细胞基因组测序主要包括四个步骤：单细胞分离、细胞裂解和基因组 DNA 的提取、单细胞全基因组扩增、单细胞测序结果的分析（Yilmaz and Singh，2012），如图 10-4 所示。

1. 单细胞分离

单细胞基因组学的第一步是从微生物群落中分离单个细胞。随着科学技术的进步，分离单细胞的方法已经得到极大改进，实现了低通量的手动操作到高通量的自动化分选。低通量的细胞分选包括连续稀释法（serial dilution）、显微操作法（micromanipulation）、激光捕获显微切割技术（laser capture microdissection）和拉曼镊子技术（Raman tweezers）。高通量方法主要包括流式细胞荧光分选（fluorescence activated cell sorting, FACS）技术和微流控分选（microfluidics）技术，这些高通量方法常与微液滴或微机械阀结合。

连续稀释法是一种主要用于培养研究的简单廉价的技术，已被用于分离大肠杆菌和海藻原球菌的单细胞，并进行了基因组测序（Zhang et al.，2006）。连续稀释法容易导致细胞分离错误和丢失，并且不能靶向分离细胞。因此，其并不是从复杂的微生物样品中分离细胞的最佳方法。显微操作法已成功用于从环境样品中分离不可培养或者难以培养生物的单细胞。例如，土壤中的泉古

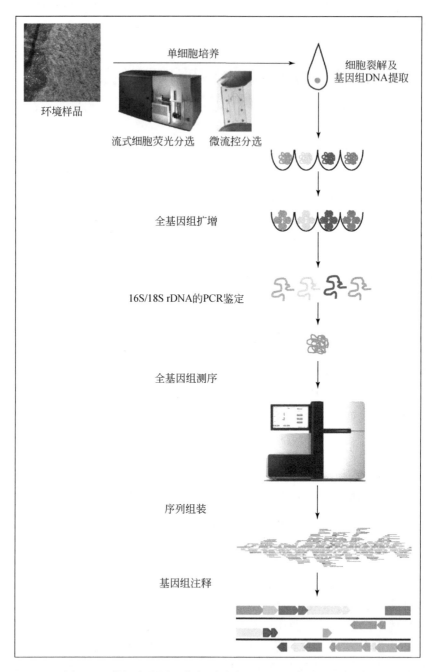

图 10-4　单细胞基因组学流程图（Yilmaz and Singh，2012）

菌门（Chrenarchaeota）（Kvist et al.，2007），白蚁肠道中的共生菌（Sato et al.，2009）和从水稻土壤中分离的苍白杆菌（*Ochrobactrum*）（Ashida et al.，2010）。虽然该方法实现了可视化分离，但极低的通量和对细胞的机械性损伤限制了该技术的广泛使用。激光捕获显微切割技术是一项在显微镜下从组织切片中分离单一类型细胞群或单个细胞的技术，尽管通量较低，但可用于从复杂基质（如生物膜）中分离单个细胞，存在的缺点是由于不精确的切片而可能丢失遗传物质或添加杂质（Shapiro et al.，2013）。拉曼镊子技术将拉曼显微光谱学与光学捕获技术相结合，在没有外部标记的情况下可以通过拉曼微光谱学识别感兴趣的细胞，随后被激光捕获。该细胞的局限性在于仅能分离形态上差异较大的细胞（Li et al.，2014）。流式细胞荧光分选技术已成为单细胞分离的首选方法，该方法具有高通量（Galler et al.，2014）的特点，并可根据细胞特性（如大小、粒度、内在或外在荧光）（McLean et al.，2013）进行分离。此外，FACS 检测的灵敏度极高，甚至可以分选小的细胞、颗粒（如病毒）和微滴中的细胞。微流控分选技术的装置尺度微小（大小类似于细胞），具有微型化和集成化等特征，被广泛用于单细胞的分析。该装置提供了一个密封环境，有效降低了环境污染的风险（Junkin and Tay，2014；Schoeman et al.，2014）。

2. 细胞裂解和基因组 DNA 的提取

分离单细胞后，下一步是将其裂解，以提取基因组 DNA（gDNA），这一步非常重要，因为后续整个基因组扩增的成功取决于 gDNA 的可用性和质量。裂解时既要使细胞破裂暴露出内容物，又要注意保证 gDNA 的完整性。目前常用的裂解方法有机械法（匀浆、研磨、压榨和破碎等）和非机械法（渗透、酶解、冻融和化学破碎），还有一些新的方法，包括激光破碎、冷冻喷射、相向流撞击。以上这些方法中没有哪一种可以处理所有的细胞类型，在具体实验中要根据细胞类型（即细胞壁的特性）、下游用途（全基因组扩增）和进行单细胞扩增的平台等加以选择。事实上在实际操作中往往会将多种方法结合起来，以取得最佳的裂解效果（Yilmaz and Singh，2012）。

3. 单细胞全基因组扩增

在进行单细胞基因组测序时通常需要 DNA 达到微克级别，因此对于飞克级别的样品必须先进行扩增。多重置换扩增技术（multiple displacement amplification，MDA）是单细胞扩增全基因组的首选方法。MDA 是一种等温扩增技术，使用随机引物和 phi29 DNA 聚合酶来合成大的 DNA 片段（1020 kb），优点是高分辨率和高的基因组覆盖度，同时敏感性和特异性较高，但其也存在一些缺点，

如全基因组覆盖度不均匀、形成嵌合序列和容易导致 DNA 的非特异性扩增
（Pinard et al.，2006）。

4.单细胞测序结果的分析

随着单细胞测序基因组的增加，研究者们开始开发各种算法来应对单细胞数
据分析的挑战。与传统的、基于培养的方法产生的基因组数据相比，单细胞基因
组数据分析要更为复杂。为了简化数据的分析，先后开发了各种生物信息学软件。
如 SmashCell 软件，这是一个用 Python 编写的软件，其提供了各种分析工具，
可以使用命令行或其他 Python 脚本实现微生物基因组的组装、基因预测、功能
注释的自动化。为了解决覆盖度不均匀的问题，SmashCell 包含 1 个脚本程序，
能够降低高丰度区域的采样率。同时，SmashCell 整个工作流程都可实现可视化
操作（Harrington et al.，2010）。Velvet-SC 软件针对单细胞测序数据覆盖度的高
度不均匀性进行了进一步优化（Chitsaz et al.，2011）。SPAdes 可有效地避免由
嵌合序列引起的拼接错误（Bankevich et al.，2012）。这些程序都能在一定程度
上克服单细胞数据覆盖度不均匀的问题，高效地完成序列拼接与测序数据分析。

二、单细胞测序技术在抗生素抗性基因研究中的应用

近年来，有关感染期间细菌表型异质性的报道越来越多（Kogermann et al.，
2016）。想要了解细菌感染的机制和抗生素的作用，就必须考虑这种异质性，也
就是从单细胞水平上进行研究。例如，科学家们发现各种不同的微生物群落在抗
生素压力下，它们各自的细菌类群表现出不同的耐药性，这可以在一定程度上解
释抗生素用于临床治疗无法获得预期效果的现象。

单细胞测序技术可以直接鉴定和组装环境或者临床上不可培养的细菌或病毒
（微生物黑暗物质），从而可以从目的微生物中鉴定各种参与特定功能或代谢途
径的新型基因及数据库中未注释的基因（Chitsaz et al.，2011）。利用捕获的基
因组可展开更深入的研究和应用，例如，筛选生物燃料高产菌株（Martinez-Garcia
et al.，2012），寻找新的医疗药物（Grindberg et al.，2011），根据基因组推测
微生物生长所需的营养物质和代谢过程（Lasken，2012），从而指导微生物的培
养性实验，并设计荧光原位杂交探针用于分析微生物群落和高通量筛选感兴趣的
微生物（Fleming et al.，2011）。单细胞测序技术还可以与宏基因组学方法相结
合并交叉验证，以通过在单个细胞内和群落的集体基因组内提供遗传连锁来研究
微生物群落结构的变化（Mason et al.，2012）。

单细胞基因组学在利用可培养的微生物进行抗药性研究时优势依旧明显。

理论上讲，单个细胞中出现抗生素抗性可以使耐药细菌在抗生素的选择性压力下存活、增殖并将抗性基因遗传给后代（Ashbolt et al.，2013；Bengtsson-Palme and Larsson，2015）。事实上环境中抗药性突变和水平基因转移的频率一般都非常低，如抗性突变频率为 10^{-8}（Martinez and Baquero，2000），HGT 频率为 10^{-5}（Jutkina et al.，2016；Klümper et al.，2014）。如果采用常规的培养方法研究这些低频事件，耗时耗力。比较而言，采用单细胞测序技术这类兼具灵敏性和定量特征的技术将大大简化研究过程。此外，无论是生长速度较快还是生长速度较慢的细胞都可以通过单个微生物的区域化培养实现正常增殖，从而保留了在群体培养时容易丢失的抗性表型。例如，基于琼脂糖滴的微流乳液 PCR 技术可以在100000 个正常 K12 细胞的高背景下检测单个病原性大肠杆菌 O157：H7 细胞（Zhu et al.，2012）。另一个例子是筛选到了一种抗性频率为 10^{-8} 的梭链孢酸耐药细菌，使用的平台是具有高通量属性的新型微流体液体平台，通过对已分离突变体的 *fus*A 基因进行进一步的分析，检测到了新的单核苷酸多态性序列（Liu et al.，2016）。单细胞基因组学还有助于揭示基因组的异抗性机制，并有利于观察选择压力下细菌代谢的变化（Maglica et al.，2015；Wang et al.，2014；Wang et al.，2015）。

近年来，单细胞基因组方法发展迅速，并有了一些新的发现，而这是多细胞基因组学无法实现的。尽管目前为止采用单细胞基因组学研究抗生素耐药性的报道较少，但可以预见该方法应用前景十分广泛。例如，对不可培养的耐药细菌的单细胞全基因组进行测序，可以促进鉴定编码新抗性机制和途径的新基因；对于特定环境中感兴趣的细菌物种可以进行标记、分选和测序，然后进行比较基因组学分析；分离到的单细胞可以在不同浓度的抗生素中孵育以确定其耐药性；对获得的抗性表型进行测序，以阐明其抗性机制；根据单细胞水平上表型与基因型的相关性对抗性基因与宿主细菌的关系加以明确，与群落水平相比，其分辨率更高；甚至还可以对单细胞进行稳定同位素标记，再结合拉曼光谱技术可以直接揭示细菌中存在的抗性类型（Wang et al.，2016）。

第四节　抗性基因水平基因转移的研究方法

抗性基因转移的主要途径是通过可移动遗传元件介导的水平基因转移。目前对于水平基因转移的机制已有较好的认识，其主要是通过质粒、整合子、转座子等可移动遗传元件和噬菌体等转移因子介导的接合、转化、转导和基因重组等途径来进行细菌间遗传物质的交换和传播的（Soucy et al.，2015）（图 10-5）。

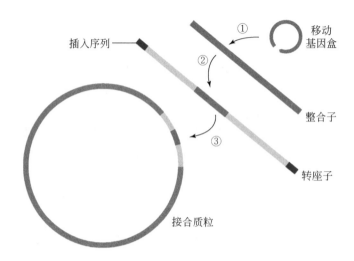

图 10-5　MGE 的模块和结构层次（Norman et al.，2009）

①移动基因盒通过整合位点特异性重组插入到整合子中；②整合子插入到复合转座子（位于转座子编码插入序列两侧的移动基因岛）中；③转座子插入到接合质粒中

一、抗性基因水平基因转移的影响因子

抗性基因发生水平基因转移的必要条件是：①要有抗性基因作为供体；②要有介导水平基因转移的可移动遗传元件；③要有合适的菌株作为抗性基因的受体；④供体和受体需共存于同一或相邻的可以进行物质交换的环境介质中（Martinez et al.，2015）。抗性基因的水平基因转移需要供体菌和受体菌的直接接触，因此环境中供体菌、受体菌和可移动遗传元件的丰度是决定水平基因转移的关键因子。

抗性基因的水平基因转移还受到其他环境因子的影响。抗生素浓度是其中最重要的因子之一，30% ~ 90% 的抗生素无法被人或动物代谢而排入环境中（Sarmah et al.，2006），从而形成持久的选择压力，加速了抗性基因的突变和传播（Aminov and Mackie，2007）。抗生素对抗性基因水平基因转移的这种促进作用（Kim et al.，2013）即使在很低浓度的抗生素选择压力下也可能发生（Andersson and Hughes，2014）。此外，季铵类化合物（Gaze et al.，2005）、金属离子（Hu et al.，2016；Pal et al.，2014）、纳米材料（Qiu et al.，2012）、环境因子中的温度和 pH（Guo et al.，2015；Qiu et al.，2012），以及环境中的营养元素如碳源、氮、磷等（刘苗苗等，2015）也可通过共选择作用促进抗性基因的水平基因转移。

二、抗性基因水平基因转移的途径

抗性基因水平基因转移的途径主要是三种：接合、转化和转导。其中，接合需要通过接合菌毛在供体和受体细胞之间进行生理接触，遗传物质通过接合菌毛进行传递，抗性基因通过接合作用在不同细胞之间进行传递；转化是细菌从周围环境中吸收外源的游离的 DNA，并使之成为自己的遗传物质的过程，通过转化作用使得抗性基因能够在亲缘关系较远的微生物间进行传递；转导是由噬菌体介导的遗传物质转移的过程，简单来说，就是由噬菌体将一个细胞的遗传物质传递给另一个细胞的过程。转导可以分为两种类型：①普遍性转导，即细胞的任何遗传物质都可以被噬菌体转移到另一个细胞中；②特异性转导，即指噬菌体总是将部分同样的遗传物质转移到另一个细胞中（Soucy et al.，2015）（图 10-6）。

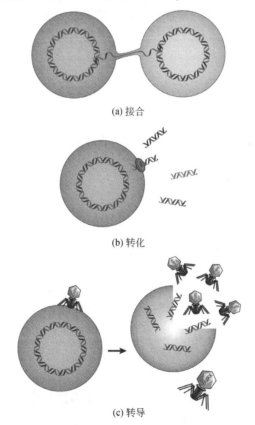

(a) 接合

(b) 转化

(c) 转导

图 10-6　抗性基因的水平基因转移机制（Soucy et al.，2015）

（a）接合：通过供体细胞和受体细胞接触发生，单链 DNA 从供体细胞转移到受体细胞；（b）转化：细胞从周围环境中吸收 DNA（很多细胞会在外源 DNA 进入时降解其中的一条链）；（c）转导：噬菌体介导的水平基因转移。广义上的转导认为任何基因组 DNA 片段都可能被装入噬菌体头部。图中显示了转导噬菌体和宿主及宿主 DNA（红色），激活后的噬菌体携带宿主 DNA，并将其注入邻近的细胞，完成转导过程

三、抗性基因水平基因转移的研究方法

目前常用的研究抗性基因水平基因转移的主要方法包括细菌培养法、荧光标记质粒法和分子生物学方法等，通过这些方法可以研究抗性基因在不同宿主或复杂群落中水平基因转移的过程和频率（Rizzo et al.，2013）。

细菌培养法是最早开始使用的方法，该法通常采用已知的质粒作为供体，其上携带抗性基因，将携带该质粒的供体菌与具有不同抗性基因表型的受体菌或从环境中提取的微生物菌群开展接合实验，接合子将具有不同的抗性表型。通过含有不同抗生素的平板培养基筛选接合实验体系中不同的抗性表型菌株，从而计算其水平基因转移频率（Qiu et al.，2012）。该方法可以较简便、迅速地研究抗性基因在环境细菌和临床重要微生物之间的水平基因转移，但在环境群落水平上由于细菌培养法的局限性，环境中大部分的微生物都是不可培养或难以培养的（Singh et al.，2009），很难准确地表征水平基因转移。此外，该法还会受到环境中具有相似抗性表型的微生物的干扰（Bellanger et al.，2014）。

荧光标记质粒法是利用带有荧光标记（如绿色荧光蛋白）的质粒，来实现在环境群落水平上目的质粒水平基因转移的跟踪。该法不仅可用于模式菌株间的水平基因转移研究，同时也可以很好地适用于群落水平的研究（Bellanger et al.，2014；Klümper et al.，2014）。采用该法结合流式细胞分选和高通量定量PCR，可以进一步获得环境中某种质粒的受体菌多样性，有助于研究抗性基因在环境复杂群落中的扩散过程（Klümper et al.，2015），局限性在于需要对作为供体的质粒进行荧光标记的遗传改造。

分子生物学方法是指在群落水平上，采用实时荧光定量PCR，利用设计好的针对质粒和宿主的特异引物，分别测定其在环境微生物群落中的数量，通过计算质粒和宿主的比例来估算水平基因转移频率（Bellanger et al.，2014；Bonot and Merlin，2010）。该法同样可避免细菌培养法的局限，应用于环境复杂群落中，但该法的实现需要有针对质粒和宿主的高特异性引物（Bellanger et al.，2014；Merlin et al.，2011）。此外，还可对环境样品进行宏基因组测序，通过序列的比对及抗性基因和可移动遗传元件在基因组上的分布特征来估算水平基因转移（Forsberg et al.，2014，2012），该法不需要特定的供体菌，且不仅仅局限于质粒介导的水平基因转移，但无法获得定量的水平基因转移频率。

此外，Jutkina等（2016）在细菌培养法和荧光标记质粒法的基础上，发展了一种新方法，用于研究环境中可促进水平基因转移的最小抗生素浓度。该法与上述方法的不同之处是，它采用环境中提取的微生物群落作为供体菌，以已知抗性表型的带有荧光标记的大肠杆菌作为受体，因此该法可以较有效地避免背景抗

性的干扰，同时有助于评估环境中不同的抗性基因转移到模式菌株（如典型病原菌）中的潜力。

参 考 文 献

胡小然 . 2018. 草莓主要抗药性病害的环介导等温扩增 (LAMP) 检测 . 杭州：浙江农林大学 .

林岭海，黄良喜，刘光明 . 2017. 改良环介导等温扩增技术在疟原虫耐药基因 SNP 检测中的价值及可行性 . 海南医学，28(15): 2474-2477.

刘苗苗，杨敏，张昱，等 . 2015. 环境中抗药基因水平转移研究进展 . 生态毒理学报，10(5): 11-19.

苏建强，黄福义，朱永官 . 2013. 环境抗生素抗性基因研究进展 . 生物多样性，21(4): 481-487.

王欢 . 2013. 基于颜色判定的环介导等温扩增技术快速检测铜绿假单胞菌及其 oprD2 耐药基因的研究 . 重庆：第三军医大学 .

吴楠，乔敏，朱永官 . 2009. 猪场土壤中 5 种四环素抗性基因的检测和定量 . 生态毒理学报，4(5): 705-710.

Agersø Y, Sandvang D. 2005. Class 1 integrons and tetracycline resistance genes in *Alcaligenes*, *Arthrobacter*, and *Pseudomonas* spp. isolated from pigsties and manured soil. Applied and Environmental Microbiology, 71(12): 7941-7947.

Allen H K, Moe L A, Rodbumrer J, et al. 2009. Functional metagenomics reveals diverse *β*-lactamases in a remote Alaskan soil. The ISME Journal, 3(2): 243-251.

Aminov R I, Mackie R I. 2007. Evolution and ecology of antibiotic resistance genes. FEMS Microbiology Letters, 271(2): 147-161.

Andersson D I, Hughes D. 2014. Microbiological effects of sublethal levels of antibiotics. Nature Reviews Microbiology, 12(7): 465-478.

Ashbolt N J, Amézquita A, Backhaus T, et al. 2013. Human health risk assessment (HHRA) for environmental development and transfer of antibiotic resistance. Environmental Health Perspectives, 121(9): 993-1001.

Ashida N, Ishii S, Hayano S, et al. 2010. Isolation of functional single cells from environments using a micromanipulator: Application to study denitrifying bacteria. Applied Microbiology and Biotechnology, 85(4): 1211-1217.

Auerbach E A, Seyfried E E, McMahon K D. 2007. Tetracycline resistance genes in activated sludge wastewater treatment plants. Water Research, 41(5): 1143-1151.

Bankevich A, Nurk S, Antipov D, et al. 2012. SPAdes: A new genome assembly algorithm and its applications to single-cell sequencing. Journal of Computational Biology, 19(5): 455-477.

Bellanger X, Guilloteau H, Bonot S, et al. 2014. Demonstrating plasmid-based horizontal gene transfer in complex environmental matrices: A practical approach for a critical review. Science of the Total Environment, 493C：872-882.

Bengtsson-Palme J, Larsson D J. 2015. Antibiotic resistance genes in the environment: Prioritizing risks. Nature Reviews Microbiology, 13(6)：396.

Blanck H, Wängberg S A, Molander S. 1988. Pollution-induced community tolerance—A new ecotoxicological tool//Cairns J, Pratt J. Functional Testing of Aquatic Biota for Estimating Hazards of Chemicals. West Conshohocken: ASTM International: 219-230.

Bonot S, Merlin C. 2010. Monitoring the dissemination of the broad-host-range plasmid pB10 in sediment microcosms by quantitative PCR. Applied and Environmental Microbiology, 76(1): 378-382.

Call D R. 2005. Challenges and opportunities for pathogen detection using DNA microarrays. Critical Reviews in Microbiology, 31(2): 91-99.

Chitsaz H, Yee-Greenbaum J L, Tesler G, et al. 2011. Efficient de novo assembly of single-cell bacterial genomes from short-read data sets. Nature Biotechnology, 29(10): 915-921.

Coldham N G, Woodward M J. 2004. Characterization of the *Salmonella* typhimurium proteome by semi-automated two dimensional HPLC-mass spectrometry: Detection of proteins implicated in multiple antibiotic resistance. Journal of Proteome Research, 3(3): 595-603.

D'Costa V M, McGrann K M, Hughes D W, et al. 2006. Sampling the antibiotic resistome. Science, 311(5759): 374-377.

Fang H, Wang H, Cai L, et al. 2014. Prevalence of antibiotic resistance genes and bacterial pathogens in long-term manured greenhouse soils as revealed by metagenomic survey. Environmental Science and Technology, 49(2): 1095-1104.

Fleming E J, Langdon A E, Martinez-Garcia M, et al. 2011. What's new is old: Resolving the identity of *Leptothrix ochracea* using single cell genomics, pyrosequencing and FISH. PLoS One, 6(3): e17769.

Forsberg K J, Patel S, Gibson M K, et al. 2014. Bacterial phylogeny structures soil resistomes across habitats. Nature, 509(7502): 612-616.

Forsberg K J, Reyes A, Wang B, et al. 2012. The shared antibiotic resistome of soil bacteria and human pathogens. Science, 337(6098): 1107-1111.

Fouhy F, Stanton C, Cotter P D, et al. 2015. Proteomics as the final step in the functional metagenomics study of antimicrobial resistance. Frontiers in Microbiology, 6: 172.

Galler K, Brautigam K, Grosse C, et al. 2014. Making a big thing of a small cell—Recent advances in single cell analysis. The Analyst, 139(6): 1237-1273.

Gaze W H, Abdouslam N, Hawkey P M, et al. 2005. Incidence of class 1 integrons in a quaternary ammonium compound-polluted environment. Antimicrobial Agents and Chemotherapy, 49(5): 1802-1807.

Grindberg R V, Ishoey T, Brinza D, et al. 2011. Single cell genome amplification accelerates identification of the apratoxin biosynthetic pathway from a complex microbial assemblage. PLoS One, 6(4): e18565.

Guo M T, Yuan Q B, Yang J. 2015. Distinguishing effects of ultraviolet exposure and chlorination on the horizontal transfer of antibiotic resistance genes in municipal wastewater. Environmental Science & Technology, 49(9): 5771-5778.

Harrington E D, Arumugam M, Raes J, et al. 2010. SmashCell: A software framework for the analysis of single-cell amplified genome sequences. Bioinformatics, 26(23): 2979-2980.

Hegde P S, White I R, Debouck C. 2004. Interplay of transcriptomics and proteomics. Current Opinion in Biotechnology, 14(6): 647-651.

Hu H W, Wang J T,Li J, et al. 2016. Field-based evidence for copper contamination induced changes of antibiotic resistance in agricultural soils. Environmental Microbiology, 18(11): 3896-3909.

Jorgensen J H, Ferraro M J. 2009. Antimicrobial susceptibility testing: A review of general principles and contemporary practices. Clinical Infectious Diseases, 49(11): 1749-1755.

Ju F, Beck K, Yin X, et al. 2018. Wastewater treatment plant resistomes are shaped by bacterial composition, genetic exchange, and upregulated expression in the effluent microbiomes. The ISME Journal, 13(2): 346-360.

Junkin M, Tay S. 2014. Microfluidic single-cell analysis for systems immunology. Lab on a Chip, 14(7): 1246-1260.

Jutkina J, Rutgersson C, Flach C F, et al. 2016. An assay for determining minimal concentrations of antibiotics that drive horizontal transfer of resistance. Science of the Total Environment, 548-549: 131-138.

Kim S, Yun Z, Ha U H, et al. 2013. Transfer of antibiotic resistance plasmids in pure and activated sludge cultures in the presence of environmentally representative micro-contaminant concentrations. Science of the Total Environment, 468-469: 813-820.

Klümper U, Droumpali A, Dechesne A, et al. 2014. Novel assay to measure the plasmid mobilizing potential of mixed microbial communities. Frontiers in Microbiology, 5(2): 730.

Klümper U, Riber L, Dechesne A, et al. 2015. Broad host range plasmids can invade an unexpectedly diverse fraction of a soil bacterial community. The ISME Journal, 9(4): 934-945.

Kogermann K, Putrins M, Tenson T. 2016. Single-cell level methods for studying the effect of antibiotics on bacteria during infection. European Journal of Pharmaceutical Sciences, 95: 2-16.

Kvist T, Ahring B K, Lasken R S, et al. 2007. Specific single-cell isolation and genomic amplification of uncultured microorganisms. Applied Microbiology and Biotechnology, 74(4): 926-935.

Lasken R S. 2012. Genomic sequencing of uncultured microorganisms from single cells. Nature Reviews Microbiology, 10(9): 631-640.

Li Z F, Li C, Lin D, et al. 2014. Surface-enhanced Raman spectroscopy for differentiation between benign and malignant thyroid tissues. Laser Physics Letters, 11(4):045602.

Liu X, Painter R E, Enesa K, et al. 2016. High-throughput screening of antibiotic-resistant bacteria in picodroplets. Lab on a Chip, 16(9): 1636-1643.

Mackie R I, Koike S, Krapac I, et al. 2006. Tetracycline residues and tetracycline resistance genes in groundwater impacted by swine production facilities. Animal Biotechnology, 17(2): 157-176.

Maglica Z, Ozdemir E, McKinney J D. 2015. Single-cell tracking reveals antibiotic-induced changes in mycobacterial energy metabolism. mBio, 6(1)：e02236-02214.

Martinez-Garcia M, Brazel D M, Swan B K, et al. 2012. Capturing single cell genomes of active polysaccharide degraders: An unexpected contribution of *Verrucomicrobia*. PLoS One, 7(4): e35314.

Martinez J L, Baquero F. 2000. Mutation frequencies and antibiotic resistance. Antimicrobial Agents and Chemotherapy, 44(7): 1771-1777.

Martinez J L, Coque T M, Baquero F. 2015. Prioritizing risks of antibiotic resistance genes in all metagenomes. Nature Reviews Microbiology, 13(6): 396.

Mason O U, Hazen T C, Borglin S, et al. 2012. Metagenome, metatranscriptome and single-cell sequencing reveal microbial response to Deepwater Horizon oil spill. The ISME Journal, 6(9): 1715-1727.

McGarvey K M, Queitsch M, Fields S. 2012. Wide variation in antibiotic resistance proteins identified by functional metagenomic screening of a soil DNA library. Applied and Environmental Microbiology, 78(6): 1708-1714.

McLean J S, Lombardo M J, Ziegler M, et al. 2013. Genome of the pathogen *Porphyromonas gingivalis* recovered from a biofilm in a hospital sink using a high-throughput single-cell genomics platform. Genome Research, 23(5): 867877.

Merlin C, Bonot S, Courtois S, et al. 2011. Persistence and dissemination of the multiple-antibiotic-resistance plasmid pB10 in the microbial communities of wastewater sludge microcosms. Water Research, 45(9): 2897-2905.

Monier J M, Demaneche S, Delmont T O, et al. 2011. Metagenomic exploration of antibiotic resistance in soil. Current Opinion in Microbiology, 14(3): 229-235.

Ng L K, Martin I, Alfa M J, et al. 2001. Multiplex PCR for the detection of tetracycline resistant genes. Molecular and Cellular Probes, 15(4): 209-215.

Norman A, Hansen L H, Sorensen S J, et al. 2009. Conjugative plasmids: Vessels of the communal gene pool. Philosophical Transactions of the Royal Society B: Biological Sciences, 364(1527): 2275-2289.

Notomi T, Okayama H, Masubuchi H, et al. 2000. Loop-mediated isothermal amplification of DNA. Nucleic Acids Research, 28(12): e63.

Pal C, Bengtsson-Palme J, Rensing C, et al. 2014. BacMet: Antibacterial biocide and metal resistance genes database. Nucleic Acids Research, 42(D1): D737-743.

Patterson A J, Colangeli R, Spigaglia P, et al. 2007. Distribution of specific tetracycline and erythromycin resistance genes in environmental samples assessed by macroarray detection. Environmental Microbiology, 9(3): 703-715.

Peak N, Knapp C W, Yang R K, et al. 2007. Abundance of six tetracycline resistance genes in wastewater lagoons at cattle feedlots with different antibiotic use strategies. Environmental Microbiology, 9(1): 143-151.

Pei R, Lee S S, Carlson K H, et al. 2006. Effect of river landscape on the sediment concentrations of antibiotics and corresponding antibiotic resistance genes (ARG). Water Research, 40(12): 2427-2435.

Pinard R, de Winter A, Sarkis G J, et al. 2006. Assessment of whole genome amplification-induced bias through high-throughput, massively parallel whole genome sequencing. BMC Genomics, 7(1): 216.

Qiu Z G, Yu Y M, Chen Z L, et al. 2012. Nanoalumina promotes the horizontal transfer of multiresistance genes mediated by plasmids across genera. Proceedings of the National Academy of Sciences of the United States of America, 109(13): 4944-4949.

Reller L B, Weinstein M, Jorgensen J H, et al. 2009. Antimicrobial susceptibility testing: A review of general principles and contemporary practices. Clinical Infection & Diseases, 49: 1749-1755.

Rizzo L, Manaia C, Merlin C, et al. 2013. Urban wastewater treatment plants as hotspots for antibiotic resistant bacteria and genes spread into the environment: A review. Science of the Total Environment, 447: 345-360.

Rutgers M, Breure A M. 1999. Risk assessment, microbial communities, and pollution-induced community tolerance. Human and Ecological Risk Assessment, 5(4): 661-670.

Sarmah A K, Meyer M T, Boxall A B A, et al. 2006. A global perspective on the use, sales, exposure pathways, occurrence, fate and effects of veterinary antibiotics (VAs) in the environment. Chemosphere, 65(5): 725-759.

Sato T, Hongoh Y, Noda S, et al. 2009. *Candidatus* Desulfovibrio trichonymphae, a novel intracellular symbiont of the flagellate *Trichonympha agilis* in termite gut. Environmental Microbiology, 11(4): 1007-1015.

Schmitt H, Stoob K, Hamscher G, et al. 2006. Tetracyclines and tetracycline resistance in agricultural soils: Microcosm and field studies. Microbial Ecology, 51(3): 267-276.

Schmitt H, Van Beelen P, Tolls J, et al. 2004. Pollution-induced community tolerance of soil microbial communities caused by the antibiotic sulfachloropyridazine. Environmental Science and Technology, 38(4): 1148-1153.

Schoeman R M, Kemna E W M, Wolbers F, et al. 2014. High-throughput deterministic single-cell encapsulation and droplet pairing, fusion, and shrinkage in a single microfluidic device. Electrophoresis, 35(2-3): 385-392.

Shapiro E, Biezuner T, Linnarsson S, et al. 2013. Single-cell sequencing-based technologies will revolutionize whole-organism science. Nature Reviews Genetics, 14(9): 618-630.

Singh B K, Campbell C D, Sorenson S J, et al. 2009. Soil genomics. Nature Reviews Microbiology, 7(10): 756.

Smith M S, Yang R K, Knapp C W, et al. 2004. Quantification of tetracycline resistance genes in feedlot lagoons by real-time PCR. Applied and Environmental Microbiology, 70(12): 7372-7377.

Song Y, Cui L, Lopez J A S, et al. 2017. Raman-Deuterium Isotope Probing for *in-situ* identification of antimicrobial resistant bacteria in Thames River. Scientific Reports, 7(1): 16648.

Soucy S M, Huang J, Gogarten J P, et al. 2015. Horizontal gene transfer: Building the web of life. Nature Reviews Genetics, 16(8): 472-482.

Su J Q, Cui L, Chen Q L, et al. 2017. Application of genomic technologies to measure and monitor antibiotic resistance in animals. Annals of the New York Academy of Sciences, 1388(1): 121-135.

Su J Q, Wei B, Xu C Y, et al. 2014. Functional metagenomic characterization of antibiotic resistance genes in agricultural soils from China. Environment International, 65: 9-15.

Wang F H, Qiao M, Su J Q, et al. 2014. High throughput profiling of antibiotic resistance genes in urban park soils with reclaimed water irrigation. Environmental Science & Technology, 48(16): 9079-9085.

Wang X, Kang Y, Luo C X, et al. 2014. Heteroresistance at the single-cell level: Adapting to antibiotic stress through a population-based strategy and growth-controlled interphenotypic coordination. mBio, 5(1): e00942-00913.

Wang Y, Huang W E, Cui L, et al. 2016. Single cell stable isotope probing in microbiology using Raman microspectroscopy. Current Opinion in Biotechnology, 41: 34-42.

Wang Y, Ran M, Wang J, et al. 2015. Studies of antibiotic resistance of beta-lactamase bacteria under different nutrition limitations at the single-cell level. PLoS One, 10(5): e0127115.

Westergaard K, Müller A, Christensen S, et al. 2001. Effects of tylosin as a disturbance on the soil microbial community. Soil Biology and Biochemistry, 33(15): 2061-2071.

Wright G D. 2007. The antibiotic resistome: The nexus of chemical and genetic diversity. Nature Reviews Microbiology, 5(3): 175.

Xu C, Lin X, Ren X, et al. 2006. Analysis of outer membrane proteome of *Escherichia coli* related to resistance to ampicillin and tetracycline. Proteomics, 6(2): 462-473.

Yilmaz S, Singh A K. 2012. Single cell genome sequencing. Current Opinion Biotechnology, 23(3): 437-443.

Yu Z, Michel F C, Hansen G, et al. 2005. Development and application of real-time PCR assays for quantification of genes encoding tetracycline resistance. Applied Environmental Microbiology, 71(11): 6926-6933.

Yun S H, Choi C W, Park S H, et al. 2008. Proteomic analysis of outer membrane proteins from *Acinetobacter baumannii* DU202 in tetracycline stress condition. Journal of Microbiology, 46(6): 720-727.

Zhang K, Martiny A C, Reppas N B, et al. 2006. Sequencing genomes from single cells by polymerase cloning. Nature Biotechnology, 24(6): 680-686.

Zhang T, Zhang M, Zhang X, et al. 2009. Tetracycline resistance genes and tetracycline resistant lactose-fermenting *Enterobacteriaceae* in activated sludge of sewage treatment plants. Environmental Science and Technology, 43(10): 3455-3460.

Zhang X X, Zhang T, Fang H H P. 2009. Antibiotic resistance genes in water environment. Applied Microbiology and Biotechnology, 82(3): 397-414.

Zhu Y G, Johnson T A, Su J Q, et al. 2013. Diverse and abundant antibiotic resistance genes in Chinese swine farms. Proceedings of the National Academy of Sciences of the United States of America, 110(9): 3435-3440.

Zhu Z, Zhang W, Leng X F, et al. 2012. Highly sensitive and quantitative detection of rare pathogens through agarose droplet microfluidic emulsion PCR at the single-cell level. Lab on a Chip, 12(20): 3907-3913.

第十一章　环境抗生素抗性基因污染的健康风险

20世纪人类在公共卫生领域取得的重要成就之一是有效地控制感染性疾病，心脏病和癌症已经取代肺炎、流感、结核等感染性疾病成为人类的头号杀手，其中抗生素的发现和广泛应用起着重要的作用（CDC，1999）。然而抗生素在医疗和养殖业等行业的大量不合理使用，加速了细菌耐药性的产生。临床中不断有具有多重抗性的超级细菌出现，这些超级细菌通常具有多个抗生素抗性基因，能抵御多种抗生素，如耐甲氧西林金黄色葡萄球菌、耐万古霉素肠球菌、碳青霉烯耐药细菌（Walsh et al.，2011）、多黏菌素耐药细菌（Liu et al.，2015）等，不断地挑战人们防御细菌感染的防线，极大地影响了抗生素的治疗效果，严重威胁人类健康。因此，2001年世界卫生组织将抗性基因作为21世纪威胁人类健康的最重大挑战之一，并呼吁在全球建立细菌耐药性监测体系[①]。

抗生素的不合理使用也加速了抗性基因在环境中的出现、传播和扩散，因此科学家们提出将抗性基因作为一种环境中的新型污染物（Pruden et al.，2006），研究其在环境中的来源、进化、传播、归趋及对生态环境和人类健康的影响。随着环境抗生素抗性基因研究的不断深入，科学家们在环境中抗性基因的多样性、丰度、分布和传播及其影响因子等研究方面已获得了许多可喜的进展。Zhu等（2013）采用高通量定量PCR在养殖环境中检测到高丰度的多种抗性基因；Sommer等（2009）采用功能宏基因组学技术从人体肠道微生物中克隆到多种新型抗性基因；Li B（2015）等采用宏基因组测序技术从环境中鉴定出多种抗性基因，并通过网络分析研究了其共同出现的模式；同样采用测序技术，人们研究了环境中可移动遗传元件所携带的抗性基因（Sentchilo et al.，2013；Stalder et al.，2014），进而采用荧光标记技术。Klümper等（2015）研究了携带有抗性基因的可移动遗传元件在土壤微生物中水平基因转移，加深了对抗性基因水平基因转移的认识。

采用定量PCR、宏基因组学等技术，人们从各种环境介质中均检测出不同丰度的多种抗性基因。这些环境介质不仅包括与人们密切相关的水环境（Ouyang

---

[①] WHO. 2015. Global antimicrobial resistance surveillance system.

et al.，2015，Xu et al.，2016）、土壤（Thanner et al.，2016）、沉积物（Cze-kalski et al.，2014），还包括冻土（Segawa et al.，2013）、深海沉积物（Chen et al.，2013）等极端环境，并且测序数据的增加极大地丰富了抗性基因数据库，如CARD 数据库（McArthur et al.，2013），同时许多研究均指出，在这些环境中检测到的抗性基因，一旦转移到致病菌中，将危害人类健康。然而，由于抗性基因普遍存在于各种环境中，如果所有环境中的抗性基因都存在威胁，那么将很难对所有抗性基因都进行健康风险评价，从而使得管理者无法制定出有效的管理措施。

抗性基因对人类健康的最大威胁是它们可能通过水平基因转移等途径进入人类致病菌中，形成新的、多重的抗性表型，降低现有的抗生素治疗效果，甚至使其失效，危害人类健康。水平基因转移在一定的抗性基因丰度水平下才可能发生，那么多高丰度的抗性基因才可能危害人类健康呢？许多抗性基因在抗生素大规模使用之前就已经存在于细菌体内（D'Costa et al.，2011），其主要功能并非是保护细菌细胞不受抗生素的伤害（Davies J and Davies D，2010）。在 CARD 数据库中有许多抗性基因本身并不表现抗生素抗性，如 $MarA$ 实际上是细菌体内的调控基因（Hachler et al.，1991），其对人类健康的威胁显然要低于新德里金属 -β-内酰胺酶基因（bla_{NDM-1}），那么在 CARD 数据库里的多种抗性基因中，哪些最可能威胁人类健康呢？不同的环境介质中，其抗性基因和人类致病菌的种类与丰度，以及相关的环境条件均不同，这些均会影响抗性基因的水平基因转移，那么在什么环境下人们较容易受到抗性基因的威胁呢？这些问题的解决亟须我们建立标准、定量可行的抗生素抗性基因人类健康风险评价体系。

由于环境抗生素抗性基因的研究在近 20 年来才大量开展，关于抗性基因的人类健康风险评价更是才刚刚开始，我们还缺乏进行定量的人类健康风险评价所需的各种定量数据和模式方法，如大范围的抗生素抗性基因的种类和丰度的定量数据、水平基因转移频率的估算方法、抗生素和重金属等因子的选择压力与抗性基因突变和转移的关系（Baker-Austin et al.，2006）、流行病学数据的收集及其与抗性基因关联的数学模型等，缺少这些将难以形成完整的抗性基因人类健康风险评价体系。人群健康风险评估的经典模型包括风险评估"四步法"，即危害识别、剂量 – 反应关系评估、暴露评估和风险特征（李浩浩，2015）。因此，在本章中，我们将在经典的污染物健康风险评价方法基础上，总结并指出各步骤中亟待解决的科学问题和亟须建立的数学模型，由于致病菌的健康风险可通过目前较常用的微生物风险评价（MRA）方法开展（Ashbolt et al.，2013；McEwen，2012；Schoen and Ashbolt，2011），本章将主要对抗性基因转移到人类致病菌中的风险展开讨论。

第一节　危害识别

危害识别是抗性基因人类健康风险评估的第一步，这一步的主要任务是鉴定出哪些抗性基因可能威胁人类健康，有什么样的健康效应，而后结合暴露数据确定哪些抗性基因需要进行健康风险评估。在传统的污染物危害识别中，要考虑其浓度和成分、暴露途径和暴露时间对人群健康效应的影响（崔亮亮等，2015），同样在抗性基因危害识别中也要充分考虑这些因素，同时要注意到在某些特定条件下抗性基因具有"一次性效应"，即新型抗性基因形成后，其从环境细菌转移到人类致病菌中只需发生一次即有可能造成严重威胁，如 bla_{NDM-1} 基因（Wilson and Chen，2012）。

一、抗生素抗性基因多样性

关于抗性基因的丰度和多样性的研究方法本书的其他章节已有详细介绍，本章不再赘述。随着细菌基因组和环境宏基因组数据的不断增加，抗性基因数据库中所含有的抗性基因种类也在持续增加，其中包含多种不同类别和抗性机制的抗性基因。抗性基因数据库的不断完善将有助于抗性基因的注释和鉴定，但需要特别指出的是：①某些抗性基因只对目前感染治疗中已经不用的抗生素产生抗性，由于这些抗性基因并不影响现有感染治疗手段的效果，应认为是低风险的抗性基因。②在抗性基因数据库中存在多种抗性机制的抗性基因，正如前文所提到的 MarA 调控基因，其本身并不具有抗性，因此这类基因应认为是低风险的基因。③前面已经提到抗性基因的主要风险是通过水平基因转移进入人类致病菌中形成新的抗性表型，由于水平基因转移主要是由可移动遗传元件所介导的，因此抗性基因是否存在于可移动遗传元件上，应是抗性基因风险分级的重要标准之一。④在某些抗生素产生菌中必然存在着抗性基因，其功能是对自身产生的抗生素起脱毒作用；另外一些如编码多重药物外排泵的抗性基因，其最开始的功能并非是抵御人类常用的抗生素，如 AcrAB 基因，其主要功能是胆盐抗性（Thanassi et al.，1997），这些基因应认为是低风险基因，但如果发现这些基因存在于可移动遗传元件上，则需要提高风险级别。⑤目前宏基因学注释抗性基因的方法主要是根据目的基因与参比基因在核苷酸和氨基酸序列 blast 比对的相似性来进行的，因此不可避免地会出现假阳性抗性基因，即这些比对出的抗性基因虽然序列上相近，特别是很可能只具有一个相近的氨基酸保守结构域，但其并不具有抗性，因此对抗性基因的甄别尤其需要进行抗性表型的验证。

二、抗生素抗性基因风险等级

综合考虑抗性基因的抗性机制和生态功能、抗性基因是否对现有常用的抗生素产生抗性、其功能是否经过验证、抗性基因是否存在于可移动遗传元件上等因素，Martinez 等（2015）将抗性基因分为 7 个风险级别（resistance readiness condition，RESCon），从风险最高的第 1 级到风险最低的第 7 级，其分级标准如下（图11-1）。

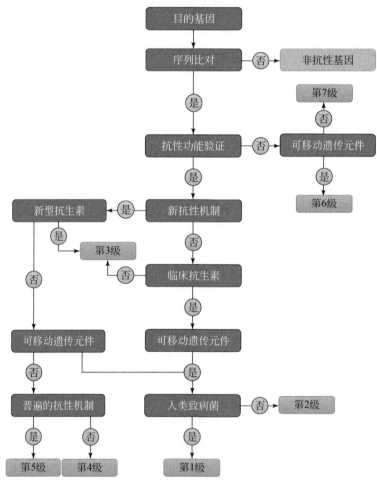

图 11-1　抗生素抗性基因风险分级
根据 Martinez 等（2015）修改

第 1 级：包括目前已知的对现有常用于感染治疗的抗生素具有抗性，存在于可移动遗传元件上，其宿主是人类致病菌的抗性基因，如 β- 内酰胺酶类基因、

万古霉素抗性基因 *van*A 等。此外，任何新型抗性基因一旦满足这三个条件，即可归于这一级别。该类基因风险级别最高。

第 2 级：包括经过功能验证的，对现有常用于感染治疗的抗生素具有抗性，存在于可移动遗传元件上，但其宿主不是人类致病菌的新型抗性基因。

第 3 级：包括经过功能验证的，对刚刚要应用于临床治疗的新型抗生素或已经不常用于感染治疗的抗生素具有抗性的新型抗性基因。这类抗性基因不管其宿主是否是人类病原菌或是否存在于可移动遗传元件上，对这类抗性基因的研究有助于增加对潜在抗性机制的认识。

第 4 级：包括经过功能验证的，不存在于可移动遗传元件上的，对某类抗生素具有抗性的新型抗性基因，这类抗性基因对于抗生素的抗性机制还不明确，但有关于这些抗生素的其他抗性机制已知，并且存在于人类致病菌体内，如一类可使利福霉素失活的抗性基因（Spanogiannopoulos et al., 2014）。这类抗性基因的主要威胁在于其可能改变对于某特定抗生素的不同抗性基因的地理分布和相关的宿主种类组成，从而影响该类抗性基因的扩散。

第 5 级：包括经过功能验证的，不存在于可移动遗传元件上的，对某类抗生素具有抗性的新型抗性基因，且其抗性机制与已知的该类抗性基因的抗性机制相同，因此具有相似的抗性表型。例如，如果我们发现一个新的 β- 内酰胺酶类基因 A，其可以失活的 β- 内酰胺类抗生素与目前已知的 β- 内酰胺酶类基因 B 相同，表现出相似的抗性表型。由于 B 已经广泛存在于环境细菌和人类致病菌中，那么由抗性基因 B 引起的"奠基者效应"（founder effect）将大大降低基因 A 在细菌中的传播。简单来说，即含有基因 B 的细菌已经具有某类抗生素抗性，那么该类抗生素很难对该细菌形成选择压力，促使其从环境中获得基因 A。但要注意这类基因的地理分布，如果这类基因在某一地区未被发现，那么基因 A 在当地的风险将提高到第 4 级。

第 6 级：包括未经过功能验证的，存在于可移动遗传元件上的，通过序列的比对预测的新型抗性基因。该类抗性基因与第 2 级抗性基因的唯一区别是其未经过功能验证。一旦通过体外克隆实验，在不同的宿主菌中经过验证，且表明该基因具有抗生素抗性，其风险将提高。

第 7 级：包括未经过功能验证的，不存在于可移动遗传元件上的，通过序列的比对预测的新型抗性基因。与第 6 级抗性基因的区别是其不存在于可移动遗传元件上。该类基因风险级别最低。

第二节　剂量 - 反应关系评估

抗性基因的剂量 - 反应关系评估是其人类健康风险评价的第二个步骤。这一步的主要任务是描述抗性基因在"一定的暴露剂量与暴露条件下，其不良健康效应产生的可能性与严重程度，剂量 - 反应关系评估为评估健康风险提供转换暴露信息的数学基础"（张翼等，2015）。在本章中抗性基因的不良健康效应主要指抗性基因转移到人类致病菌中使得临床抗生素治疗失效的风险。

一、抗生素抗性基因功能验证

抗性基因是否真正具有抗生素抗性是剂量 - 反应关系评估的基础，这也是抗性基因分级的重要依据之一。除了前面提到的第 1 ~ 5 级抗性基因外，第 6 ~ 7级抗性基因在进行健康风险评估前必须要经过功能验证。对于抗性基因抗性有三种定义：①医疗领域基于最小抑菌浓度（MIC）的定义，主要适用于已知的人类致病菌和常用于临床治疗的抗生素，对于环境细菌和不常用的抗生素还未能建立系统的 MIC 数据；②流行病学的抗性定义，主要是基于大量菌株对抗生素耐受性数据调查而做出的分布曲线来确定阈值，该方法依赖于大量的数据调查，对于多数环境抗性基因并不适合；③基于实验比较野生型和突变株的抗生素抗性来确定该抗性基因是否具有抗性功能（Martinez et al.，2015）。其中第三种方法尤其适合环境抗性基因的抗性功能验证，这也是功能宏基因组学鉴定环境中抗性基因的实验基础（Su et al.，2014）。对于抗性基因数据库中的抗性基因，可通过克隆至合适的模式宿主菌中来验证其是否具有抗生素抗性，需要注意的是，由于基因异源表达的差异，应选择几种宿主菌进行功能验证，同时也应测定其在模式菌中的 MIC。

二、水平基因转移

抗性基因转移至人类致病菌的主要途径是通过可移动遗传元件介导的水平基因转移。目前人类对水平基因转移的机制已有较好的认识，其主要是通过质粒、整合子、转座子等可移动遗传元件和噬菌体等介导的接合、转化、转导和基因重组等过程来进行细菌间遗传物质的交换及传播的（Soucy et al.，2015）。传统的污染物剂量 - 反应关系通常是根据流行病学调查和动物实验的数据，按一定的方法进行估算。然而由于流行病学数据的缺乏，并且目前还没有标准的公认的方法来定量地描绘抗性基因水平基因转移的过程和频率，因此这方面的实验数据也不足，极大地增加了抗性基因风险评价的不确定性，因此有必要建立综合多因子的模型来量化其过程和频率。抗性基因的水平基因转移受多种因子影响，这些因子的存在增加了水平基因转移研究的复杂性，同时也为其量化模型的建立提出了挑战。

抗性基因发生水平基因转移的必要条件是：①要有抗性基因作为供体；②要有介导水平基因转移的可移动遗传元件；③要有合适的菌株作为抗性基因的受体；④供体和受体须共存于同一或相邻的可以进行物质交换的环境介质中（Martinez et al.，2015）。抗性基因的水平基因转移需要供体菌和受体菌的直接接触，环境中供体菌、受体菌和可移动遗传元件的丰度是决定水平基因转移的关键因子，因此在进行抗性基因剂量–反应关系评估中，不仅要对抗性基因进行定量分析，同时也应该对同环境中的高风险受体菌（致病菌或条件致病菌）的种类和丰度进行定量分析。此外，也应定量地分析可移动遗传元件的丰度，如整合子就是一类在抗性基因的传播中起重要作用的可移动遗传元件，关于整合子的起源、分类、多样性和功能已有很好的文献综述（Gillings，2014），在养殖环境中普遍存在的大肠杆菌菌株携带整合子的比例甚至可高达80%（Marchant et al.，2013），定量地描述整合子丰度对水平基因转移的影响及可移动遗传元件捕获抗性基因的频率也是建立抗性基因剂量–反应关系的关键（图 11-2）。

抗性基因的水平基因转移还受到其他环境因子的影响。抗生素浓度是其中最重要的因子之一，30%～90% 的抗生素无法被人或动物代谢而排入环境中（Sarmah et al.，2006），从而形成持久的选择压力，加速了抗性基因的突变和传播（Aminov and Mackie，2007），抗生素可促进抗性基因的水平基因转移（Kim et al.，2014），这种促进作用甚至在很低浓度的抗生素选择压力下也可能发生（Andersson and Hughes，2014）。此外，季铵类化合物（Gaze et al.，2005）、金属离子（Hu et al.，2016；Pal et al.，2014）、纳米材料（Qiu et al.，2012）等也可通过共选择作用促进抗性基因的水平基因转移。因此，在建立抗性基因的剂量–反应关系时也应充分考虑这些因子的影响（图 11-2）。

抗性基因水平转移到受体菌后，由于受体菌在基因的复制和表达等方面需要付出适应度代价（fitness cost），该基因很可能无法在该受体菌中稳定遗传，或者影响该受体菌在环境中增殖（San Millan et al.，2015），即使某些抗性基因不需要受体菌付出适应度代价（Wasels et al.，2015），它也有可能因为"奠基者效应"的存在，使其无法竞争过该受体菌中已存在的具有相同的抗生素抗性表型和机制的抗性基因（Martinez，2014）。因此在建立抗性基因的剂量–反应关系

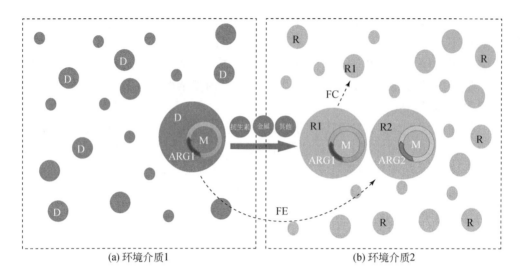

(a) 环境介质1　　　　　　　　　　　　　　(b) 环境介质2

图 11-2　影响抗性基因水平基因转移的因子

抗性基因的供体菌（D）和受体菌（R）需存在于同一环境或可进行微生物交换的环境介质中，并且分别达到一定的种群大小，此时可移动遗传元件（M）捕获的抗性基因 ARG1 即可能转移到受体菌 R1 中，这一过程受到环境中抗生素浓度、金属浓度和其他环境因子的影响。ARG1 转移到受体菌 R1 后，可能由于其会造成适应度代价（FC）而无法稳定遗传。由于受体菌 R2 中已经存在了抗性基因 ARG2 的奠基者效应（FE），ARG1 无法转移到受体菌 R2 中

时还应该考虑适应度代价和奠基者效应对抗性基因成功水平基因转移的影响（图 11-2）。

第三节　暴露评估

　　暴露评估是抗性基因人类健康风险评估的第三步。暴露是指人体外部边缘与抗性基因的接触，暴露评估的主要任务包括测量和评估人群暴露于抗性基因的量级、方式、频率和暴露时间（杜艳君等，2015），通过对环境介质中抗性基因的定量和不同暴露途径暴露参数的计算，为最终抗性基因的风险评估提供暴露量这一重要参数。USEPA（1992）暴露评估导则中将暴露量（exposure dose）定义为潜在剂量（potential dose）、应用剂量（applied dose）、内暴露量（internal dose）、到达剂量（delivered dose）、生物有效剂量（biologically effective dose）等几种，目前常用的评估方法是基于潜在剂量的外暴露评估法，该法更适用于大规模人群的暴露评估（杜艳君等，2015）。

一、抗生素抗性基因的定量

准确地对环境中抗性基因进行定性和定量分析是开展暴露评估的关键步骤。前面已经提到，抗性基因的主要风险是其可能会转到人类致病菌中，因此同时也应该对同环境中的致病菌/条件致病菌的种类和丰度进行定量分析。目前常用的抗性基因和致病菌/条件致病菌检测方法包括分离培养法和基因芯片（Besant et al., 2015；Lee et al., 2013；Li X et al., 2015）、PCR 和测序等生物学方法。其中，实时荧光定量 PCR 和宏基因组技术是环境抗生素抗性基因研究中最常用的方法。关于这两种方法其他章节中已有详细的介绍，相对于实时荧光定量 PCR，宏基因组技术只能对样品中的抗性基因进行相对定量；其优势在于可以提供抗性基因的序列信息，从而为以序列比对为基础的分析手段提供数据，同时为实时荧光定量 PCR 的引物设计和优化提供参考序列。此外，通过基因组序列的拼接和分析，可以得到抗性基因所在基因簇的各相关基因，有利于抗性基因的调控、表达等相关研究。

鉴于数据库中抗性基因的多样性及不同环境介质中均存在多种抗性基因，有必要建立并完善高通量的抗性基因鉴定方法，对各环境介质中的抗性基因进行快速、高效的定性和定量检测，如可采用高通量实时荧光定量 PCR（Su et al., 2015；Xu et al., 2016）实现多样品、多基因的高通量分析，同时针对数据库中不断增加的抗性基因，根据其序列持续地开展引物设计和完善工作。此外，对于环境中丰度较低或关键的抗性基因和致病菌/条件致病菌，还可应用数字 PCR 进行精确的测定（Vogelstein and Kinzler, 1999）。

二、环境介质与暴露途径

微生物是抗性基因的主要宿主，微生物几乎存在于地球上所有的生境中，因此任何可与人直接接触的环境介质均有可能造成抗性基因的暴露。抗性基因早在抗生素大规模使用前就一直存在于各种环境中（D'Costa et al., 2011；Davies J and Davies D, 2010），且不同环境介质中抗性基因的种类和丰度有较大差异（Martinez, 2014；Pehrsson et al., 2016），因此有必要建立各种环境介质抗性基因监测数据库，其不仅可为抗性基因的暴露评估提供数据，而且可为抗性基因污染的预警和管理政策的制定提供参考。

含有抗性基因的环境介质主要有空气、水、土壤、食物和动植物等，这些环境介质所负载的抗性基因可通过不同的途径进入人体，主要的暴露途径包括呼吸途径、经口摄入和皮肤接触（USEPA, 2011；杜艳君等, 2015）。不同的暴露途径具有不同的暴露参数,同时由于不同国家的环境、人种、生活习惯和文化的差异,暴露参数具有明显的地域和人种特征,中、美、日、韩均有暴露参数手册可供参考,有关暴露参数的研究方法和暴露评估的计算方法已有较好的综述(杜艳君等,2015),这里不再赘述。对于抗性基因的暴露评估,有必要对抗性基因高发的热点区域进行重点评估,这些区域可能包括施用有机肥(粪肥或污泥)的土壤及其中生长的植物、堆肥和化粪池、生活污水和制药厂废水、受污水污染的水体和沉积物、养殖场空气等,获得了这些环境介质中的抗性基因和致病菌/条件致病菌的丰度后,可利用一系列模型,如 Bayesian 模型来计算最终人体的暴露量(Ashbolt et al.,2013;Ranta et al.,2011)。

第四节　风险特征

风险特征分析是抗性基因人类健康风险评估的第四步,其主要任务是综合前述抗性基因危害识别、剂量 – 反应关系和暴露评估的结果,定性、定量地描述抗性基因的健康风险,并提出清晰完整的结论,为政策的制定提供科学依据(USEPA,2000;孙庆华等,2015)。简单来说,抗性基因的风险特征分析就是要指出特定环境中的一类或多种抗性基因是否危害人类健康,其产生危害的条件、危害程度,以及对哪些人群产生危害。

传统污染化合物的风险主要分为致癌风险(cancer risk,CR)和非致癌风险,分别用致癌风险和危害商(hazard quotients,HQ)来表征,并分别可用相应的数学公式来计算(孙庆华等,2015)。环境抗性基因的风险应该主要是非致癌风险,然而,由于环境抗性基因的复杂性、前述中提到的健康风险评价参考数据的缺失及各个步骤中的 "不确定性",目前还很难提出系统的抗性基因健康风险评价定量分析方法。Ashbolt 等(2013)提出在目前的条件下,可尝试采用多准则决策分析(multicriteria decision analysis,MCDA)方法,在 MRA 的基础上开展抗性基因健康风险评价。

综上所述,要开展系统的、完整的、定量的抗性基因健康风险评价,在今后的研究中需特别关注:①抗性基因的鉴定和功能验证;②根据抗性基因的威胁级别对抗性基因进行归类;③抗性基因水平基因转移过程、频率及其影响因子;④相关流行病学数据收集及关联分析;⑤抗性基因和临床重要微生物的高通量检测,并据此建立不同环境介质中长期监测数据库。

参 考 文 献

崔亮亮, 杜艳君, 李湉湉. 2015. 环境健康风险评估方法　第二讲　危害识别 (续一). 环境与健康杂志, 32(4): 362-365.

杜艳君, 莫杨, 李湉湉. 2015. 环境健康风险评估方法　第四讲　暴露评估 (续三). 环境与健康杂志, 32(6): 556-559.

李湉湉. 2015. 环境健康风险评估方法　第一讲　环境健康风险评估概述及其在我国应用的展望 (待续). 环境与健康杂志, 32(3): 266-268.

苏建强, 黄福义, 朱永官. 2013. 环境抗生素抗性基因研究进展. 生物多样性, 21(4): 481-487.

孙庆华, 杜宗豪, 杜艳君, 等. 2015. 环境健康风险评估方法　第五讲　风险特征 (续四). 环境与健康杂志, 32(7): 640-642.

张翼, 杜艳君, 李湉湉. 2015. 环境健康风险评估方法　第三讲　剂量 – 反应关系评估 (续二). 环境与健康杂志, 32(5): 450-453.

Aminov R I, Mackie R I. 2007. Evolution and ecology of antibiotic resistance genes. FEMS Microbiology Letters, 271(2): 147-161.

Andersson D I, Hughes D. 2014. Microbiological effects of sublethal levels of antibiotics. Nature Reviews Microbiology, 12(7): 465-478.

Ashbolt N J, Amezquita A, Backhaus T, et al. 2013. Human health risk assessment (HHRA) for environmental development and transfer of antibiotic resistance. Environmental Health Perspectives, 121(9): 993-1001.

Baker-Austin C, Wright M S, Stepanauskas R, et al. 2006. Co-selection of antibiotic and metal resistance. Trends in Microbiology, 14(4): 176-182.

Bellanger X, Guilloteau H, Bonot S, et al. 2014. Demonstrating plasmid-based horizontal gene transfer in complex environmental matrices: A practical approach for a critical review. Science of the Total Environment, 493: 872-882.

Besant J D, Sargent E H, Kelley S O. 2015. Rapid electrochemical phenotypic profiling of antibiotic-resistant bacteria. Lab on a Chip, 15(13): 2799-2807.

Bonot S, Merlin C. 2009. Monitoring the dissemination of the broad-host-range plasmid pB10 in sediment microcosms by quantitative PCR. Applied and Environmental Microbiology, 76(1): 378-382.

CDCP. 1999. Achievements in public health, 1900—1999: Control of infectious diseases. MMWR Weekly, 48(29): 621-629.

Chen B W, Yang Y, Liang X M, et al. 2013. Metagenomic profiles of antibiotic resistance genes (ARGs) between human impacted estuary and deep ocean sediments. Environmental Science & Technology, 47(22): 12753-12760.

Czekalski N, Gascon Diez E, Burgmann H. 2014. Wastewater as a point source of antibiotic-resistance genes in the sediment of a freshwater lake. The ISME Journal, 8(7): 1381-1390.

Davies J, Davies D . 2010. Origins and evolution of antibiotic resistance. Microbiology and Molecular Biology Reviews, 74(3): 417-433.

D'Costa V M, King C E, Kalan L, et al. 2011. Antibiotic resistance is ancient. Nature, 477(7365): 457-461.

Forsberg K J, Patel S, Gibson M K, et al. 2014. Bacterial phylogeny structures soil resistomes across habitats. Nature, 509(7502): 612-616.

Forsberg K J, Reyes A, Wang B, et al. 2012. The shared antibiotic resistome of soil bacteria and human pathogens. Science, 337(6098): 1107-1111.

Gaze W H, Abdouslam N, Hawkey P M, et al. 2005. Incidence of class 1 integrons in a quaternary ammonium compound-polluted environment. Antimicrobial Agents and Chemotherapy, 49(5): 1802-1807.

Gillings M R. 2014. Integrons: Past, present, and future. Microbiology and Molecular Biology Reviews, 78(2): 257-277.

Hachler H, Cohen S P, Levy S B. 1991. *mar*A, a regulated locus which controls expression of chromosomal multiple antibiotic resistance in *Escherichia coli*. Journal of Bacteriology, 173(17): 5532-5538.

Hu H W, Wang J T, Li J, et al. 2016. Field-based evidence for copper contamination induced changes of antibiotic resistance in agricultural soils. Environmental Microbiology, 18(11): 3896-3909.

Jutkina J, Rutgersson C, Flach C F, et al. 2016. An assay for determining minimal concentrations of antibiotics that drive horizontal transfer of resistance. Science of the Total Environment, 548-549: 131-138.

Kim S, Yun Z, Ha U H, et al. 2014. Transfer of antibiotic resistance plasmids in pure and activated sludge cultures in the presence of environmentally representative micro-contaminant concentrations. Science of the Total Environment, 468-469: 813-820.

Klumper U, Droumpali A, Dechesne A, et al. 2014. Novel assay to measure the plasmid mobilizing potential of mixed microbial communities. Frontiers in Microbiology, 5(2): 730.

Klumper U, Riber L, Dechesne A, et al. 2015. Broad host range plasmids can invade an unexpectedly diverse fraction of a soil bacterial community. The ISME Journal, 9(4): 934-945.

Lee Y J, van Nostrand J D, Tu Q C, et al. 2013. The PathoChip, a functional gene array for assessing pathogenic properties of diverse microbial communities. The ISME Journal, 7(10): 1974-1984.

Li B, Yang Y, Ma L P, et al. 2015. Metagenomic and network analysis reveal wide distribution and co-occurrence of environmental antibiotic resistance genes. The ISME Journal, 9(11): 2490-2502.

Li X, Harwood V J, Nayak B. 2015. A novel microbial source tracking microarray for pathogen detection and fecal source identification in environmental systems. Environmental Science & Technology, 49(12): 7319-7329.

Liu Y Y, Wang Y, Walsh T R, et al. 2015. Emergence of plasmid-mediated colistin resistance mechanism MCR-1 in animals and human beings in China: A microbiological and molecular biological study. The Lancet Infectious Diseases, 16(2): 161-168.

Marchant M, Vinue L, Torres C, et al. 2013. Change of integrons over time in *Escherichia coli* isolates recovered from healthy pigs and chickens. Veterinary Microbiology, 163(1-2): 124-132.

Martinez J L. 2014. General principles of antibiotic resistance in bacteria. Drug Discovery Today:

Technologies, 11: 33-39.

Martinez J L, Coque T M, Baquero F. 2015. Prioritizing risks of antibiotic resistance genes in all metagenomes. Nature Reviews Microbiology, 13(6): 396.

McArthur A G, Waglechner N, Nizam F, et al. 2013. The comprehensive antibiotic resistance database. Antimicrobial Agents and Chemotherapy, 57(7): 3348-3357.

McEwen S A. 2012. Quantitative human health risk assessments of antimicrobial use in animals and selection of resistance: A review of publicly available reports. Revue Scientifique et Technique (International Office of Epizooties), 31(1): 261-276.

Merlin C, Bonot S, Courtois S, et al. 2011. Persistence and dissemination of the multiple-antibiotic-resistance plasmid pB10 in the microbial communities of wastewater sludge microcosms. Water Research, 45(9): 2897-2905.

Ouyang W Y, Huang F Y, Zhao Y, et al. 2015. Increased levels of antibiotic resistance in urban stream of Jiulongjiang River, China. Applied Microbiology and Biotechnology, 99(13): 5697-5707.

Pal C, Bengtsson-Palme J, Rensing C, et al. 2014. BacMet: Antibacterial biocide and metal resistance genes database. Nucleic Acids Research, 42(D1): D737-D743.

Pehrsson E C, Tsukayama P, Patel S, et al. 2016. Interconnected microbiomes and resistomes in low-income human habitats. Nature, 533(7602): 212-216.

Pruden A, Pei R, Storteboom H, et al. 2006. Antibiotic resistance genes as emerging contaminants: Studies in northern Colorado. Environmental Science and Technology, 40(23): 7445-7450.

Qiu Z G, Yu Y M, Chen Z L, et al. 2012. Nanoalumina promotes the horizontal transfer of multiresistance genes mediated by plasmids across genera. Proceedings of the National Academy of Sciences of the United States of America, 109(13): 4944-4949.

Ranta J, Matjushin D, Virtanen T, et al. 2011. Bayesian temporal source attribution of foodborne zoonoses: Campylobacter in Finland and Norway. Risk Analysis , 31(7): 1156-1171.

Rizzo L, Manaia C, Merlin C, et al. 2013. Urban wastewater treatment plants as hotspots for antibiotic resistant bacteria and genes spread into the environment: A review. Science of the Total Environment, 447: 345-360.

San Millan A, Toll-Riera M, Qi Q, et al. 2015. Interactions between horizontally acquired genes create a fitness cost in *Pseudomonas aeruginosa*. Nature Communications, 6: 6845.

Sarmah A K, Meyer M T, Boxall A B A. 2006. A global perspective on the use, sales, exposure pathways, occurrence, fate and effects of veterinary antibiotics (VAs)in the environment. Chemosphere, 65(5): 725-759.

Schoen M E, Ashbolt N J. 2011. An in-premise model for *Legionella* exposure during showering events. Water Research, 45(18): 5826-5836.

Segawa T, Takeuchi N, Rivera A, et al. 2013. Distribution of antibiotic resistance genes in glacier environments. Environmental Microbiology Reports, 5(1): 127-134.

Sentchilo V, Mayer A P, Guy L, et al. 2013. Community-wide plasmid gene mobilization and selection. The ISME Journal, 7(6): 1173-1186.

Singh B K, Campbell C D, Sorenson S J, et al. 2009. Soil genomics. Nature Reviews Microbiology,

7(10): 756-756.

Sommer M O A, Dantas G, Church G M. 2009. Functional characterization of the antibiotic resistance reservoir in the human microflora. Science, 325: 1128-1131.

Soucy S M, Huang J, Gogarten J P. 2015. Horizontal gene transfer: Building the web of life. Nature Reviews Genetics, 16(8): 472-482.

Spanogiannopoulos P, Waglechner N, Koteva K, et al. 2014. A rifamycin inactivating phosphotransferase family shared by environmental and pathogenic bacteria. Proceedings of the National Academy of Sciences of the United States of America, 111(19): 7102-7107.

Stalder T, Barraud O, Jove T, et al. 2014. Quantitative and qualitative impact of hospital effluent on dissemination of the integron pool. The ISME Journal, 8(4): 768-777.

Su J Q, Wei B, Ou-Yang W Y, et al. 2015. Antibiotic resistome and its association with bacterial communities during sewage sludge composting. Environmental Science & Technology, 49(12): 7356-7363.

Su J Q, Wei B, Xu C Y, et al. 2014. Functional metagenomic characterization of antibiotic resistance genes in agricultural soils from China. Environment International, 65: 9-15.

Thanassi D G, Cheng L W, Nikaido H. 1997. Active efflux of bile salts by *Escherichia coli*. Journal of Bacteriology, 179(8): 2512-2518.

Thanner S, Drissner D, Walsh F. 2016. Antimicrobial Resistance in Agriculture. mBio, 7(2): e02227-15.

USEPA. 1992. Guidelines for Exposure Assessment. Washington DC: US Environmental Protection Agency.

USEPA. 2000. Science Policy Council Handbook: Risk Characterization. Washington DC: US Environmental Protection Agency.

USEPA. 2011. Exposure Factors Handbook 2011 Edition (Final). EPA/600/R-09/052F. Washington DC: US Environmental Protection Agency.

Vogelstein B, Kinzler K W. 1999. Digital PCR. Proceedings of the National Academy of Sciences of the United States of America, 96(16): 9236-9241.

Walsh T R, Weeks J, Livermore D M, et al. 2011. Dissemination of NDM-1 positive bacteria in the New Delhi environment and its implications for human health: An environmental point prevalence study. The Lancet Infectious Diseases, 11(5): 355-362.

Wasels F, Kuehne S A, Cartman S T, et al. 2015. Fluoroquinolone resistance does not impose a cost on the fitness of *Clostridium difficile in vitro*. Antimicrobial Agents and Chemotherapy, 59(3): 1794-1796.

Wilson M E, Chen L H. 2012. NDM-1 and the role of travel in its dissemination. Current Infectious Disease Reports, 14(3): 213-226.

Xu L K, Ouyang W Y, Qian Y Y, et al. 2016. High-throughput profiling of antibiotic resistance genes in drinking water treatment plants and distribution systems. Environmental Pollution, 213: 119-126.

Zhu Y G, Johnson T A, Su J Q, et al. 2013. Diverse and abundant antibiotic resistance genes in Chinese swine farms. Proceedings of the National Academy of Sciences of the United States of America, 110(9): 3435-3440.

第十二章　环境抗生素抗性基因污染的控制

　　近年来，医药、畜牧业和水产养殖业长期大量地使用抗生素，造成了环境中抗生素污染的加重，与之伴随的则是耐药细菌和抗生素抗性基因的产生、传播和扩散。为了减轻环境中抗生素抗性污染的影响，采取必要的措施控制抗生素耐药细菌和抗生素抗性基因显得非常重要。目前研究认为，环境中抗生素抗性污染人为选择压力主要来源于人类生产生活过程中产生的各类废弃物，而控制抗生素抗性污染可以从废弃物的处理处置过程中加以考虑。2014 年，美国学者 Amy Pruden 提出了水环境中抗生素抗性污染的关键问题，如图 12-1 所示。因此，评估现有的废弃物处理处置方式对抗生素抗性基因的影响并深入研究其去除工艺，改进相关工艺或研发新型工艺以切断抗生素抗性基因进入环境中的途径，可以有效地控制抗生素抗性基因污染，这对于保障居民身体健康和区域生态环境安全，制定符合我国国情的抗生素抗性基因污染控制策略及消除措施，有着重要的指导意义。

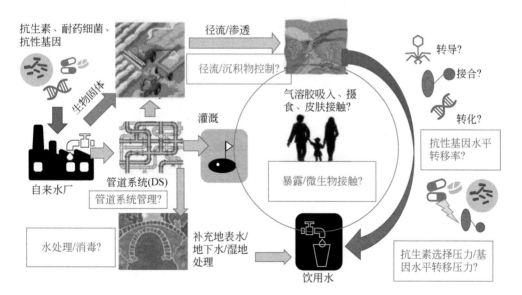

图 12-1　环境中抗生素抗性的潜在源（Pruden，2014）

方框内为其中关键研究问题

本章介绍了对环境中抗生素抗性基因具有削减作用或重要影响的处理工艺和进程，以期对环境中抗生素抗性基因的污染控制提供参考和指引。

第一节　污水处理对抗生素抗性基因的控制作用

污水处理系统作为人类生活污水的集中式处理设施，既是耐药细菌和抗生素抗性基因重要的储存库，又是削减耐药细菌和抗生素抗性基因及控制抗性传播的重要环节。医院和居民区的污水是城市地区最为重要的抗生素及抗生素抗性基因的来源，农村生活污水是农村地区抗生素及抗生素抗性基因的重要来源。各种污染源排放的抗生素、抗生素抗性基因通过污水收集系统进入污水处理系统，含有抗生素抗性基因的微生物进入污水管网后，在传输过程中，会发生自身的生长和增殖，同时也可能通过水平基因转移传播给其他不携带抗性基因的微生物。而进入污水处理厂后，由于抗生素抗性基因去除并不完全，会随出水进入自然水体，进入河流和湖泊，继而在环境中增殖（Auerbach et al.，2007；Zhang X et al.，2009）。污水处理系统的污泥中包含的抗生素及抗生素抗性基因又可以通过污泥土地利用等方式重新回到自然环境中。污水处理系统出水中抗性基因丰度有所下降，但污泥中抗性基因丰度高出污水中几个数量级，如表 12-1 所示。不同污水处理系统工艺，对污水中抗性基因的去除能力也不同（表 12-2）。

表 12-1　城镇污水处理厂中抗性基因丰度分布（窦春玲等，2013）

地区	ARGs	进水 / （copies/mL）（copies/μg DNA）	出水 / （copies/mL）（copies/μg DNA）	污泥 / （copies/mL）（copies/μg DNA）
中国江苏	tetA	$(4.96 \sim 6.16) \times 10^7$ $(354 \sim 440)$	$(1.41 \sim 1.48) \times 10^6$ $(175 \sim 184)$	$(4.23 \sim 4.44) \times 10^9$ $(200 \sim 201)$
	tetC	$(8.06 \sim 10.01) \times 10^7$ $(576 \sim 716)$	$(1.37 \sim 1.50) \times 10^6$ $(169 \sim 186)$	$(4.56 \sim 5.23) \times 10^9$ $(215 \sim 247)$
美国威斯康星州	tetQ	$10^{7.2} \sim 10^{8.9}$ $(10^{2.3} \sim 10^{3.8})$	$10^{3.8} \sim 10^{5.7}$ $(10^{0.7} \sim 10^{2.1})$	$10^{8.9} \sim 10^{9.1}$ $(10^{0.6} \sim 10^{1.5})$
	tetG	$10^{6.3} \sim 10^{7.8}$ $(10^{1.5} \sim 10^{2.7})$	$10^{4.2} \sim 10^{5.8}$ $(10^1 \sim 10^{1.7})$	$10^{8.7} \sim 10^{8.9}$ $(10^{1.9} \sim 10^{2.4})$
	tetQ	$10^{8.4}$ $(10^{3.8})$	$10^{6.2}$ $(10^{2.4})$	10^8 $(10^{1.2})$
	tetG	10^7 $(10^{2.3})$	$10^{5.5}$ $(10^{1.7})$	$10^{7.8}$ $(10^{1.1})$
美国密歇根州	tetO	$10^{4.6} \sim 10^{7.5}$	$10^{2.1} \sim 10^{6.2}$	$10^{6.9} \sim 10^{7.8}$
	tetW	$10^{4.3} \sim 10^{7.7}$	$10^{3.1} \sim 10^{4.9}$	$10^{6.5} \sim 10^{7.2}$
	sul I	$10^{5.2} \sim 10^{6.7}$	$10^{3.2} \sim 10^{4.9}$	$10^{5.5} \sim 10^{6.7}$

续表

地区	ARGs	进水 /（copies/mL） （copies/μg DNA）	出水 /（copies/mL） （copies/μg DNA）	污泥 /（copies/mL） （copies/μg DNA）
美国密歇根州	*tet*O	$10^{5.51} \sim 10^{7.61}$	ND $\sim 10^{3.96}$	$10^{6.8} \sim 10^{9.24}$
	*tet*W	$10^{5.37} \sim 10^{7.4}$	ND $\sim 10^{3.63}$	$10^{5.37} \sim 10^{7.4}$
	*sul*I	$10^{5.46} \sim 10^{7.54}$	$10^{4.37} \sim 10^{6.75}$	$10^{6.75} \sim 10^{9.4}$
中国香港	*tet*A	6×10^{7}（0.124）	ND	（$2.6 \sim 3.4$）$\times 10^{8}$ （$0.00469 \sim 0.00483$）
	*tet*C	（$1.35 \sim 1.55$）$\times 10^{8}$ （$0.28 \sim 0.32$）	ND	（$6.7 \sim 7.1$）$\times 10^{8}$ （$0.0121 \sim 0.0128$）
中国香港	*tet*A	（$1.59 \sim 2.03$）$\times 10^{8}$ （$0.375 \sim 0.385$）	（$2.12 \sim 2.51$）$\times 10^{4}$ （$0.006 \sim 0.007$）	（$2.19 \sim 2.62$）$\times 10^{8}$ （$0.0187 \sim 0.0191$）
	*tet*C	（$1.90 \sim 2.27$）$\times 10^{8}$ （$0.449 \sim 0.457$）	（$1.33 \sim 1.72$）$\times 10^{4}$ （$0.004 \sim 0.005$）	（$8.06 \sim 8.66$）$\times 10^{7}$ （$0.0686 \sim 0.0737$）

注：ND 为未检测到。

表 12-2　城镇污水处理厂各处理工艺的参数（窦春玲等，2013）

地区	处理工艺	处理水量 /（m³/d）	ARGs	数量级的减少
中国江苏	污水：活性污泥 +Cl	1.5 万	*tet*A	$1 \sim 2$
	污泥：中温厌氧消化		*tet*C	$1 \sim 2$
美国威斯康星州	污水：活性污泥 +Cl	15.9 万	*tet*Q	$3 \sim 4$
	污泥：中温厌氧消化 + 重力浓缩		*tet*G	$2 \sim 3$
	污水：活性污泥 +Cl	4.5 万	*tet*Q	$2 \sim 3$
	污泥：中温厌氧消化 + 离心浓缩		*tet*G	$1 \sim 2$
美国密歇根州	污水：活性污泥 +Cl		*tet*O	$2 \sim 3$
	污泥：脱水 + 离心浓缩		*tet*W	$1 \sim 2$
			*sul*I	$1 \sim 2$
5 个污水处理厂	污水：活性污泥 +Cl；氧化沟 +UV； 生物转盘 +Cl；MBR+Cl；活性污泥 +UV	1.51 万 ~ 7.57 万	*tet*O	$3 \sim 4$
			*tet*W	$3 \sim 4$
	污泥：脱水；重力浓缩；厌氧消化；厌氧消化； 石灰石稳定化		*sul*I	$1 \sim 2$
中国香港	污水：活性污泥 +Cl	15 万	*tet*A	>4
	污泥：厌氧消化		*tet*C	>4
	污水：活性污泥 +Cl	8.478 万	*tet*A	>4
	污泥：厌氧消化		*tet*C	>4

一、初级处理单元对抗生素抗性基因的削减

初级污水处理主要通过物理沉降去除颗粒状有机物，调节水质、水量、水温等，减轻后续生物处理的负担，对污水中耐药细菌及抗生素抗性基因的影响甚微。研究发现，初沉池出水样品中抗性基因的浓度与进水相比有所降低，但降低程度不大，削减浓度在 $10^{0.09}$ ~ $10^{0.55}$ copies/mL。另有研究对均质池和澄清池进行调查，发现均质池对耐药细菌及抗性基因基本没有削减作用，澄清池对四环素抗性基因的相对含量有微弱的影响，对磺胺类抗性基因的影响几乎可以忽略（Gao et al.，2012）。

混凝是一种传统的污水预处理的工艺，操作简单，可用于污水处理厂一级处理。处理城市生活污水的混凝剂常选用聚合氯化铝（PAC）和聚合硫酸铁（PFS），研究发现，随着 PACl 和 PFS 投加量的增加，污水中目标基因 *tet*X、*tet*G 和 *sul* I 的去除率先升高后降低（Zhang Y et al.，2009）。当 PACl 和 PFS 的投加量为 400 mg/L 时，基因的去除率分别达到 2.33 ~ 2.97 和 0.98 ~ 2.11 个数量级。

二、生化处理单元对抗生素抗性基因的削减

近年来，有研究认为活性污泥处理工艺对出水中耐药细菌及抗生素抗性基因有显著的削减作用。在传统的市政污水处理系统中污水经过好氧生物处理后，耐药细菌及抗性基因的浓度有显著降低的现象（Gao et al.，2012）。对中国香港、上海和美国加利福尼亚州的 5 个污水处理系统进行研究发现，四环素类抗性基因 *tet*A 和 *tet*C 在出水中的浓度降低到 10^4 ~ 10^5 copies/mL，比进水中减少了 3 个数量级（Zhang T et al.，2009）。在美国威斯康星州的两个以活性污泥法为主体工艺的污水处理系统中也发现了类似的结论，抗生素抗性基因的种类明显减少，出水中四环素抗性基因的含量少于进水。同样值得注意的是，污水处理系统出水中抗生素抗性基因的减少并不是真正意义上的抗性基因去除，仅仅水中的耐药细菌通过吸附浓缩进入污泥，而通过污泥的土地利用，抗性基因可能重新进入环境，因此对污泥处理过程中抗生素抗性基因削减的研究十分必要。

在污水处理厂各种工艺段处理中，膜生物反应器对于削减 ARGs 显现出良好的效果。比较膜生物反应器、传统工艺（包括活性污泥、氧化沟和生物转盘）和多种污泥处理工艺（脱水、重力浓缩、厌氧消化和石灰石稳定法）处理的出水中抗性基因的丰度，发现 MBR 设备出水中的四环素类抗性基因（*tet*W 和 *tet*O）比传统处理工艺（活性污泥、氧化沟和生物转盘）减少了 1 ~ 3 个数量级（Luis Martinez，2009）。

三、消毒对抗生素抗性基因的削减

消毒工艺通常用以降低污水处理后出水中的细菌总数，研究发现其对抗性基因也起到一定的削减作用。常规的消毒方式包括氯消毒、紫外消毒和臭氧消毒，三者对抗性基因的控制作用不尽一致。Zhang Y 等（2009）发现次氯酸钠消毒不但可以降低出水细菌总量，还可以削减携带 *tet*A 和 *tet*C 的细菌，显著降低出水中的 *tet*A 和 *tet*C。McKinney 等（2009）发现紫外消毒对甲氧西林抗性基因（*mec*A）去除了 1 个数量级，但对万古霉素抗性基因（*van*A）无明显去除效果。而 Macauley 等（2006）比较了氯、紫外和臭氧消毒工艺对养猪废水中金霉素、磺胺甲嘧啶、林可霉素四环素的耐药菌灭活效果，结果表明，三种消毒工艺的效果依次为紫外 > 臭氧 > 氯。紫外消毒可以对几乎所有的细菌灭活，但能耗太高。Zheng 等（2017）研究发现，当臭氧投加量为 100 mg/L 时，总细菌数减少了 3.3 ~ 3.9个数量级；当氯投加量为 30 mg/L 时，细菌总量减少了 3.0 ~ 3.3 个数量级，但增加氯投加量时，细菌总数却没有明显去除。通过 DNA 降解酶去除消毒后游离态 DNA 的方法，Zheng 等（2017）发现紫外消毒和臭氧消毒处理后，细菌凋亡导致菌体内的 DNA 释放，抗性基因大多存在于这些游离态 DNA 中，仍存在环境风险。此外，消毒对抗生素抗性基因的控制作用与微生物的群落结构相关，Shi 等（2013）的研究表明氯消毒可以影响水中微生物群落的结构，使不同种类细菌在消毒前后变化较大，氯消毒后，氯霉素、甲氧卡胺嘧啶和头孢菌素耐药细菌占很大比重，阿莫西林和四环素类等抗性基因（*amp*C、*tet*A、*tet*G）被富集。除了常规消毒工艺外，越来越多的组合消毒工艺被用于抗性基因的去除。Keen 和 Linden（2013）采用 UV/H_2O_2 高级氧化技术对抗生素和耐药细菌进行了研究，发现 H_2O_2 氧化对紫外消毒法有一定的促进作用。

为深入理解不同消毒方法对不同抗性基因的控制效应，许多学者选用携带目标抗性基因的微生物，研究单种微生物的消毒结果及目标抗生素抗性基因的削减情况。McKinney 和 Pruden（2012）对 *mec*A、*van*A、*tet*A 和 *amp*C 四种抗生素抗性基因及其宿主耐药细菌进行了紫外消毒的研究，研究表明 *mec*A、*van*A 比 *tet*A、*amp*C 更容易削减，具体削减情况受到耐药细菌的影响，不同耐药细菌对其携带的抗生素抗性基因有不同的保护作用。Huang 等（2013）对两株大肠杆菌进行紫外和氯消毒研究，其中只有一株携带 *tet*A 抗性，发现携带抗生素抗性基因的菌株表现出更高的消毒耐受性。对磺胺类耐药细菌及其所携带的抗生素抗性基因在不同消毒过程中的行为特征研究发现，氯消毒削减磺胺类抗性基因与细菌量的降低有关，紫外消毒能直接破坏抗性基因，而臭氧消毒在大量削减细菌量的同时，对抗生素抗性基因控制效果不佳（郑吉等，2017）。

四、人工湿地对抗生素抗性基因的去除

人工湿地已广泛应用于环境修复和城镇生活污水的处理。近年来，已有研究利用人工湿地处理低浓度抗生素的市政污水，其实验结果表明湿地系统能够有效降低污水抗生素浓度水平，并且系统中耐药细菌的产生数量远低于常规的活性污泥系统。人工湿地可将化学物理功能（过滤、沉淀、氧化、吸附）和生物去除机制（截留在生物膜中、自然死亡和原生生物捕食等）相结合，有效去除废水中的微生物，降低细菌抗性的传播风险。人工湿地对抗生素抗性基因的去除效率可能与人工湿地种类和系统中高等植物种类、植物根系微生物种群结构、非生物环境有关。

人工湿地的种类主要包括自由表面流、水平潜流、垂直流等。对连续自由表面流人工湿地系统研究发现，其对四环素类抗性基因和磺胺类抗性基因削减为 1.70 ~ 2.37 个数量级（Chen and Zhang，2013）。抗生素抗性基因在人工湿地系统中的去除机理主要依靠生物量的减少。湿地中微生物主要存在于植物根系附近和底泥中，植物种类及分布和非生物组成部分会对抗生素抗性基因去除起到重要的影响作用。而且，植物对不同种类抗生素抗性基因的去除效果并不相同，一般认为，自由表面流人工湿地种植挺水植物比沉水植物效果好（Fernandes et al.，2015）。猪场养殖废水经垂直流人工湿地系统处理后，水体中抗生素抗性基因均明显降低，四环素抗性基因去除率为 0.26 ~ 3.3 个数量级（为 45.4% ~ 99.9%）。其中抗生素抗性基因的去除效率与微生物量的去除效率有显著关系（Xu et al.，2015）。

第二节　污泥处理处置对抗生素抗性基因的控制作用

污泥处理的过程主要包括浓缩、脱水、消化（厌氧消化和好氧消化）、堆肥和干化等工艺过程，而污泥处置则主要有土地利用、污泥农用、填埋和焚烧等。污泥的处理处置技术虽然呈多样化的形式，但是这些技术大多是基于使污泥达到减量化、无害化、稳定化、资源化的目的。目前关于污泥处理处置技术对抗生素抗性基因的削减效果研究较少，而污泥中高含量的抗生素抗性基因值得国内外环境学者们重视。

一、污泥中的抗生素抗性基因

污泥作为污水处理系统的副产物，含有大量抗生素抗性基因，同样被认为

是环境中抗生素抗性的重要来源。污泥由于其丰富的营养物质和高的细菌密度，被认为是细菌间发生水平基因转移的潜在热点区域。早在 2000 年有学者就在污泥中检测出带有四环素抗性基因和包含多种药物外排系统组分的接合质粒，包括 8 种 IncPβ 和 2 种 IncPα（Droege et al.，2000）。在德国污水处理厂污泥中也发现了含有多种抗生素抗性的质粒 pRSB101，测序结果表明其含有 8 种不同抗性的决定物和多种药物运输系统（Szczepanowski et al.，2004），以及一个有喹诺酮类抗生素抗性的质粒 pGNB2（Boenemann et al.，2006）。比利时医院和城市污水处理厂的污泥中也检测出了四环素抗性基因 tetA 和 tetC（Guillaume et al.，2000）。随着致病菌、共生微生物和环境微生物的抗生素耐药性发展与增殖，越来越多的人开始关注并定量检测环境中的抗生素抗性基因。对美国威斯康星州一家污水处理厂调查发现抗生素抗性基因丰度变化受季节变化影响较小，而不同类型抗生素抗性基因之间丰度相差较大（Auerbach et al.，2007）。瑞典一家污水处理厂污泥中甲氧西林抗性基因（mecA）在一年中的丰度变化受季节影响也不大（Borjesson et al.，2009）。位于中国香港、上海和美国加利福尼亚州的 5 个污水处理厂的污泥中编码外排泵机制抗生素抗性基因（tetA、tetC、tetE、tetG）、核糖体保护蛋白基因（tetM、tetO、tetQ、tetS）和酶修饰基因（tetX）均被检出，而 5 个编码外排泵机制抗生素抗性基因（tetB、tetD、tetL、tetK、tetAP）未被检出（Zhang T et al.，2009）。此外，研究发现 tetC 丰度明显高于 tetA，这也与乳糖发酵肠杆菌菌株携带抗生素抗性基因的结果一致，四环素抗性基因在 109 株乳糖发酵肠杆菌菌株中出现的概率分别为 tetC（91%）、tetA（46%）、tetE（9%）、tetG（6%）、tetD（6%）。对杭州一家污水处理厂污泥中 13 种抗生素抗性基因（tetA、tetG、tetO、tetW、tetX、sulⅠ、sulⅡ、sulⅢ、ermB、ermF、bla_{TEM}、dfrA1、dfrA12）长期监测发现，所有基因均被检出，且浓度在 $10^5 \sim 10^9$ copies/g 干污泥（Wu et al.，2016）。

二、污泥堆肥对抗生素抗性基因的影响

污泥堆肥化是指以污泥为主要堆料的反应堆系统中，通过微生物的代谢繁殖作用，将污泥进行生物降解的过程。根据堆肥的需氧方式，可以分为好氧堆肥和厌氧堆肥。

目前有关堆肥处理对污泥中 ARGs 影响的报道较少。有报道对污泥堆肥过程中四环素类抗生素（四环素、土霉素和金霉素）和四环素类抗性基因（tetA、tetC、tetM、tetO、tetX）的变化进行了检测，四环素、土霉素和金霉素的浓度经堆肥处理后分别减少了 85.6%、91.4% 和 85.3%。温度是四环素类抗生素降解

的主要影响因素，而经堆肥处理后，*tet*A 和 *tet*X 的相对丰度增加，*tet*C、*tet*M 和 *tet*O 的相对丰度略微下降，说明堆肥处理对污泥中四环素类抗性基因的削减效果有限（韦蓓等，2014）。Su 等（2015）采用 HT-qPCR 测定了污泥堆肥过程中 156 种 ARGs 和可移动遗传元件，以及细菌群落的动态变化。在堆肥过程中 ARGs 的种类和丰度都增加了，并且有各自不同的变化模式。通过冗余分析（RDA），细菌群落结构被认为是影响 ARGs 变化的因素（图 12-2）。在许多类似的研究中也发现，抗性基因的变化与细菌群落结构有着密切的关系。

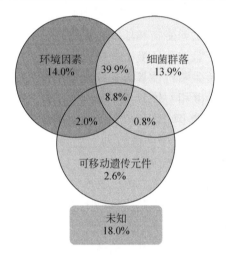

图 12-2　环境因素（温度、pH、总氮、可溶性有机裂）、细菌群落和可移动遗传元件对 ARGs 变化影响（Su et al.，2015）

三、污泥消化对抗生素抗性基因的影响

污泥消化（包括厌氧和好氧）是稳定污泥最常用的方法。有资料显示（Ghosh et al.，1985），欧洲有将近 70% 的污泥在最终处置前要经过稳定化处理，多数采用污泥消化，特别是厌氧消化。美国多采用好氧消化，丹麦有 40% 的污泥用好氧消化进行污泥稳定化处理。日本的污水污泥则只有近 20% 在处置前采用厌氧消化处理。而目前我国约有 40% 的污水处理厂对污泥进行消化脱水后农用（王敦球，2004）。

有学者（Ghosh et al.，2009a）研究了高温和中温两阶段串联的厌氧消化器和单个中温厌氧消化器对四环素类抗性基因（*tet*A、*tet*O、*tet*X）和 *int*I1 的影响，发现高温阶段能有效降低抗生素抗性基因的含量，而传统的中温厌氧消化器几乎不能减少抗生素抗性基因的含量，且会发生个别抗生素抗性基因含量增加的现象。

在好氧消化过程中，抗生素抗性基因的含量均未明显下降（Diehl and Lapara，2010）。在不同固体停留时间条件下，厌氧消化反应器对磺胺类抗性基因（*sul*I、*sul*II）、红霉素类抗性基因（*erm*B、*erm*F）和四环素类抗性基因（*tet*O、*tet*W、*tet*C、*tet*G、*tet*X）及 *int*I1 的影响不同，固体停留时间越长，其去除效果越好。温度为 47℃、52℃、59℃的高温厌氧消化器对抗性基因的去除效果相似，与中温消化器相比，对 *erm*B、*erm*F、*tet*O、*tet*W 有更好的去除效果，但对其他的抗生素抗性基因的去除效果与中温消化器相比类似或更差。热水解预处理能显著地降低所有抗生素抗性基因的含量，但在之后的厌氧和好氧消化器中出现了反弹，并且污泥消化过程中的细菌群落组成是抗生素抗性基因行为的主要驱动因素（Ma et al.，2011）。在两相厌氧消化过程中，超声波预处理及提高温度均能促进抗生素抗性基因的控制效果。结合细菌群落结构的研究发现，温度对反应器中微生物群落的结构影响较大，随着温度的上升，优势菌群由变形菌门、绿弯菌门及放线菌门逐渐转变为热袍菌门，而优势菌群的变化可能是抗生素抗性基因控制的重要影响因素（Wu et al.，2016）。

第三节　畜禽废弃物中抗生素抗性基因的控制

一、畜禽废弃物好氧处理对抗生素抗性基因的影响

Chen 等（2007）采用实时荧光定量 PCR 方法调查了在猪粪肥堆肥前后 6 种 *erm* 基因的检出丰度，结果发现，堆肥工艺可显著削减猪粪中的 *erm* 抗生素抗性基因，且削减率最高达到了 7.3 log units。Selvam 等（2012）研究发现，猪粪肥在经历了 56 天的高温堆肥处理后，堆肥结束后微生物多样性增加，大部分的四环素类抗性基因和磺胺类抗性基因的相对丰度均降至检测下限，只有氟喹诺酮类抗性基因 *par*C 还有部分残留。此外，额外添加抗生素的堆肥处理中抗生素抗性基因的变化和未额外添加抗生素的变化相类似，但额外添加抗生素在一定程度上也会影响优势菌群的变化。Wang 等（2015）研究发现在猪粪肥堆肥结束后，核糖体保护蛋白机制基因（*tet*M、*tet*O、*tet*Q 和 *tet*W）的检出丰度无明显变化；外排泵机制基因（*tet*A、*tet*C、*tet*G 和 *tet*L）、酶修饰机制基因（*tet*X）及磺胺类抗生素抗性基因（*sul*I 和 *sul*II）的检出丰度则显著增加，研究表明 I 类整合子和这些抗生素抗性基因有显著相关性，所以这些抗性基因检出丰度的增加可能是由水平基因转移作用导致的。

二、畜禽废弃物厌氧处理对抗生素抗性基因的影响

类似于污泥厌氧处理，畜禽废弃物在厌氧处理过程中同样受到温度、pH 等因素的影响。例如，前文提到的研究发现（Diehl and Lapara，2010），抗生素抗性基因丰度在厌氧消化条件下都有大幅度的削减，且温度越高，削减情况越好。钱燕云等（2015）在研究不同 pH 条件下抗性基因变化情况时发现，初始 pH 为 3、5、7、9、11 下的四环素类抗性基因分别削减 0.65 log units 及 0.96 log units、0.75 log units、0.62 log units、0.86 log units、0.98 log units，其中在初始 pH = 3 和初始 pH = 11 下四环素类抗性基因削减较多。上述实验结果表明酸碱性的改变可影响微生物生长环境，进而对细菌种属产生一定的选择压力，从而影响污泥中抗生素抗性基因的行为特征，且酸碱性越强，抗生素抗性基因检出丰度越低。

厌氧处理同样与微生物群落结构有着重要的关系。Ghosh 等（2009a）通过研究两级厌氧消化对四环素类抗性基因的削减情况，发现尽管高温消化工艺可显著削减污泥中某些四环素类抗性基因的相对丰度，但在随后的中温消化工艺中这些四环素类抗性基因的丰度会再次反弹。这种变化情况和粪肥好氧堆肥过程中宿主菌的演替类似，即畜禽粪肥中的嗜温菌在高温条件下会逐渐被淘汰，其含有的抗生素抗性基因会随着宿主的死亡而降低。当堆肥温度降低后，嗜温菌的数量会有所回升，这使得抗生素抗性基因丰度出现反弹。此外，添加生物炭等手段能增强抗性基因的去除效果，同时减少重金属的存在。研究还发现，生物炭对抗生素抗性基因的影响与厚壁菌门细菌含量的变化相关，厚壁菌门是抗生素抗性基因的主要宿主之一（Cui et al.，2016）。

三、畜禽废弃物土地利用对抗生素抗性基因的影响

土地利用是目前畜禽废弃物的主要处理方式之一，而土地利用方式会使抗性基因进入土壤中，成为抗性基因进入环境的一个重要环节。Wang 等（2015）将粪肥施用至土壤中，并种植生菜和菊苣，探讨了植物对根际土壤和非根际土壤中 12 种抗生素抗性基因的影响。结果表明，在种植了植物的土壤中，$sulI$、$tetG$、$tetC$、$tetA$ 的丰度要低于没有种植植物的土壤。这可能是由根际分泌物对抗生素产生的选择性压力导致的。虽然该研究并未发现根际土壤和非根际土壤中抗生素抗性基因含量的差异性，但 Jechalke 等（2013）在研究种植了玉米的土壤中其根际土壤和非根际土壤中抗生素抗性基因的丰度时发现，根际土壤中 $sulI$ 和 $sulII$ 的丰度比非根际土壤中的丰度低 1 ~ 2 个数量级。这是因为非根际土壤中 16S rRNA 含量高，磺胺嘧啶快速降解使得选择性压力减弱，从而导致非根际土壤中抗生素抗性基因含量较高。Schmitt 等（2006）研究了猪粪肥施加到土壤中后对

四环素类抗性基因和磺胺类抗性基因的影响，结果表明，施用粪肥后的土壤，其抗生素抗性基因数量明显增加，这表明施肥是影响抗生素抗性基因丰度的重要因素。

畜禽粪便的土地利用会使大量携带抗性基因的微生物进入土壤中，此外，微生物所携带的抗生素抗性基因会通过水平基因转移等途径，在土壤中停留很长时间，这在相关的研究中得到了证实。例如，研究发现，猪粪肥与土壤中的微生物群落组成不同，施用粪肥后土壤的微生物群落结构改变较小。但是将粪肥施用到土壤后，抗生素抗性基因 $ermA$、$ermB$、bla_{OXA-1}、$oqxA$ 和 $qnrS$ 的丰度上升，而 $bla_{CTX-M-1LIKE}$、bla_{SHV} 和 bla_{TEM-1} 的丰度下降（Laconi et al.，2020）。

第四节　其他环境中抗生素抗性基因的控制

一、垃圾转运填埋对抗生素抗性基因的影响

目前，关于环境中抗生素迁移转化与潜在危害方面的研究不断增多，但对城市生活垃圾及其渗滤液中抗生素残留及抗生素抗性基因的研究并不多见。过期的抗生素往往不被集中收集、处理，而是当作生活垃圾丢弃，通过垃圾中转站进入垃圾填埋场填埋。卫生填埋是最常见的垃圾处理方法，但填埋过程中产生的大量垃圾渗滤液，如不妥善处理，会对周围的水体和土壤造成严重的污染。抗生素经浸泡、溶蚀最终进入渗滤液中，因此垃圾填埋土壤及垃圾渗滤液中的抗生素残留和抗生素抗性基因污染不容小觑。有研究指出垃圾填埋场汇集了各种与抗生素抗性相关的物质，对填埋场的微生物群落增加了强烈的选择压力，也使得渗滤液受到严重的抗性污染（Yu et al.，2016）。对城市垃圾处理厂渗滤液中的抗生素和抗生素抗性基因研究发现，垃圾中转站抗生素抗性基因得到富集，基因丰度均高于养殖场和污水处理厂的水平（Huang et al.，2011）。对上海垃圾填埋场渗滤液中抗生素和抗性基因的全面调查发现，抗生素浓度在（345±932）ng/L，但是抗生素抗性基因与对应的抗生素不相关，反而与重金属浓度显著相关（Wu et al.，2015）。垃圾填埋场渗滤液是环境中抗生素抗性基因的重要来源之一，需要引起重视，去除垃圾渗滤液中的抗生素抗性基因是控制填埋场抗生素抗性基因污染的重要途径。Yi 等（2017）考察了人工湿地系统对垃圾渗滤液中抗生素抗性基因的去除效果，发现人工湿地能够有效去除渗滤液中的 $intI1$、$sulⅠ$、$sulⅡ$ 和 $qnrA$ 基因，氧化塘和芦苇地是其中主要起作用的工作单元。矿化垃圾生物反应床对渗滤液中的抗生素和抗生素抗性基因也有很好的去除效果，对 $sulⅠ$、$tetM$、$tetQ$、$ermB$、$mefA$ 有 0.8 ~ 2.4 个数量级的削减，且能承担一定的冲击负荷（Su et al.，2017）。

二、空气中的抗生素抗性基因的控制

目前，国内外对空气中抗生素抗性基因的研究相对薄弱。不同于水、土壤环境中抗生素抗性基因的高浓度特点，空气中的环境风险主要体现在病原菌等携带抗生素抗性基因的微生物易被人吸入，可能对人体造成更为直接的健康危害。近年的文献已陆续报道了在养殖场、医院、公共场所、城市住宅的空气中检出耐药细菌的相关研究。例如，养猪场室内的空气中大约98%的革兰氏阳性菌对至少两种养猪场常用抗生素（包括大环内酯类、林肯酰胺、四环素）产生抗性（Chapin et al.，2005）；医院预滤器上分离出的灰尘中检测到与耐甲氧西林金黄色葡萄球菌和凝固酶阴性葡萄球菌相关的3种抗生素抗性基因 [*erm*A、*mec*A、*aac*（6'）-*aph*（2″）]（Drudge et al.，2012）。目前对空气中抗生素抗性基因的污染状况还缺乏足够的信息，因此需在空气中耐药菌的基础上加强抗生素抗性基因的研究。此外，空气中耐药细菌和抗生素抗性基因控制的研究也是很大的挑战。

紫外光照射是去除空气微生物的一个有效手段，高能紫外光能够破坏微生物的DNA和RNA，但是也可能对身处其中的人和动物造成危害，因此使用受到一定的限制（Reed，2010）。供暖、通风和空调系统是最常用的改善室内空气质量的手段，在系统中添加杀菌过滤装置可以有效减少空气中细菌的含量，进而控制耐药细菌的传播扩散。Wang等（2018）通过对商业铁滤网进行热处理研究出了一种氧化铁纳米纤维过滤器，其对革兰氏阳性菌和阴性菌都有非常良好的去除效果，能够在10s内去除7个数量级的表皮葡萄球菌，五层滤网联用可以去除98.7%的生物气溶胶。

三、环境因素对抗生素抗性基因的影响

光照、温度和氧气等环境因素的改变会影响环境中抗生素抗性基因的传播扩散。例如，在对牛奶加工废水中的抗生素抗性基因的生物处理研究中发现，厌氧和光照处理能够加速四环素类抗生素抗性基因 *tet*O、*tet*W 和磺胺类抗性基因 *sul* I 、*sul* II 的降解（Pruden et al.，2006）。实验研究充分验证了光照能够加速四环素抗性基因 *tet*B、*tet*W、*tet*L、*tet*Q、*tet*O 和 *tet*M 的降解。这说明光照、高温、厌氧处理等有利于环境中抗生素抗性基因的降解，通过改变环境因素，如温度、光照和厌氧处理等，可以在一定程度上达到遏制抗生素抗性基因在环境中传播与扩散的效果。在此基础上，深入研究抗生素抗性基因在不同环境介质的分布特征和归趋，并构建动力学削减模型研究其动态削减特征等，可找到更加有效遏制抗

生素抗性基因传播扩散的方法。

第五节　研究展望

抗生素抗性基因在环境中的迁移转化及归趋仍需要进一步的深入研究，抗生素抗性基因的控制研究尚处于起步阶段，针对抗生素抗性基因的研究仍有很多问题亟待解决。为有效控制环境中的抗生素抗性基因，降低其生态风险，可从以下几个方面进行深入研究。

（1）进一步加大研究范围，继续深入调查研究不同种类抗生素抗性基因在环境中的分布及具体来源，并且定量分析各个区域的抗生素抗性基因污染水平，并建立环境风险评价体系，对抗生素抗性基因的环境风险进行科学的评估，以使得抗生素抗性基因控制研究的目标更为清晰明确。

（2）污水处理厂是抗性基因扩增和转移的重要场所，是传递抗性基因的重要污染源。各污水处理厂工艺参数不同，操作条件也不一样，对抗生素抗性基因的去除效果差异很大。另外，活性污泥中存在大量微生物，并构成复杂的微生物群落，这也使得抗生素抗性基因的分布情况纷繁复杂，去除效果难以达到最佳，形成机理更待进一步探讨。不同水处理工艺及其组合工艺对于抗生素抗性基因的去除效果，以及不同组合工艺在不同工况条件下对抗生素抗性基因的迁移转化规律与去除机制的影响亟待研究。

（3）污泥、畜禽粪便和生活垃圾等固体废物的处理过程中，容易造成抗生素及抗生素抗性基因的二次污染，在固体废物资源化、无害化、减量化的同时，有效削减抗生素抗性基因的相关研究甚少，亟须进一步研究。

（4）其他类型环境中，尤其是空气环境中存在的抗生素抗性基因也引起了人们的关注。虽然其含量较少，但是鉴于人类与其长时间直接接触，并可能与其他污染物产生共同毒理作用的特性，需要研究控制对策。

参考文献

窦春玲，郭雪萍，尹大强．2013．污水处理厂抗生素抗性基因分布和去除研究进展．环境化学，
　　(10): 1885-1893.
方颖，王玉华，朱超，等．2014．畜禽养殖污染减排中沼气工程环境经济可行性分析——以太湖
　　流域为例．环境保护，42(22): 64-66.
钱燕云，徐莉柯，苏超，等．2015．初始pH对厌氧环境下污泥中抗生素抗性基因行为特征的影响．
　　生态毒理学报，10(5): 47-55.
王敦球．2004．城市污水污泥重金属去除与污泥农用资源化试验研究．重庆：重庆大学．

韦蓓, 黄福义, 苏建强. 2014. 堆肥对污泥中四环素类抗生素及抗性基因的影响. 环境工程学报, 8(12): 5431-5438.

张俊亚, 魏源送, 陈梅雪, 等. 2015. 畜禽粪便生物处理与土地利用全过程中抗生素和重金属抗性基因的迁移转化研究进展. 环境科学学报, 35(4): 935-946.

郑吉, 周振超, 陈芳, 等. 2017. 3种常规消毒方法对磺胺类抗性基因削减效果的比较. 环境科学, 38(4): 1497-1505.

Auerbach E A, Seyfried E E, Mcmahon K D. 2007. Tetracycline resistance genes in activated sludge wastewater treatment plants. Water Research, 41(5): 1143-1151.

Boenemann G, Stiens M, Puehler A, et al. 2006. Mobilizable *inc*Q-related plasmid carrying a new quinolone resistance gene, *qnr*S2, isolated from the bacterial community of a wastewater treatment plant. Antimicrobial Agents and Chemotherapy, 50(9): 3075-3080.

Borjesson S, Melin S, Matussek A, et al. 2009. A seasonal study of the *mec*A gene and *Staphylococcus aureus* including methicillin-resistant *S. aureus* in a municipal wastewater treatment plant. Water Research, 43(4): 925-932.

Chapin A, Rule A, Gibson K, et al. 2005. Airborne multidrug-resistant bacteria isolated from a concentrated swine feeding operation. Environmental Health Perspectives, 113(2): 137-142.

Chen H, Zhang M M. 2013. Effects of advanced treatment systems on the removal of antibiotic resistance genes in wastewater treatment plants from Hangzhou, China. Environmental Science & Technology, 47(15): 8157-8163.

Chen J, Yu Z, Jr Michel F C, et al. 2007. Development and application of real-time PCR assays for quantification of *erm* genes conferring resistance to macrolides-lincosamides-streptogramin B in livestock manure and manure management systems. Applied Microbiology and Biotechnology, 73(14): 4407-4416.

Cheng W X, Chen H, Su C, et al. 2013. Abundance and persistence of antibiotic resistance genes in livestock farms: A comprehensive investigation in eastern China. Environmental International, 61(4): 1-7.

Cheng W X, Chen H, Yan S H, et al. 2014. Illumina sequencing-based analyses of bacterial communities during short-chain fatty-acid production from food waste and sewage sludge fermentation at different pH values. World Journal Microbiology & Biotechnology, 30(9): 2387-2395.

Cui E P, Wu Y, Zuo Y R, et al. 2016. Effect of different biochars on antibiotic resistance genes and bacterial community during chicken manure composting. Bioresource Technology, 203: 11-17.

Diehl D L, Lapara T M. 2010. Effect of temperature on the fate of genes encoding tetracycline resistance and the integrase of class 1 integrons within anaerobic and aerobic digesters treating municipal wastewater solids. Environmental Science & Technology, 44(23): 9128-9133.

Droege M, Puehler A, Selbitschka W. 2000. Phenotypic and molecular characterization of conjugative antibiotic resistance plasmids isolated from bacterial communities of activated sludge. Molecular and General Genetics, 263(3): 471-482.

Drudge C N, Krajden S, Summerbell R C, et al. 2012. Detection of antibiotic resistance genes associated with methicillin-resistant *Staphylococcus aureus* (MRSA) and coagulase-negative staphylococci in hospital air filter dust by PCR. Aerobiologia, 28(2): 285-289.

Eulitz D, Mannherz H G. 2007. Inhibition of deoxyribonuclease I by actin is to protect cells from premature cell death. Apoptosis, 12(8): 1511-1521.

Fang H, Wang H, Cai L, et al. 2015. Prevalence of antibiotic resistance genes and bacterial pathogens in long-term manured greenhouse soils as revealed by metagenomic survey. Environmental Science & Technology, 49(2): 1095-1104.

Fernandes J P, Almeida C M R, Pereira A C, et al. 2015. Microbial community dynamics associated with veterinary antibiotics removal in constructed wetlands microcosms. Bioresource Technology, 182C: 26-33.

Gao P, Munir M, Xagoraraki I. 2012. Correlation of tetracycline and sulfonamide antibiotics with corresponding resistance genes and resistant bacteria in a conventional municipal wastewater treatment plant. Science of the Total Environment, 421-422: 173-183.

Gaze W H, Zhang L, Abdouslam N A, et al. 2011. Impacts of anthropogenic activity on the ecology of class 1 integrons and integron-associated genes in the environment. The ISME Journal, 5(8): 1253-1261.

Ghosh S, Ombregt J P, Pipyn P. 1985. 2011. Methane production from industrial wastes by two-phase digestion. Water Research, 19(9): 1083-1088.

Ghosh S, Ramsden S J, Lapara T M. 2009a. The role of anaerobic digestion in controlling the release of tetracycline resistance genes and class 1 integrons from municipal wastewater treatment plants. Applied Microbiology and Biotechnology, 84(4): 791-796.

Ghosh S, Sadowsky M J, Roberts M C, et al. 2009b. Sphingobacterium sp strain PM2-P1-29 harbours a functional *tet*(X) gene encoding for the degradation of tetracycline. Journal of Applied Microbiology, 106(4): 1336-1342.

Guillaume G, Verbrugge D, Chasseur-Libotte M L, et al. 2000. PCR typing of tetracycline resistance determinants (*tet* A-E) in *Salmonella enterica* serotype Hadar and in the microbial community of activated sludges from hospital and urban wastewater treatment facilities in Belgium. FEMS Microbiology Ecology, 32(1): 77-85.

Hallmich C, Gehr R. 2010. Effect of pre- and post-UV disinfection conditions on photoreactivation of fecal coliforms in wastewater effluents. Water Research, 44(9): 2885-2893.

Hampton T. 2013. Report reveals scope of US antibiotic resistance threat. The Journal of the American Medical Association, 310(16): 1661-1663.

Heuer H, Focks A, Lamshoeft M, et al. 2008. Fate of sulfadiazine administered to pigs and its quantitative effect on the dynamics of bacterial resistance genes in manure and manured soil. Soil Biology and Biochemistry, 40(7): 1892-1900.

Heuer H, Schmitt H, Smalla K. 2011. Antibiotic resistance gene spread due to manure application on agricultural fields. Current Opinion in Microbiology, 14(3): 236-243.

Huang J, Hu H, Tang F, et al. 2011. Inactivation and reactivation of antibiotic-resistant bacteria by chlorination in secondary effluents of a municipal wastewater treatment plant. Water Research, 45(9): 2775-2781.

Huang J, Hu H, Wu Y, et al. 2013. Effect of chlorination and ultraviolet disinfection on *tet*A-mediated tetracycline resistance of *Escherichia coli*. Chemosphere, 90(8): 2247-2253.

Iversen A, Kuhn I, Rahman M, et al. 2004. Evidence for transmission between humans and the environment of a nosocomial strain of *Enterococcus faecium*. Environmental Microbiology, 6(1): 55-59.

Jechalke S, Kopmann C, Rosendahl I, et al. 2013. Increased abundance and transferability of resistance genes after field application of manure from sulfadiazine-treated pigs. Applied and Environmental Microbiology, 79(5): 1704-1711.

Kazimierczak K A, Flint H J, Scott K P. 2006. Comparative analysis of sequences flanking *tet*(W) resistance genes in multiple species of gut bacteria. Antimicrobial Agents and Chemotherapy, 50(8): 2632-2639.

Keen O S, Linden K G. 2013. Degradation of antibiotic activity during UV/H$_2$O$_2$ advanced oxidation and photolysis in wastewater effluent. Environmental Science & Technology, 47(22): 13020-13030.

Kim S, Aga D S. 2007. Potential ecological and human health impacts of antibiotics and antibiotic-resistant bacteria from wastewater treatment plants. Journal of Toxicology and Enviromental Health-Part B, 10(8): 559-573.

Kim S, Jensen J N, Aga D S, et al. 2007. Tetracycline as a selector for resistant bacteria in activated sludge. Chemosphere, 66(9): 1643-1651.

Kim S, Park H, Chandran K. 2010. Propensity of activated sludge to amplify or attenuate tetracycline resistance genes and tetracycline resistant bacteria: A mathematical modeling approach. Chemosphere, 78(9): 1071-1077.

Knapp C W, Dolfing J, Ehlert P A I, et al. 2010. Evidence of increasing antibiotic resistance gene abundances in archived soils since 1940. Environmental Science & Technology, 44(2): 580-587.

Laconi A, Mughini-Gras L, Tolosi R, et al. 2020. Microbial community composition and antimicrobial resistance in agricultural soils fertilized with livestock manure from conventional farming in Northern Italy. Science of the Total Environment, 760: 143404.

Lanz R, Kuhnert P, Boerlin P. 2003. Antimicrobial resistance and resistance gene determinants in clinical *Escherichia coli* from different animal species in Switzerland. Veterinary Microbiology, 91(1): 73-84.

Lapara T M, Burch T R, Mcnamara P J, et al. 2011. Tertiary-treated municipal wastewater is a significant point source of antibiotic resistance genes into duluth-superior harbor. Environmental Science & Technology, 45(22): 9543-9549.

Llorens E, Matamoros V, Domingo V, et al. 2009. Water quality improvement in a full-scale tertiary constructed wetland: Effects on conventional and specific organic contaminants. Science of the

Total Environment, 407(8): 2517-2524.

Luis Martinez J. 2009. Environmental pollution by antibiotics and by antibiotic resistance determinants. Environmental Pollution, 157(11): 2893-2902.

Luo Y, Mao D, Rysz M, et al. 2010. Trends in antibiotic resistance genes occurrence in the Haihe River, China. Environmental Science & Technology, 44(19): 7220-7225.

Ma Y, Wilson C A, Novak J T, et al. 2011. Effect of various sludge digestion conditions on sulfonamide, macrolide, and tetracycline resistance genes and class I integrons. Environmental Science & Technology, 45(18): 7855-7861.

Macauley J J, Qiang Z M, Adams C D, et al. 2006. Disinfection of swine wastewater using chlorine, ultraviolet light and ozone. Water Research, 40(10): 2017-2026.

Marti E, Jofre J, Balcazar J L. 2013. Prevalence of antibiotic resistance genes and bacterial community composition in a river influenced by a wastewater treatment plant. PLoS One, 8(10): e78906.

Mazel D. 2006. Integrons: Agents of bacterial evolution. Nature Reviews Microbiology, 4(8): 608-620.

McKinney C W, Ma Y J, Novak J T, et al. 2009. Disinfection of microconstituent antibiotic resistance genes by UV light and sludge digestion. Water Research, 20(11): 577-589.

McKinney C W, Pruden A. 2012. Ultraviolet disinfection of antibiotic resistant bacteria and their antibiotic resistance genes in water and wastewater. Environmental Science & Technology, 46(24): 13393-13400.

Meckes M C. 1982. Effect of UV-light disinfection on antibiotic-resistant coliforms in wastewater effluents. Applied and Environmental Microbiology, 43(2): 371-377.

Michod R E, Bernstein H, Nedelcu A M. 2008. Adaptive value of sex in microbial pathogens. Infection Genetics and Evolution, 8(3): 267-285.

Munir M, Wong K, Xagoraraki I. 2011. Release of antibiotic resistant bacteria and genes in the effluent and biosolids of five wastewater utilities in Michigan. Water Research, 45(2): 681-693.

Munir M, Xagoraraki I. 2011. Levels of antibiotic resistance genes in manure, biosolids, and fertilized soil. Journal of Environmental Quality, 40(1): 248-255.

Reed N G. 2010. The history of ultraviolet germicidal irradiation for air disinfection. Public Health Reports, 125(1): 15-27.

Negreanu Y, Pasternak Z, Jurkevitch E, et al. 2012. Impact of treated wastewater irrigation on antibiotic resistance in agricultural soils. Environmental Science & Technology, 46(9): 4800-4808.

Niemi M, Sibakov M, Niemela S. 1983. Antibiotic-resistance among different species of coliforms isolated from water samples. Applied and Environmental Microbiology, 45(1): 79-83.

Ploy M C, Lambert T, Couty J P, et al. 2000. Integrons: An antibiotic resistance gene capture and expression system. Clinical Chemistry and Laboratory Medicine, 38(6): 483-487.

Pruden A. 2014. Balancing Water sustainability and public health goals in the face of growing concerns about antibiotic resistance. Environmental Science & Technology, 48(1): 5-14.

Pruden A, Pei R, Storteboom H, et al. 2006. Antibiotic resistance genes as emerging contaminants: Studies in northern Colorado. Environmental Science & Technology, 40(23): 7445-7450.

Reed N G. 2010. The history of ultraviolet germicidal irradiation for air disinfection. Public Health Reports, 125(1): 15-27.

Reinthaler F F, Posch J, Feierl G, et al. 2003. Antibiotic resistance of *E. coli* in sewage and sludge. Water Research, 37(8): 1685-1690.

Schmitt H, Stoob K, Hamscher G, et al. 2006. Tetracyclines and tetracycline resistance in agricultural soils: Microcosm and field studies. Microbial Ecology, 51(3): 267-276.

Schwartz T, Kohnen W, Jansen B, et al. 2003. Detection of antibiotic-resistant bacteria and their resistance genes in wastewater, surface water, and drinking water biofilms. FEMS Microbiology Ecology, 43(3): 325-335.

Selvam A, Xu D L, Zhao Z Y, et al. 2012. Fate of tetracycline, sulfonamide and fluoroquinolone resistance genes and the changes in bacterial diversity during composting of swine manure. Bioresource Technology, 126: 383-390.

Shi P, Jia S, Zhang X, et al. 2013. Metagenomic insights into chlorination effects on microbial antibiotic resistance in drinking water. Water Research, 47(1): 111-120.

Shoemaker N B, Vlamakis H, Hayes K, et al. 2001. Evidence for extensive resistance gene transfer among *Bacteroides* spp. and among *Bacteroides* and other genera in the human colon. Applied and Environmental Microbiology, 67(2): 561-568.

Skold O. 2000. Sulfonamide resistance: Mechanisms and trends. Drug Resistance Updates, 3(3): 155-160.

Stepanauskas R, Glenn T C, Jagoe C H, et al. 2006. Coselection for microbial resistance to metals and antibiotics in freshwater microcosms. Environmental Microbiology, 8(9): 1510-1514.

Stoll C, Sidhu J P S, Tiehm A, et al. 2012. Prevalence of clinically relevant antibiotic resistance genes in surface water samples collected from Germany and Australia. Environmental Science & Technology, 6(17): 9716-9726.

Storteboom H, Arabi M, Davis J G, et al. 2010. Tracking antibiotic resistance genes in the South Platte River basin using molecular signatures of urban, agricultural, and pristine sources. Environmental Science & Technology, 44(19): 7397-7404.

Su J, Wei B, Ou-Yang W, et al. 2015. Antibiotic resistome and its association with bacterial communities during sewage sludge composting. Environmental Science & Technology, 49(12): 7356-7363.

Su Y L, Wang J X, Huang Z T, et al. 2017. On-site removal of antibiotics and antibiotic resistance genes from leachate by aged refuse bioreactor: Effects of microbial community and operational parameters. Chemosphere, 178: 486.

Szczepanowski R, Krahn I, Linke B, et al. 2004. Antibiotic multiresistance plasmid pRSB101 isolated from a wastewater treatment plant is related to plasmids residing in phytopathogenic bacteria and carries eight different resistance determinants including a multidrug transport system.

Microbiology-SGM, 150(11): 3613-3630.

Szczepanowski R, Linke B, Krahn I, et al. 2009. Detection of 140 clinically relevant antibiotic-resistance genes in the plasmid metagenome of wastewater treatment plant bacteria showing reduced susceptibility to selected antibiotics. Microbiology-SGM, 155: 2306-2319.

Tello A, Austin B, Telfer T C. 2012. Selective pressure of antibiotic pollution on bacteria of importance to public health. Environmental Health Perspectives, 120(8): 1100-1106.

Tornaletti S, Pfeifer G P. 1996. UV damage and repair mechanisms in mammalian cells. Bioessays, 18(3): 221-228.

Wang D, Zhu B, He X, et al. 2018. Iron oxide nanowires based filter for inactivation of airborne bacteria. Environmental Science Nano, 5(5): 51-59.

Wang F, Qiao M, Chen Z, et al. 2015. Antibiotic resistance genes in manure-amended soil and vegetables at harvest. Journal of Hazardous Materials, 299: 215-221.

Wang J, Ben W, Zhang Y, et al. 2015. Effects of thermophilic composting on oxytetracycline, sulfamethazine, and their corresponding resistance genes in swine manure. Environmental Science-Processes & Impacts, 17(9): 1654-1660.

Wang X, Qiu Z, Lu S, et al. 2010. Characteristics of organic, nitrogen and phosphorus species released from ultrasonic treatment of waste activated sludge. Journal of Hazardous Materials, 176(1-3): 35-40.

Wu D, Huang Z T, Yang K, et al. 2015. Relationships between antibiotics and antibiotic resistance gene levels in municipal solid waste leachates in Shanghai, China. Environmental Science & Technology, 49(7): 4122-4128.

Wu Y, Cui E P, Zuo Y R, et al. 2016. Influence of two-phase anaerobic digestion on fate of selected antibiotic resistance genes and class I integrons in municipal wastewater sludge. Bioresource Technology, 211: 414-421.

Xu H, Liu C, Ke L, et al. 2015. Performance of vertical up-flow constructed wetlands on swine wastewater containing tetracyclines and tet genes. Water Reaserch, 70(70): 109-117.

Yi X Z, Tran N H, Yin T R, et al. 2017. Removal of selected PPCPs, EDCs, and antibiotic resistance genes in landfill leachate by a full-scale constructed wetlands system. Water Research, 121: 46-60.

Yu Z, He P, Shao L, et al. 2016. Co-occurrence of mobile genetic elements and antibiotic resistance genes in municipal solid waste landfill leachates: A preliminary insight into the role of landfill age. Water Research, 106: 583-592.

Yu Z T, Michel F C, Hansen G, et al. 2005. Development and application of real-time PCR assays for quantification of genes encoding tetracycline resistance. Applied and Environmental Microbiology, 71(11): 6926-6933.

Zhang Q, Ying G, Pan C, et al. 2015. Comprehensive evaluation of antibiotics emission and fate in the river basins of China: Source analysis, multimedia modeling, and linkage to bacterial resistance. Environmental Science & Technology, 49(11): 6772-6782.

Zhang T, Zhang M, Zhang X, et al. 2009. Tetracycline resistance genes and tetracycline resistant llactose-fermenting *Enterobacteriaceae* in activated sludge of sewage treatment plants. Environmental Science & Technology, 43(10): 3455-3460.

Zhang T, Zhang X X, Ye L. 2011. Plasmid metagenome reveals high levels of antibiotic resistance genes and mobile genetic elements in sctivated dludge. PLoS One, 6(10): e26041.

Zhang X X, Zhang T. 2011. Occurrence, abundance, and diversity of tetracycline resistance genes in 15 sewage treatment plants across China and other global locations. Environmental Science & Technology, 45(7): 2598-2604.

Zhang X X, Zhang T, Fang H H P. 2009. Antibiotic resistance genes in water environment. Applied Microbiology and Biotechnology, 82(3): 397-414.

Zhang Y, Marrs C F, Simon C, et al. 2009. Wastewater treatment contributes to selective increase of antibiotic resistance among *Acinetobacter* spp. Science of the Total Environment, 407(12): 3702-3706.

Zheng J, Su C, Zhou J W, et al. 2017. Effects and mechanisms of ultraviolet, chlorination, and ozone disinfection on antibiotic resistance genes in secondary effluents of municipal wastewater treatment plants. Chemical Engineering Journal, 317: 309-316.

Zhu Y, Johnson T A, Su J, et al. 2013. Diverse and abundant antibiotic resistance genes in Chinese swine farms. Proceedings of the National Academy of Sciences of the United States of America, 110(9): 3435-3440.